中医四小经典

全本诵读版

邹运国 整理

医学三字经
濒湖脉学
药性赋
附：药性歌括四百味
汤头歌诀

中国健康传媒集团
中国医药科技出版社

内容提要

《医学三字经》《濒湖脉学》《药性赋》《汤头歌诀》皆以诗歌体裁写成，言简意赅，押韵和谐，易于诵读，乃明清以来中医师传教育的经典教材。为了更好地继承和发扬中医学，对于以上著作，整理者选取较好底本，在保留古风古貌、原汁原味的基础上，按照现代人的阅读习惯，以及现代传播学的需要，进行了详细点校及精细编排。本书为读者提供一个阅读、理解古籍的良机。可供广大中医院校师生、中医工作者、初学中医者以及中医爱好者阅读。

图书在版编目（CIP）数据

中医四小经典：全本诵读版/邹运国整理 . —北京：中国医药科技出版社，2016.2

ISBN 978 - 7 - 5067 - 7996 - 8

Ⅰ.①中… Ⅱ.①邹… Ⅲ.①中医典籍 - 普及读物 Ⅳ.①R2 - 49

中国版本图书馆 CIP 数据核字（2015）第 297487 号

美术编辑 陈君杞
版式设计 郭小平

出版 **中国健康传媒集团** | 中国医药科技出版社
地址 北京市海淀区文慧园北路甲 22 号
邮编 100082
电话 发行：010 - 62227427 邮购：010 - 62236938
网址 www.cmstp.com
规格 710×1000 mm $^{1}/_{16}$
印张 19
字数 293 千字
版次 2016 年 2 月第 1 版
印次 2021 年 10 月第 5 次印刷
印刷 三河市百盛印装有限公司
经销 全国各地新华书店
书号 ISBN 978 - 7 - 5067 - 7996 - 8
定价 **48.00 元**

版权所有 盗版必究

举报电话：010 - 62228771

本社图书如存在印装质量问题请与本社联系调换

总目录

医学三字经

清·陈修园撰

内容简介

本书为中医四小经典之一，是清代闻名遐迩的医学大家陈修园晚年所著，是其毕生临床经验的高度总结，所列病证从病因病机、辨证治则到有效方药，完备而实用。全书主要介绍了从医学源流至临床各科常见病的症状、诊断与治疗、处方等方面的内容。全书采用三字经诀的形式书写，附以注释，语言凝练，便于诵读记忆，是中医入门的最佳读物之一。

整理说明

　　《医学三字经》的作者在开篇写道："童子入学，塾师先授以《三字经》，欲其便诵也，识途也。学医之始，未定先授何书，如大海茫茫，错认半字罗经，便入牛鬼蛇神之域，余所以有《三字经》之刻也。"在刚入门之时，一本良好的启蒙教材的确至关重要，在诸多古籍中，能让初学中医者迈开一大步的惟有《医学三字经》。

　　《医学三字经》乃清代闻名遐迩的医学大师陈修园晚年所作，这本中医蒙学作品乃是他一生心血的见证，书中乃是言言金石、字字珠玑，余每览此书，无不拍案击节。

　　陈修园，名念祖，字修园，又字良有，号慎修。生于清代乾隆十八年（1753年），卒于清代道光三年（1823年），一生著述甚丰，据传有七十二种，主要有《伤寒论浅注》《长沙方歌括》《金匮要略浅注》《金匮方歌括》《灵素节要浅注》《伤寒医诀串解》《神农本草经读》《医学三字经》《医学实在易》《医学从众录》《女科要旨》《时方妙用》《时方歌括》《景岳新方砭》等著作，对后世影响颇大，其中，《医学三字经》以《内经》《伤寒论》《金匮要略》为根本，言简意赅，通俗易懂而不离经旨，被列为中医入门四小经典之一，亦属当之无愧。

　　《医学三字经》流传版本较多，木刻本、石印本、铅印本多达40余种。本次整理以清光绪三十三年善成堂刻本为底本，以上海图书集成印书局铅印本为主校本。在不失古风古貌、原汁原味的基础上，按照现代人的阅读习惯，以及现代传播学的需要，进行了详细点校及精细编排，具体如下：①原著为繁体竖排，今按照简体横排，凡异体字、通假字，一律按现代通行字径改。②原著层次不够清楚，本次整理厘清全书脉络，对全书按照现代出版的相关要求，进行了编码；目录也在原来基础上进行了重新梳理。③把需要背诵的部分用仿宋标注，用宋体字的皆为必读或原书作者的自注。④原著卷三卷四为方剂，卷末附有陈修园的一些医学言论，今将方剂和言论另列一卷，其中，原著"卷二敷药拔风害人说""卷三中风俗方杀人以示戒"划到言论一卷；另，言论一卷中有《经络歌诀》一节，仅有"汪讱庵《本草备要》后附此，宜熟读之，勿庸再著"一句，今将《本草备要》书末所附《经络歌诀》移植于此，以补充完整。⑤原著中有犀角、虎骨等国家禁捕动物的药用成分，尊重原著，不做修改，但用药处方时，应用其他药效与之类似的代替。

整理者
乙未仲秋于北京

小引

　　童子入学，塾师先授以《三字经》，欲其便诵也，识途也。学医之始，未定先授何书，如大海茫茫，错认半字罗经，便入牛鬼蛇神之域，余所以有《三字经》之刻也。前曾托名叶天士，取时俗所推崇者，以投时好。然书中之奥旨，悉本圣经，经明而专家之伎可废。谢退谷于注韩书室得缮本，惠书千余言，属归本名，幸有同志。今付梓而从其说，而仍名经而不以为僭者，采集经文，还之先圣，海内诸君子，可因此一字而共知所遵，且可因此一字而不病余之作。

嘉庆九年岁次甲子人日陈念祖自题于南雅堂

目录

卷一　医源

医学源流

医之始　本岐黄

黄，黄帝也；岐，岐伯也。君臣问答，以明经络、脏腑、运气、治疗之原，所以为医之祖。虽《神农本经》在黄帝之前，而神明用药之理，仍始于《内经》也。

《灵枢》作　《素问》详

《灵枢》九卷、《素问》九卷，通谓之《内经》。《汉书·艺文志》载"《黄帝内经》十八篇"是也。医门此书，即业儒之五经也。

《难经》出　更洋洋

洋洋，盛大也。《难经》八十一章，多阐发《内经》之旨，以补《内经》所未言，即间有与《内经》不合者，其时去古未远，别有考据也。秦越人，号扁鹊，战国人也，著《难经》。

越汉季　有南阳

张机，字仲景，居南阳，官长沙，汉人也。著《伤寒杂病论》《金匮玉函经》。

六经辨　圣道彰

《内经》详于针灸，至伊尹有汤液治病之法，扁鹊、仓公因之。仲师出，而杂病、伤寒专以方药为治，其方俱原本于神农、黄帝相传之经方而集其大成。

《伤寒》著　《金匮》藏

王肯堂谓《伤寒论》义理如神龙出没，首尾相顾，鳞甲森然。《金匮玉函》，示宝贵秘藏之意也。其方非南阳所自造，乃上古圣人所传之方，所谓经方是也。其药悉本于《神农本经》。非此方不能治此病，非此药不能成此方，所投必效，如桴鼓之相应。

垂方法　立津梁

仲师，医中之圣人也。儒者不能舍至圣之书而求道，医者岂能外仲师之书以治疗？

李唐后　有《千金》

唐·孙思邈，华原人，隐居太白山，著《千金方》《千金翼方》各三十卷。宋仁宗命高保衡、林亿校正，后列"禁经"二卷。今本分为九十三卷。较《金匮》虽有浮泛偏杂之处，而用意之奇、用药之巧，亦自成一家。

《外台》继　重医林

唐·王焘著《外台秘要》四十卷，分一千一百四门，论宗巢氏，方多秘传，为医门之类书。

后作者　渐浸淫

等而下之，不足观也已。

红紫色　郑卫音

间色乱正，靡音忘倦。

追东垣　重脾胃

金·李杲，字明之，号东垣老人。生于世宗大定二十年，金亡入元，十七年乃终，年七十二，旧本亦题元人。作《脾胃论》《辨惑论》《兰室秘藏》。后人附以诸家合刻，有《东垣十书》传世。

温燥行　升清气

如补中益气及升阳散火之法，如苍术、白术、羌活、独活、木香、陈皮、葛根之类，最喜用之。

虽未醇　亦足贵

人谓东垣用药，如韩信将兵，多多益善。然驳杂之处，不可不知。惟以脾胃为重，故亦可取。

若河间　专主火

金·刘完素，字守真，河间人。事迹俱详《金史·方技传》。主火之说，始自河间。

遵之经　断自我

《原病式》十九条，俱本《内经·至真要大论》，多以火立论，而不能参透经旨。如火之平气曰升明，火之太过曰赫曦，火之不及曰伏明，其虚实之辨，若冰炭之反也。

一二方　奇而妥

如六一散、防风通圣散之类，皆奇而不离于正也。

丹溪出　罕与俦

元·朱震亨，字彦修，号丹溪，金华人。其立方视诸家颇高一格。

阴宜补　阳勿浮

《丹溪心法》以补阴为主，谓"阳常有余，阴常不足"。诸家俱辨其非，以人得天地之气以生，有生之气即是阳气，精血皆其化生也。

杂病法　四字求

谓气、血、痰、郁是也。一切杂病，只以此四字求之。气用四君子汤，血用四物汤，痰用二陈汤，郁用越鞠丸。参差互用，各尽其妙。

若子和　主攻破

张子和（戴人）书中，所主多大黄、芒硝、牵牛、芫花、大戟、甘遂之类，意在驱邪；邪去则正安，不可畏攻而养病。

中病良　勿太过

子和之法，实证自不可废，然亦宜中病而即止；若太过，则元气随邪气而俱散，挽无及矣。

四大家　声名噪

刘河间、张子和、李东垣、朱丹溪为"金元四大家"，《张氏医通》之考核不误。

必读书　错名号

李士材《医宗必读·四大家论》，以张为张仲景，误也。仲景为医中之圣，三子岂可与之并论。

明以后　须酌量

言医书充栋汗牛，可以博览之，以广见识，非谓诸家所著皆善本也。

详而备　王肯堂

金坛王宇泰，讳肯堂。著《证治准绳》，虽无所采择，亦医林之备考也。

薛氏按　说骑墙

明·薛己，号立斋，吴县人。著《薛氏医按》十六种，大抵以四君子、六君子、逍遥散、归脾汤、六八味丸主治，语多骑墙。

士材说　守其常

李中梓，号士材，国朝人也。著《医宗必读》《士材三书》。虽曰浅率，却是守常，初学者所不废也。

景岳出　著新方

明·张介宾，字会卿，号景岳，山阴人。著《类经》《质疑录》。全书所用之方，不外新方八阵，其实不足以名方。古圣人明造化之机，探阴阳之本，制出一方，非可以思议及者。若仅以熟地补阴，人参补阳，姜附祛寒，芩连除热，随拈几味，皆可名方，何必定为某方乎？

石顽续　温补乡

张璐，字路玉，号石顽，国朝人也。著《医通》，立论多本景岳，以温补为主。

献可论　合二张

明·赵献可，号养葵。著《医贯》。大旨重于命门，与张石顽、张景岳之法相同。

诊脉法　濒湖昂

明·李时珍，字东璧，号濒湖。著《本草纲目》五十二卷，杂收诸说，反乱《神农本经》之旨，卷末刻《脉学》颇佳，今医多宗之。

数子者　各一长

知其所长，择而从之。

揆诸古　亦荒唐

理不本于《内经》，法未熟乎仲景，纵有偶中，亦非不易矩矱。

长沙室　尚彷徨

数子虽曰私淑长沙，升堂有人，而入室者少矣。

惟韵伯　能宪章

慈溪柯琴，字韵伯，国朝人。著《伤寒论注》《论翼》，大有功于仲景，而《内经》之旨，赖之以彰。

徐尤著　本喻昌

徐彬，号忠可；尤怡，号在泾。二公《金匮》之注，俱本喻嘉言。考嘉言名昌，江西南昌人。崇祯中以选举入都，卒无所就，遂专务于医，著《尚论篇》，主张太过，而《医门法律》颇能阐发《金匮》之秘旨。

大作者　推钱塘

张志聪，号隐庵；高世栻，号士宗。俱浙江钱塘人也。国朝康熙间，二公同时学医，与时不合，遂闭门著书，以为传道之计。所注《内经》《本草经》《伤寒论》《金匮》等书，各出手眼，以发前人所未发，为汉后第一书。今医畏其难，而不敢谈及。

取法上　得慈航

取法乎上，仅得其中。切不可以《医方集解》《本草备要》《医宗必读》《万病回春》《本草纲目》《东医宝鉴》《冯氏锦囊》《景岳全书》《薛氏医按》等书为捷径也。今之医辈，于此书并未寓目，止取数十种庸陋之方，冀图幸中，更不足论也。

卷二　临证

一、中风

人百病　首中风

《内经》云：风为百病之长也。昔医云：中脏多滞九窍，有唇缓、失音、耳聋、目瞀、鼻塞、便难之症；中腑多着四肢；中经则口眼㖞斜；中血脉则半身不遂。

骤然得　八方通

中风病骤然昏倒，不省人事，或痰涌、瘈疭、偏枯等症。八方者，谓东、西、南、北、东北、西北、东南、西南也。

闭与脱　大不同

风善行而数变，其所以变者，亦因人之脏腑寒热为转移。其人脏腑素有郁热，则风乘火势，火借风威，而风为热风矣；其人脏腑本属虚寒，则风水相遭，寒冰彻骨，而风为寒风矣。热风多见闭证，宜疏通为先；寒风多见脱证，宜温补为急。

开邪闭　续命雄

小续命汤，风证之雄师也。依六经见症加减治之，专主驱邪。闭者宜开，或开其表，如续命汤是也；或开其里，如三化汤是也；或开其壅滞之痰，如稀涎散、涤痰汤是也。

固气脱　参附功

脱者宜固，参附汤固守肾气，术附汤固守脾气，芪附汤固守卫气，归附汤固守营气。先固其气，次治其风。若三生饮一两，加人参一两，则为标本并治之法。正虚邪盛，必遵此法。

顾其名　思其义

名之曰风，明言八方之风也；名之曰中，明言风自外入也。后人议论穿凿，俱不可从。

若舍风　非其治

既名中风，则不可舍风而别治也。

火气痰　三子备

刘河间举五志过极，动火而卒中，皆因热甚，故主乎火。大法用防风通圣散之类；亦有引火归原，如地黄饮子之类。李东垣以元气不足而邪凑之，令人卒倒如风状，故主乎气虚。大法补中益气汤加减。朱丹溪以东南气温多湿，有病风者，非风也；由湿生痰，痰生热，热生风，故主乎湿。大法以二陈汤加苍术、白术、竹沥、姜汁之类。

不为中　名为类

中者，自外而入于内也。此三者，既非外来之风，则不可仍名为中，时贤名为类中风。

合而言　小家伎

虞天民云：古人论中风，言其症也；三子论中风，言其因也。盖因气、因湿、因火，夹风而作，何尝有真中、类中之分？

喑喎斜　昏仆地

喑者，不能言也。喎斜者，口眼不正也。昏仆地者，不省人事，猝倒于地也。口开、目合，或上视、撒手、遗尿、鼾睡、汗出如油者，不治。

急救先　柔润次

柔润息风，为治中风之秘法。喻嘉言加味六君子汤、资寿解语汤甚妙。

填窍方　宗《金匮》

《内经》云：邪害空窍。《金匮》中有侯氏黑散、风引汤，祛风之中，兼填空窍。空窍满则内而旧邪不能容，外而新风不复入矣。喻嘉言曰：仲景取药积腹中不下，填窍以息风。后人不知此义，每欲开窍以出其风。究竟窍空而风愈炽，长此安穷哉？三化汤、愈风汤、大秦艽汤皆出《机要方》中，云是通真子所撰，不知其姓名。然则无名下士，煽乱后人见闻，非所谓一盲引众盲耶?!

二、虚劳

虚劳病　从何起

咳嗽、吐血、五心烦热、目花、耳鸣、口烂、鼻干、气急、食不知味、赢瘦、惊悸、梦遗、往来寒热、怠惰嗜卧、疲倦、骨蒸、不寐、女子不月等症，皆成劳病。

七情伤　上损是

扁鹊谓：损其阳自上而下，一损肺，二损心，三损胃，过于胃则不可治。其说本于《内经》"二阳之病发心脾，有不得隐曲，为女子不月"。按：心脾，上也，至不得隐曲，女子不月，则上极而下矣。

归脾汤　二阳旨

即《内经》"二阳之病发心脾"之旨也。此方为养神法，六味丸为补精法，高鼓峰并用之。

下损由　房帏迩

扁鹊谓：损其阴自下而上，一损肾、二损肝、三损脾，过于脾则不可治。其说本于《内经》"五脏主藏精也，不可伤，伤则失守而无气，无气则死矣"。按：精生于五脏而统司于肾，如色欲过度，则积伤而下损；至于失守无气，则下极而上矣。

伤元阳　亏肾水

肾气，即元阳也。元阳伤，为困倦、食少、便溏、腰痛、阳痿等症。肾水，即元阴也。元阴亏，为蒸热、咳嗽、吐血、便血、遗精、喉痛、口疮、齿牙浮动等症。

肾水亏　六味拟

六味地黄丸为补肾水之主方，景岳左归饮、左归丸亦妙。推之三才汤、八仙长寿丸、都气丸、天王补心丹，皆可因症互服。

元阳伤　八味使

崔氏肾气丸，后人为八味地黄丸。立方之意，原为暖肾逐水，非补养元阳。明·薛立斋及赵养葵始用以温补命火，时医遂奉为温补肾命之主方。景岳右归饮、右归丸皆本诸此。如火未大衰者，以还少丹代之；阳虚极者，宜《近效》白术汤。

各医书　伎止此

苦寒败胃及辛热耗阴，固无论已。即六味、归脾，何尝非流俗之套法耶。

甘药调　回生理

扁鹊云：针药莫治者，调以甘药。仲景因之。喻嘉言曰：寿命之本，积精自刚。然精生于谷，谷入少则不能生血，血少则不能化精。《内经》云："精不足者，补之以味。"味者，五谷之味也，补以味而节其劳，则积贮渐富，大命不倾也。

建中汤　《金匮》轨

小建中汤及加黄芪、加人参、加当归、加白术等汤，皆急建其中气，俾饮食增而津液旺，以至充血生精，而复其真阴之不足。但用稼穑作甘之本味，而酸、辛、苦、咸在所不用，盖舍此别无良法也。按：炙甘草汤即此汤化为润剂，喻氏清燥汤即此汤化为凉剂。

薯蓣丸　风气弭

《金匮》薯蓣丸。自注云：治虚劳诸不足，风气百疾。

䗪虫丸　干血已

《金匮》大黄䗪虫丸。自注：治五劳诸伤，内有干血，肌肤甲错。

二神方　能起死

尤在泾云：风气不去，则足以贼正气而生长不荣，以薯蓣丸为要方。干血不去，则足以留新血而灌溉不周，以䗪虫丸为上剂。今之医辈，能梦见此二方否？

三、咳嗽

气上呛 咳嗽生

《内经》云：五脏六腑皆令人咳，非独肺也。然肺为气之市，诸气上逆于肺，则呛而咳。是咳嗽不止乎肺而亦不离乎肺也。

肺最重　胃非轻

《内经》虽分五脏诸咳，而所尤重者，在"聚于胃、关于肺"六字。盖胃中水谷之气，不能如雾上蒸于肺，而转溉诸脏，只是留积于胃中，随热气而化为痰，随寒气而化为饮。胃中既为痰饮所滞，则输肺之气亦必不清，而为诸咳之患矣。

肺如钟　撞则鸣

肺为脏腑之华盖，呼之则虚，吸之则满。只受得本然之正气，受不得外来之客气。客气干之，则呛而咳矣。亦只受得脏腑之清气，受不得脏腑之病气。病气干之，亦呛而咳矣。肺体属金，譬若钟然，一外一内，皆所以撞之使鸣也。

风寒入　外撞鸣

经云：微寒微咳。可见咳嗽多因于风寒也。风从皮毛而入于肺，寒从背俞而入于肺，皆主乎外也。后注虽言热、言湿、言燥，令不自行，亦必假风寒以为之帅也。

劳损积　内撞鸣

劳伤、咳嗽，主乎内也。二者不治，至于咳嗽失音，是金破不鸣矣。

谁治外　六安行

六安煎虽无深义，却亦平稳。然外感诸咳，当辨风热、风燥二证。如冬时先伤非节之暖，复加风寒外遏，以致咳嗽、痰结、咽肿、身重、自汗、脉浮者，风热也，宜葳蕤汤辛润之剂，切勿辛热发散。而风燥一证，辨治尤难。盖燥为秋气，令不独行，必假风寒之威，而令乃振，咳乃发也。《内经》只言秋伤于湿，何也？以长夏受湿土郁蒸之气，随秋令收敛，伏于肺胃之间，直待秋深燥令大行，与湿不能兼容，至冬而为咳嗽也。此症有肺燥、胃湿两难分解之势，惟《千金》麦门冬汤、五味子汤独得其秘，后人以敛散不分，燥润杂出弃之，昧之甚也。

谁治内　虚劳程

宜于"虚劳门"择其对证之方。审是房劳伤精，则补精；审是思郁伤脾，则养神。

挟水气　小龙平

柯韵伯治咳嗽，不论冬夏，不拘浅深，但是寒嗽，俱用小青龙汤多效。方中祛风散寒，解肌逐水，利肺暖肾，除痰定喘，攘外安内，各尽其妙。盖以肺家沉寒痼冷，非麻黄大将不能捣其巢穴，群药安能奏效哉？

兼郁火　小柴清

寒热往来咳嗽者，宜去人参、大枣、生姜，加干姜、五味治之。

姜细味　一齐烹

《金匮》治痰饮咳嗽，不外小青龙汤加减。方中诸味，皆可去取，惟细辛、干姜、五味不肯轻去。即面热如醉，加大黄以清胃热，及加石膏、杏仁之类，总不去此三味，学者不可不深思其故也。徐忠可《金匮辨注》有论。

长沙法　细而精

《金匮》痰饮咳嗽治法，宜熟读之。

四、疟疾

疟为病　属少阳

少阳为半表半里，邪居其界。入与阴争则寒，出与阳争则热。争则病作，息则病止，止后其邪仍踞于少阳之经。

寒与热　若回翔

寒热必应期而至。

日一发　亦无伤

邪浅则一日一作，邪深则二日一作。

三日作　势猖狂

疟三日一作，时医名三阴疟，流连难愈。

治之法　小柴方

以小柴胡汤为主。初起，俗忌人参，姑从俗而去之，加青皮一钱。

热偏盛　加清凉

小柴胡汤加知母、花粉、石膏、黄连之类，随宜择用。

寒偏重　加桂姜

加干姜、桂枝，甚者加附子、肉桂。

邪气盛　去参良

身热者，小柴胡汤去人参，加桂枝二钱。服后食热粥，温覆取微汗。

常山入　力倍强

小柴胡汤加常山二三钱。俗云：邪未净不可用常山以截之。不知常山非截邪之品，乃驱邪外出之品。仲景用其苗，名曰蜀漆。

大虚者 独参汤

虚人久疟不愈，以人参一两、生姜五钱，水煎，五更服极效。贫者以白术一两代之，热多者以当归代之。

单寒牝 理中匡

单寒无热，名曰牝疟，宜附子理中汤加柴胡治之。

单热瘅 白虎详

单热无寒，名曰瘅疟；或先热后寒，名曰热疟，俱宜以白虎汤加桂枝治之。时医以六味汤加柴胡、芍药治之。

法外法 辨微茫

以上皆前医之成法。更法外有法，不可不辨而治之。

消阴翳 制阳光

热之不热，是无火也；益火之源，以消阴翳。寒之不寒，是无水也；壮水之主，以制阳光。

太仆注 慎勿忘

王太仆消阴制阳等注，千古不刊之论。赵养葵遵之，以八味丸益火之源，六味丸壮水之主，久疟多以此法收功。

五、痢证

湿热伤 赤白痢

王损庵论痢，专主湿热。其症里急后重，腹痛，欲便不便，脓血秽浊，或白或赤，或赤白相半。

热胜湿 赤痢渍

胃为多气多血之海。热，阳邪也。热胜于湿，则伤胃之血分而为赤痢。

湿胜热 白痢坠

湿，阴邪也。湿胜于热，则伤胃之气分而为白痢。赤白相半，则为气血两伤。

调行箴 须切记

行血，则脓血自愈。调气，则后重自除。此四句为治初痢之格言，须切记之。

芍药汤　热盛饵

芍药汤调气行血，虽为初痢之总方，究竟宜于热证。

平胃加　寒湿试

寒湿泻痢初起者，以平胃散加干姜、泽泻、猪苓、木香治之。久而不愈，送下香连丸。

热不休　死不治

方书云：痢证发热不休者，不治。

痢门方　皆所忌

凡痢证初起即发热，非肌表有邪，即经络不和，温散而调营卫，外邪一解，痢亦松去。若概以为热，开手即用痢门套方，多有陷入变剧者。

桂葛投　鼓邪出

时医有发汗之戒，以其无外证而妄汗之也。若头痛、发热、恶寒，有汗宜用桂枝汤法，无汗宜用葛根汤法，鼓邪外出，然后治其痢。

外疏通　内畅遂

此二句是解"所以发汗之故也"。张飞畴云：当归四逆汤治痢极效。若发热而呕者，小柴胡汤、葛根黄连黄芩甘草汤。口渴下重者，白头翁汤如神。

嘉言书　独得秘

喻嘉言《医门法律》中，议论甚见透彻。

《寓意》存　补《金匮》

喻嘉言《寓意草》中，如麻黄附子细辛汤及人参败毒散等案，却能补《金匮》所未及。

六、心腹痛胸痹

心胃疼　有九种

真心痛不治。今所云心痛者，皆心包络及胃脘痛也。共有九种，宜细辨之。

辨虚实　明轻重

虚者喜按，得食则止，脉无力。实者拒按，得食愈痛，脉有力。二证各有轻重。

痛不通　气血壅

痛则不通，气血壅滞也。

通不痛　调和奉

通则不痛，气血调和也。高士宗云：通之之法，各有不同。调气以和血，调血以和气，通也。上逆者使之下行，中结者使之旁达，亦通也。虚者助之使通，寒者温之使通，无非通之之法也。若必以下泄为通，则妄矣。

一虫痛　乌梅圆

虫痛，时痛时止，唇舌上有白花点，得食愈痛。虫为厥阴风木之化，宜乌梅丸。

二注痛　苏合研

入山林古庙及见非常之物，脉乍大乍小，两手若出两人，宜苏合丸，研而灌之。

三气痛　香苏专

因大怒及七情之气作痛，宜香苏饮加元胡索二钱，七气汤亦妙。又方，用百合一两、乌药三钱，水煎服。

四血痛　失笑先

瘀血作痛，痛如刀割，或有积块，脉涩，大便黑，宜桃仁承气汤、失笑散。

五悸痛　妙香诠

悸痛，即虚痛也。痛有作止，喜按，得食稍止，脉虚弱，宜妙香散，或理中汤加肉桂、木香主之。

六食痛　平胃煎

食积而痛，嗳腐吞酸，其痛有一条扛起者，宜平胃散加山楂、谷芽主之；伤酒，再加葛根三钱、砂仁一钱。然新伤吐之、久伤下之为正法。

七饮痛　二陈咽

停饮作痛，时吐清水，或胁下有水声，宜二陈汤加白术、泽泻主之；甚者，十枣汤之类，亦可暂服。

八冷痛　理中全

冷痛，身凉、脉细、口中和，宜理中汤加附子、肉桂主之；兼呕者，吴茱萸汤主之。

九热痛　金铃痊

热痛，身热、脉数、口中热，宜金铃子、元胡索各二两，研末，黄酒送下二钱，名金铃子散，甚效。如热甚者，用黄连、栀子之类，入生姜汁治之。

腹中痛　照诸篇

脐上属太阴，中脐属少阴，脐下属厥阴，两胁属少阳、厥阴之交界地面，宜分治之。然其大意，与上相同。

《金匮》法　可回天

《金匮要略》中诸议论，皆死症求生之法。

诸方论　要拳拳

《中庸》云：得一善，则拳拳服膺，而弗失之矣。腹满痛而下利者，虚也。吐泻而痛，太阴证也，宜理中汤；雷鸣、切痛、呕吐者，寒气也，宜附子粳米汤。此以下利而知其虚也。腹满痛而大便闭者，实也。闭痛而不发热者，宜厚朴三物汤专攻其里；闭痛而兼发热者，宜厚朴七物汤兼通表里；闭痛、发热、痛连胁下、脉紧弦者，宜大黄附子汤温下并行，此以便闭而知其实也。若绕脐疼痛，名寒疝，乌头煎之峻，不敢遽用，而当归生姜羊肉汤之妙，更不可不讲也。

又胸痹　非偶然

胸膺之上，人身之太空也。宗气积于此，非偶然也。

薤白酒　妙转旋

瓜蒌薤白白酒汤，或加半夏，或加枳实薤白桂枝汤之类，皆转旋妙用。

虚寒者　建中填

心胸大寒，痛呕不能饮食，寒气上冲，有头足，不可触近，宜大建中汤主之。上中二焦，为寒邪所痹，故以参、姜启上焦之阳，合饴糖以创建中气，而又加椒性之下行，降逆上之气，复下焦之阳，为补药主方。

七、隔食反胃

隔食病　津液干

《方书》名膈者，以病在膈上是也。又名隔者，以食物不下而阻隔也。津液干枯为隔食病源。

胃脘闭　谷食难

胃脘干枯闭小，水饮可行，食物难下。

时贤法　左归餐

赵养葵用大剂六味汤主之。高鼓峰仿赵养葵之法以六味加生地、当归主之。杨乘六用左归饮去茯苓，加当归、生地。以左归饮中有甘草引入阳明，开展胃阴；去茯苓者，恐其旁流入坎，不如专顾阳明之速效也。

胃阴展　贲门宽

如膏如脂，叠积胃底，即胃阴也。久隔之人，则胃阴亡矣。高鼓峰云：治隔一阳明尽之，阳明者胃也。但使胃阴充拓，在上之贲门宽展，则食物入；在下之幽门、阑门滋润，则二便不闭，而隔证愈矣。

启膈饮　理一般

启膈饮亦是和胃养阴之意。但此方泄肺气之郁，彼方救肾水之枯，一阴一阳，宜择用之。

推至理　冲脉干

张石顽云：膈咽之间，交通之气不得降者，皆冲脉上行，逆气所作也。

大半夏　加蜜安

冲脉不治，取之阳明。仲景以半夏降冲脉之逆，即以白蜜润阳明之燥，加人参以生既亡之津液，用甘澜水以降逆上之水液。古圣之经方，惟仲景知用之。

金匮秘　仔细看

《金匮》明明用半夏，后人诸书，皆以半夏为戒。毁圣之说，倡自何人？君子恶之！

若反胃　实可叹

食得入，而良久反出，名为反胃。

朝暮吐　分别看

朝食暮吐，暮食朝吐，与隔食证宜分别而药之。

乏火化　属虚寒

王太仆云：食不得入，是有火也。食入反出，是无火也。此证属中焦、下焦火衰无疑。

吴萸饮　独附丸

妙在吴萸镇厥阴逆气，配入甘温，令震坤合德，土木不害。生附子以百沸汤俟温，浸去盐，日换汤三次，三日外去皮，放地上，四面以砖围，外以炭火烧一时，则附子尽裂，乘热投以姜汁，又如法制之（大抵一斤附子配一斤姜汁，以姜汁干为度），研末蜜丸，以粟米稀粥，送下二钱。

六君类　俱神丹

六君子汤加姜附及附子理中汤之类。

八、气喘

喘促证　治分门

气急而上奔，宜分别而治之。

卤莽辈　只贞元

贞元饮是治血虚而气无所附，以此饮济之、缓之。方中熟地、当归之润，所以济之；甘草之甘，所以缓之。常服调养之剂，非急救之剂也。今医遇元气欲脱上奔之证，每用此饮，以速其危，良可浩叹！

阴霾盛　龙雷奔

喘证多属饮病。饮为阴邪，非离照当空，群阴焉能退避！若地黄之类，附和其阴，则阴霾冲逆肆空，饮邪滔天莫救，而龙雷之火，愈因以奔腾矣！

实喘者　痰饮援

喘证之实者，风寒不解，有痰饮而为之援，则咳嗽甚而喘证作矣。

葶苈饮　十枣汤

肺气实而气路闭塞为喘者，以葶苈大枣泻肺汤主之。咳嗽气喘，心下停饮，两胁满痛者，以十枣汤主之。

青龙辈　撤其藩

此方解表，兼能利水，治内外合邪，以两撤之。

虚喘者　补而温

虚喘气促，不能接续，脉虚细无力，"温补"二字宜串看。有以温为补者，有以补为温者，切不可走于贞元一路，留滞痰涎也。

桂苓类　肾气论

仲景云：气短有微饮者，宜从小便去之，桂苓术甘汤主之，肾气丸亦主之。

平冲逆　泄奔豚

冲气上逆，宜小半夏加茯苓汤以降之。奔豚证初起，脐下动气，久则上逆冲心，宜茯苓桂枝甘草大枣汤以安之。

真武剂　治其源

经云：其标在肺，其本在肾。真武汤为治喘之源也。

金水母　主诸坤

肺属金而主上，肾属水而主下，虚喘为天水不交之危候，治病当求其本。须知天水一气，而位乎天水之中者，坤土也。况乎土为金母，金为水母，危笃之症，必以脾胃为主。

六君子　妙难言

六君子汤加五味、干姜、北细辛，为治喘神剂。面肿加杏仁，面热如醉加大黄。此法时师闻之，莫不惊骇，能读《金匮》者，始知予言之不谬也。

他标剂　忘本根

惟黑锡丹镇纳元气，为喘证必用之剂。此外如苏子降气汤、定喘汤及沉香黑铅丹之类，皆是害人之剂。

九、血证

血之道　化中焦

经曰：中焦受气取汁，变化而赤，是谓血。

本冲任　中溉浇

血之流溢，并随冲任而行于经络。

温肌腠　外逍遥

血之流溢，并散于脉外而充肌腠皮毛。

六淫逼　经道摇

六淫者，风、寒、暑、湿、燥、火也。经，常也。道，路也。言血所常行之路也，外邪伤之则摇动。

宜表散　麻芍条

外伤宜表散。东垣治一人内蕴虚热，外感大寒而吐血，法仲景麻黄汤加补剂，名麻黄人参芍药汤，一服而愈。

七情病　溢如潮

七情者，喜、怒、哀、惧、爱、恶、欲也。七情之动，出于五志。医书恒谓五脏各有火，五志激之则火动，火动则血随火而溢。然五志受伤既久，则火为虚火，宜以甘温之法治之。

引导法　草姜调

甘草干姜汤，如神，或加五味子二钱。火盛者，加干桑皮三钱、小麦一两。时医因归脾汤有引血归脾之说，谓引血归脾即是归经。试问脾有多大，能容离经之血成斗成盆，尽返而归于内而不裂破乎？市医固无论矣，而以名医自负者，亦蹈此弊，实可痛恨！

温摄法　理中超

理中汤，加木香、当归煎服。凡吐血，服凉药及滋润益甚，外有寒冷之象者，是阳虚阴走也，必用此方。血得暖则循行经络矣。此法出《仁斋直指》。

凉泻法　令瘀销

火势盛，脉洪有力，寒凉之剂原不可废。但今人于血证，每用藕节、黑栀、白及、旧墨之类以止涩之，致留瘀不散，以为咳嗽虚劳之基。《金匮》泻心汤，大黄倍于芩连，为寒以行瘀法。柏叶汤治吐不止，为温以行瘀法。二方为一温一寒之对子。

赤豆散　下血标

粪前下血，为近血，《金匮》用当归赤小豆散。

若黄土　实翘翘

粪后下血，为远血，《金匮》用黄土汤。

一切血　此方饶

黄土汤，不独粪后下血方也。凡吐血、衄血、大便血、小便血、妇人血崩及血痢久不止，可以统治之。以此方暖中宫土脏，又以寒热之品互佐之，步步合法也。五脏有血，六腑无血。观剖诸兽腹心下夹脊，包络中多血，肝内多血，心、脾、肺、肾中各有血，六腑无血。近时以吐血多者，谓为吐胃血，皆耳食昔医之误，凡吐五脏血必死。若吐血、衄血、下血，皆是经络散行之血也。

十、水肿

水肿病　有阴阳

肿，皮肤肿大。初起目下有形如卧蚕，后渐及于一身，按之即起为水肿，按之陷而不起为气肿。景岳以即起为气，不起为水，究之气行水即行，水滞气亦滞，可以分，可以不必分也。只以阴水、阳水为分别。

便清利　阴水殃

小便自利、口不渴属寒，名为阴水。

便短缩　阳水伤

小便短缩、口渴，属热，名为阳水。

五皮饮　元化方

以皮治皮，不伤中气。方出华元化《中藏经》。

阳水盛　加通防

五皮饮加木通、防己、赤小豆之类。

阴水盛　加桂姜

五皮饮加干姜、肉桂、附子之类。

知实肿　萝枳商

知者，真知其病情，而无两可之见。壮年肿病，骤起脉实者，加萝卜子、枳实之类。

知虚肿　参术良

老弱病久，肿渐成，脉虚者，加人参、白术之类。

兼喘促　真武汤

肿甚、小便不利、气喘、尺脉虚者，宜真武汤暖土行水。间用桂苓甘术汤化太阳之气，守服十余剂；继用导水茯苓汤二剂愈。今人只重加味肾气丸，而不知其补助阴气，反益水邪，不可轻服也。

从俗好　别低昂

以上诸法，皆从俗也。然从俗中而不逾先民之矩矱，亦可以救人。

五水辨　金匮详

病有从外感而成者，名风水。病从外感而成，其邪已渗入于皮，不在表而在里者，名皮水。病有不因于风，由三阴结而成水者，名正水。病有阴邪多而沉于下者，名石水。病有因风因水伤心郁热，名黄汗。《金匮》最详，熟读全书，自得其旨，否则卤莽误事耳。药方中精义颇详，宜细玩之。

补天手　十二方

越婢汤，防己茯苓汤，越婢加白术汤，甘草麻黄汤，麻黄附子汤，杏子汤，蒲灰散，芪芍桂酒汤，桂枝加黄芪汤，桂甘姜枣麻辛附子汤，枳术汤，附方《外台》防己黄芪汤。

肩斯道　勿炎凉

群言淆乱衷于圣，以斯道为己任，勿与世为浮沉，余有厚望焉。

十一、胀满蛊胀（水肿参看）

胀为病　辨实虚

胀者，胀之于内也。虚胀误攻则坏，实胀误补则增。

气骤滞　七气疏

七气汤能疏通滞气。

满拒按　七物祛

腹满拒按，宜《金匮》厚朴七物汤，即桂枝汤、小承气汤合用，以两解表里之实邪也。

胀闭痛　三物锄

腹满而痛，若大便实者，宜《金匮》厚朴三物汤，行气中兼荡实法，以锄其病根。以上言实胀之治法。

若虚胀　且踌躇

仔细诊视，勿轻下药。

中央健　四旁如

喻嘉言云：执中央以运四旁。千古格言。

参竺典　大地舆

土木无忤则为复，《佛经》以风轮主持大地。余于此悟到治胀之源头。

单腹胀　实难除

四肢不肿而腹大如鼓。

山风卦　指南车

《周易》卦象，山风蛊。

《易》中旨　费居诸

《易》曰：蛊，刚上而柔下，巽而止蛊。注：卦变、卦体，刚上柔下，上情高亢而不下接，下情退缩而不上交，两情不相通也。卦德，下巽上止，在下逡巡畏缩，而无敢为之心，在上因循止息，而无必为之志，庶事日以隳也。此言致蛊之由，医者参透此理，亦知蛊病之由。《易》又曰：蛊，元亨而天下治也。利涉大川，往有事也。先甲三日，后甲三日，终则有始天行也。注：当蛊坏之日，有人以治之，以至于元亨，而天下之治，实始于业也。曰利涉大川者，言治蛊之人宜涉险阻以济之。其止也，当矫之以奋发，其巽也，当矫之以刚果，是往有事也。治之之道，必先甲三日以更始，后甲三日以图终，则拨乱反治，乱之终即治之始，终则有始。人事之挽回，即天运之循环天行也。此言治蛊之事，医者参透此理，亦可以治蛊病矣。要知人身中胃属艮卦，不欲其一向苟止；肝属巽卦，不欲其一向卑巽，利涉大川，元亨前大有经济自新，丁宁涉川时大费精神，能具此回天手段，而后无愧为上医。

十二、暑证

伤暑证　动静商

夏月伤暑分动静者，说本东垣。

动而得　热为殃

得于长途赤日，身热如焚，面垢，体倦，口渴，脉洪而弱。

六一散　白虎汤

六一散，治一切暑证。白虎汤，加人参者，以大汗不止，暑伤元气也；加苍术者，治身热足冷，以暑必夹湿也。

静而得　起贪凉

处于高厦深室，畏热贪凉，受阴暑之气。

恶寒象　热逾常

恶寒与伤寒同，而发热较伤寒倍盛。

心烦辨　切莫忘

虽同伤寒，而心烦以别之；且伤寒脉盛，伤暑脉虚。

香薷饮　有专长

香薷发汗利水，为暑证之专药也。有谓夏月不可用香薷，则香薷将用于何时也？

大顺散　从证方

此治暑天畏热贪凉成病，非治暑也。此舍时从证之方。

生脉散　久服康

此夏月常服之剂，非治病方也。

东垣法　防气伤

暑伤元气，药宜从补，东垣清暑益气汤颇超。

杂说起　道弗彰

以上皆诸家之臆说，而先圣之道，反为之晦，若行道人，不可不熟记之，以资顾问。

若精蕴　祖仲师

仲景《伤寒论》《金匮要略·痉湿暍篇》，字字皆精义奥蕴。

太阳病　旨在兹

仲师谓太阳中暍，"太阳"二字，大眼目也，因人俱认为热邪，故提出"太阳"二字，以暍醒之，寒暑皆为外邪，中于阳而阳气盛，则寒亦为热；中于阳而阳气虚，则暑亦为寒，若中于阴，无分寒暑，皆为阴证。如酷暑炎热，并无寒邪，反多阴证。总之，邪之中人，随人身之六气、阴阳、虚实而旋转变化，非必伤寒为阴，中暑为阳也。

经脉辨　标本歧

师云：太阳中暍发热者，病太阳而中标阳之气也；恶寒者，病太阳而得本寒之气也；身重而疼痛者，病太阳通体之经也；脉弦细芤迟者，病太阳通体之脉也；小便已洒洒然毛耸、手足逆冷者，病太阳本寒之气不得阳热之化也；小有劳身即热、口开、前板齿燥者，病太阳标阳之化不得阴液之滋也。

此太阳中暍，标本经脉皆病。治当助其标本，益其经脉；若妄施汗下温针，则误矣。

临证辨　法外思

愚按：借用麻杏石甘汤治中暑头痛、汗出、气喘、口渴之外症，黄连阿胶鸡子黄汤治心烦不得卧之内症，至柴胡、栀子、承气等汤，俱可取用。师云：渴者与猪苓汤。又云：瘀热在里，用麻连轺豆汤，育阴利湿，俱从小便而出。此法外之法，神而明之，存乎其人焉。

方两出　大神奇

暑之中人，随人之阴阳、虚实为旋转变化。如阳脏多火，暑即寓于火之中，为汗出而烦渴，师有白虎加人参之法。如阴脏多湿，暑即伏于湿之内，为身热、疼重、脉微弱，师以夏月伤冷水，水行皮肤所致，指暑病以湿为病，治以一物瓜蒂汤，令水去而湿无所依，而亦解也。

十三、泄泻

湿气胜　五泻成

书云：湿成五泻。

胃苓散　厥功宏

胃苓散暖脾、平胃、利水，为泄泻之要方。

湿而冷　萸附行

胃苓散加吴茱萸、附子之类；腹痛，加木香。

湿而热　连芩程

胃苓散加黄芩、黄连；热甚，去桂枝，加葛根。

湿挟积　曲楂迎

食积，加山楂、神曲；酒积，加葛根。

虚兼湿　参附令

胃苓散加人参、附子之类。

脾肾泻　近天明

五鼓以后泻者，肾虚也。泻有定时者，土主信，脾虚也。故名脾肾泻，难治。

四神服　勿纷更

四神丸加白术、人参、干姜、附子、茯苓、罂粟壳之类为丸，久服方效。

恒法外　内经精

照此法治而不愈者，宜求之《内经》。

肠脏说　得其情

肠热脏寒，肠寒脏热。《内经》精义，张石顽颇得其解。

泻心类　特丁宁

诸泻心汤，张石顽俱借来治泻，与《内经》之旨颇合。详载《医学从众录》。

十四、眩晕

眩晕证　皆属肝

《内经》云：诸风掉眩，皆属于肝。

肝风木　相火干

厥阴为风木之脏，厥阴风木为少阳相火所居。

风火动　两动搏

风与火皆属阳而主动，两动相搏，则为旋转。

头旋转　眼纷繁

此二句，写眩晕之象也。

虚痰火　各分观

仲景主痰饮。丹溪宗河间之说，谓无痰不眩，无火不晕。《内经》云：精虚则眩。又云：肾虚则头重高摇，髓海不足则脑转耳鸣。诸说不同如此。

究其旨　总一般

究其殊途同归之旨，木动则生风，风生而火发，故河间以风火立论也。风生必夹木势而克土，土病则聚液而成痰，故仲景以痰饮立论、丹溪以痰火立论也。究之肾为肝母，肾主藏精，精虚则脑空，脑空则旋转而耳鸣。故《内经》以精虚及髓海不足立论也。言虚者言其病根，言实者言其病象，其实一以贯之也。

痰火亢　大黄安

寸脉滑，按之益坚者，为上实。丹溪用大黄一味，酒炒三遍为末，茶调下一二钱。

上虚甚　鹿茸餐

寸脉大，按之即散者，为上虚，宜鹿茸酒。鹿茸生于头，取其以类相从，且入督脉而通于脑。每用半两，酒煎去滓，入麝香少许服。或用补中益气汤及芪术膏之类。此证如钩藤、天麻、菊花之类，俱可为使。

欲下取　求其端

端，头也，谓寻到源头也。欲荣其上，必灌其根，古人有上病取下法。

左归饮　正元丹

左归饮加肉苁蓉、川芎、细辛甚效，正元丹亦妙。

十五、呕哕吐（附呃逆）

呕吐哕　皆属胃

"呕"字从沤，沤者，水也，口中出水而无食也。"吐"字从土，土者，食也，口中吐食而无水也。呕吐者，水与食并出也。哕者，口中有秽味也，又谓之干呕，口中有秽味，未有不干呕也。呃逆者，气冲有声，声短而频也。其病皆属于胃。

二陈加　时医贵

二陈汤倍生姜，安胃降逆药也；寒加丁香、砂仁；若热，加黄连、鲜竹茹、石斛之类。

玉函经　难仿佛

寒热攻补，一定不移。

小柴胡　少阳谓

寒热往来而呕者，属少阳也。

吴茱萸　平酸味

吴茱萸汤治阳明食谷欲呕者，又治少阴证吐利、手足逆冷、烦躁欲死者，又治干呕吐涎沫者。此证呕吐，多有酸味。

食已吐　胃热沸

食已即吐，其人胃素有热，食复入，两热相冲，不得停留。

黄草汤　下其气

大黄甘草汤治食已即吐。《金匮》云：欲吐者，不可下之。又云：食已即吐者，大黄甘草汤下之。何也？曰：病在上而欲吐，宜因而越之。若逆之使下，则必愦乱益甚。若既吐矣，吐而不已，是有升无降，当逆折之。

食不入　火堪畏

王太仆云：食不得入，是有火也。

黄连汤　为经纬

喻嘉言用进退黄连汤，柯韵伯用干姜黄连黄芩人参汤，推之泻心汤亦可借用，以此数汤为经纬。

若呃逆　代赭汇

代赭旋覆汤治噫气，即治呃逆。若久病呃逆，为胃气将绝，用人参一两，干姜、附子各三钱，丁香、柿蒂各一钱，可救十中之一。

十六、癫狂痫

重阳狂　重阴癫

《内经》云：重阳者狂，重阴者癫。

静阴象　动阳宣

癫者，笑哭无时，语言无序，其人常静。狂者，詈骂不避亲疏，其人常动。

狂多实　痰宜蠲

蠲除顽痰，滚痰丸加乌梅、朱砂治之，生铁落饮、当归承气汤亦妙。

癫虚发　石补天

磁朱丸是炼石补天手法，骆氏《内经拾遗》用温胆汤。

忽搐搦　痫病然

手足抽掣，猝倒无知，忽作忽止，病有间断，故名曰痫。

五畜状　吐痰涎

肺如犬吠，肝如羊嘶，心如马鸣，脾如牛吼，肾如猪叫，每发必口角流涎。

有生病　历岁年

由母腹中受惊，积久失调，一触而发。病起于有生之初，非年来之新病也。《内经拾遗》用温胆汤，柯韵伯用磁朱丸。

火气亢　芦荟平

火气亢，必以大苦大寒之剂以降之，宜当归芦荟丸。

痰积痼　丹矾穿

丹矾丸能穿入心包络，导其痰涎从大便而出，然不如磁朱丸之妥当。

三证本　厥阴愆

以上治法，时医习用而不效者，未知其本在于厥阴也。厥阴属风木，与少阳相火同居。厥阴之气逆，则诸气皆逆。气逆则火发，火发则风生。风生则夹木势而害土，土病则聚液而成痰。痰成必归进入心，为以上诸证。

体用变　标本迁

其本阴，其体热。

伏所主　所因先

伏其所主，先其所因。

收散互　逆从连

或收或散，或逆或从，随所利而行之。

和中气　妙转旋

调其中气，使之和平。

自伏所主至此，其小注俱《内经》本文。转旋，言心手灵活也，其要旨在"调其中气"二句。中气者，土气也。治肝不应，当取阳明，制其侮也。

悟到此　治立痊

证虽可治，而任之不专，亦无如之何已。

十七、五淋癃闭赤白浊遗精

五淋病　皆热结

淋者，小便痛涩淋沥，欲去不去，欲止不止是也，皆热气结于膀胱。

膏石劳　气与血

石淋下如砂石；膏淋下如膏脂；劳淋从劳力而得；气淋气滞不通、脐下闷痛；血淋瘀血停蓄、茎中割痛。

五淋汤　是秘诀

石淋以此汤煎送发灰、滑石、石首鱼头内石研末。膏淋合萆薢分清饮。气淋加荆芥、香附、生麦芽；不愈，再加升麻或用吐法。劳淋合补中益气汤。血淋加牛膝、郁金、桃仁，入麝香少许温服。

败精淋　加味啜

过服金石药，与老人阳已痿，思色以降其精，以致内败而为淋，宜前汤加萆薢、石菖蒲、菟丝子以导之。

外冷淋　肾气咽

五淋之外，又有冷淋。其证外候恶冷，喜饮热汤，宜加味肾气丸以盐汤咽下。

点滴无　名癃闭

小便点滴不通，与五淋之短缩不同。

气道调　江河决

前汤加化气之药，或吞滋肾丸多效。《孟子》云：若决江河，沛然莫之能御也。引来喻小便之多也。

上窍通　下窍泄

如滴水之器，闭其上而倒悬之，点滴不能下也。去其上闭，而水自通。宜服补中益气汤，再服以手探吐。

外窍开　水源凿

又法：启其外窍，即以开其内窍。麻黄力猛，能通阳气于至阴之地下；肺气主皮毛，配杏仁以降气下达州都，导水必自高原之义也，以前饮加此二味甚效。夏月不敢用麻黄，以苏叶、防风、杏仁等份，水煎服，温覆微汗，水即利矣。虚人以人参、麻黄各一两，水煎服，神效。

分利多　医便错

愈利愈闭矣。

浊又殊　窍道别

淋出溺窍，浊出精窍。

前饮投　精愈涸

水愈利而肾愈虚矣。

肾套谈　理脾恪

治浊只用肾家套药，不效。盖以脾主土，土病湿热下注，则小水浑浊。湿胜于热则为白浊，热胜于湿则为赤浊，湿热去则浊者清矣。

分清饮　佐黄柏

萆薢分清饮加苍术、白术，再加黄柏苦以燥湿，寒以除热。

心肾方　随补缀

六味汤丸加龙、牡，肾药也。四君子汤加远志，心药也。心肾之药与前饮间服。

若遗精　另有说

与浊病又殊。

有梦遗　龙胆折

有梦而遗，相火旺也。余每以龙胆泻肝汤送下五倍子丸二钱，多效。张石顽云：肝热则火淫于内，魂不内守，故多淫梦失精。又云：多是阴虚阳扰，其作必在黎明阳气发动之时，可以悟矣。妙香散甚佳。

无梦遗　十全设

无梦而遗，是气虚不能摄精，宜十全大补汤，加龙骨、牡蛎、莲须、五味子、黄柏，为丸常服。

坎离交　亦不切

时医遇此证，便云心肾不交，用茯神、远志、莲子、枣仁之类，未中病情，皆不切之套方也。

十八、疝气

疝任病　归厥阴

经云：任脉为病，外结七疝，女子带下瘕聚。丹溪专治厥阴者，以肝主筋，又主痛也。

寒筋水　气血寻

寒疝、水疝、筋疝、气疝、血疝。

狐出入   癫顽麻

狐疝：卧则入腹，立则出腹。癫疝：大如升斗，顽麻不痛。

专治气   景岳箴

景岳云：疝而曰气者，病在气也。寒有寒气，热有热气，湿有湿气，逆有逆气，俱当兼用气药也。

五苓散   加减斠

《别录》以此方加川楝子、木通、橘核、木香，通治诸疝。

茴香料   著医林

三层茴香丸治久疝，虽三十年之久，大如栲栳，皆可消散。

痛不已   须洗淋

阴肿核中痛，《千金翼》用雄黄一两、矾石二两、甘草一尺，水一斗，煮二升洗之，如神。

十九、痰饮

痰饮源   水气作

水气上逆，得阳煎熬则稠而成痰，得阴凝聚则稀而成饮。然水归于肾，而受制于脾，治者必以脾肾为主。

燥湿分   治痰略

方书支离不可听。只以燥湿为辨，燥痰宜润肺，湿痰宜温脾，握要之法也。宜参之"虚劳"、"咳嗽"等篇。或老痰宜王节斋化痰丸，实痰怪证宜滚痰丸之类。

四饮名   宜斟酌

《金匮》云：其人素盛今瘦，水走肠间，沥沥有声，谓之痰饮。注：即今之久咳痰喘是也。饮后水流在胁下，咳唾引痛，谓之悬饮。注：即今之停饮胁痛证也。饮水流行，归于四肢，当汗出而不汗出，身体疼重，谓之溢饮。注：即今之风水、水肿证也。咳逆倚息，气短不得卧，其形如肿，谓之支饮。注：即今之停饮喘满不得卧证也。又支饮，偏而不中正也。

参五脏   细量度

四饮犹未尽饮邪之为病也，凡五脏有偏虚之处，而饮留之。言脏不及腑者，腑属阳，在腑则行矣。《金匮》曰：水在心，心下坚筑短气，恶水不欲饮。水在肺，吐涎沫，欲饮水。水在脾，少气，身重。水在肝，胁下支满，嚏而痛。水在肾，心下悸。

补和攻　视强弱

宜补、宜攻、宜和，视乎病情，亦视乎人之本体强弱而施治也。

十六方　各凿凿

苓桂术甘汤、肾气丸、甘遂半夏汤、十枣汤、大青龙汤、小青龙汤、木防己汤、木防己加茯苓芒硝汤、泽泻汤、厚朴大黄汤、葶苈大枣泻肺汤、小半夏汤、己椒葶苈丸、小半夏加茯苓汤、五苓散、附《外台》茯苓饮。

温药和　博返约

《金匮》云：病痰饮者，当以温药和之。忽揭出"温药和之"四字，即金针之度也。盖痰饮，水病也，水归于肾，而受制于脾；欲水由地中行而归其壑者，非用温药以化气不可也；欲水不泛溢而筑以堤防者，非用温药以补脾不可也。如苓桂术甘汤、肾气丸、小半夏汤、五苓散之类，皆温药也。即如十枣汤之十枚大枣，甘遂半夏汤之半升白蜜，木防己汤之参、桂，葶苈汤之大枣，亦寓温和之意。至于攻下之法，不过一时之权宜，而始终不可离温药之旨也。

阴霾除　阳光灼

饮为阴邪，必使离照当空，而群阴方能退散。余每用参苓术附加生姜汁之类取效。

滋润流　时医错

方中若杂以地黄、麦冬、五味附和其阴，则阴霾冲逆肆空，饮邪滔天莫救矣，即肾气丸亦宜慎用。

真武汤　水归壑

方中以茯苓之淡以导之，白术之燥以制之，生姜之辛以行之，白芍之苦以泄之，得附子本经之药，领之以归其壑。

白散方　窥秘钥

《三因》白散之妙，喻嘉言解之甚详。见于《医门法律·中风门》。

二十、消渴

消渴证　津液干

口渴不止为上消，治以人参白虎汤。食入即饥为中消，治以调胃承气汤。饮一溲一，小便如膏为下消，治以肾气丸。其实皆津液干之病也，赵养葵变其法。

七味饮　一服安

赵养葵云：治消证无分上、中、下，但见大渴、大燥，须六味丸料一斤、肉桂一两、五味子一两，水煎六七碗，恣意冷饮之，睡熟而渴如失矣。白虎、承气汤皆非所治也。

金匮法　别三般

能食而渴者，重在二阳论治。以手太阳主津液，足太阳主血也。饮一溲一者，重在少阴论治。以肾气虚不能收摄，则水直下趋，肾气虚不能蒸动，则水不能上济也。不能食而气冲者，重在厥阴论治。以一身中惟肝火最横，燔灼无忌，耗伤津液，而为消渴也。《金匮》论消渴，开口即揭此旨，以补《内经》之未及，不必疑其错简也。

二阳病　治多端

劳伤荣卫，渐郁而为热者，炙甘草汤可用，喻嘉言清燥汤即此汤变甘温为甘寒之用也。热气蒸胸者，人参白虎汤可用，《金匮》麦门冬汤即此汤变甘寒而为甘平之用也。消谷大坚者，麻仁丸加甘草、人参、当归可用，妙在滋液之中攻其坚也。盖坚则不能消水，如以水投石，水去而石自若也。消证属火，内郁之火本足以消水，所饮之水本足以济渴。只缘胃中坚燥，全不受水之浸润，转从火热之势，急走膀胱，故小便愈数而愈坚，愈坚而愈消矣。此论本喻嘉言，最精。

少阴病　肾气寒

饮水多小便少名上消，食谷多而大便坚名食消，亦名中消，上中二消属热。惟下消证饮一溲一，中无火化，可知肾气之寒也，故用肾气丸。

厥阴证　乌梅丸

方中甘、辛、苦、酸并用。甘以缓之，所以遂肝之志也。辛以散之，所以悦肝之神也。苦以降之，则逆上之火顺而下行矣。酸以收之，以还其曲直作酸之本性，则率性而行所无事矣。故此丸为厥阴证之总剂。治此证除此丸外，皆不用苦药，恐苦从火化也。

变通妙　燥热餐

有脾不能为胃行其津液，肺不能通调水道而为消渴者，人但知以清润治之，而不知脾喜燥而肺恶寒。试观泄泻者必渴，此因水津不能上输而惟下泄故尔。以燥脾之药治之，水液上升即不渴矣。余每用理中丸汤倍白术加栝楼根，神效。

二十一、伤寒瘟疫

伤寒病　极变迁

太阳主一身之表，司寒水之经。凡病自外来者，皆谓伤寒，非寒热之寒也。变迁者，或三阳、或三阴、或寒化、或热化，及转属、合并之异。

六经法　有真传

太阳寒水，其经主表，编中备发汗诸法；阳明燥金，其经主里，编中备攻里诸法；少阳相火，其经居表里之界，所谓阳枢也，编中备和解诸法；太阴湿土，纯阴而主寒，编中备温补诸法；少阴君火，标本寒热不同，所谓阴枢也，编中寒热二法并立；厥阴风木，木中有火而主热，编中备清火诸法。虽太阳亦有里证，阳明亦有表证，太阴亦有热证，厥阴亦有寒证，而提纲却不在此也。

头项病　太阳编

三阳俱主表，而太阳为表中之表也。《论》以"头痛、项强、发热、恶寒"为提纲，有汗宜桂枝汤，无汗宜麻黄汤。

胃家实　阳明编

阳明为表中之里，主里实证，宜三承气汤。《论》以"胃家实"为提纲。又鼻干、目痛、不眠为经病。若恶寒、头痛，为未离太阳。审其有汗、无汗，用桂枝、麻黄法。无头痛、恶寒，但见壮热、自汗、口渴，为已离太阳，宜白虎汤。仲景提纲不以此者，凡解表诸法求之太阳，攻里诸法求之阳明，立法之严也。

眩苦呕　少阳编

少阳居太阳、阳明之界，谓之阳枢，寒热相杂。若寒热往来于外，为胸胁满烦，宜大小柴胡汤。若寒热互搏于中，呕吐腹痛，宜黄连汤。痞满呕逆，宜半夏泻心汤。拒格食不入，宜干姜黄连人参汤。若邪全入于胆腑，下攻于脾为自利，宜黄芩汤。上逆于胃，利又兼呕，宜黄芩加半夏生姜汤。《论》以"口苦、咽干、目眩"为提纲。

吐利痛　太阴编

太阴湿土，为纯阴之脏，从寒化者多，从热化者少，此经主寒证而言，宜理中汤、四逆汤为主，第原本为王叔和所乱耳。《论》以"腹中满、吐食、自利不渴、手足自温、腹时痛"为提纲。

但欲寐　少阴编

少阴居太阴、厥阴之界，谓之阴枢，有寒有热。《论》以"脉微细、但欲寐"为提纲。寒用麻黄附子细辛汤、麻黄附子甘草汤及白通汤、通脉四逆汤；热用猪苓汤、黄连鸡子黄汤及大承气汤诸法。

吐蛔渴　厥阴编

厥阴，阴之尽也。阴尽阳生，且属风木，木中有火，主热证而言。《论》以"消渴、气上冲心、心中疼热、饥不欲食、食则吐蛔、下之利不止"为提纲，乌梅丸主之。自利下重饮水者，白头翁汤主之。凡一切宜发表法，备之太阳；一切宜攻里法，备之阳明；一切宜和解法，备之少阳；一切宜温补法，备之太阴；一切宜寒凉法，备之厥阴；一切寒热兼用法，备之少阴。此仲景《伤寒论》之六经与《内经·热病论》之六经不同也。

长沙论　叹高坚

仰之弥高，钻之弥坚。

存津液　是真诠

存津液是全书宗旨，善读书者，读于无字处。如桂枝汤甘温以解肌养液也；即麻黄汤直入皮毛，不加姜之辛热，枣之甘壅，以外治外，不伤营气，亦养液也；承气汤急下之，不使邪火灼阴，亦养液也；即麻黄附子细辛汤用附子以固少阴之根，令津液内守，不随汗涣，亦养液也；麻黄附子甘草汤以甘草易细辛，缓麻黄于中焦，取水谷之津而为汗，毫不伤阴，更养液也。推之理中汤、五苓散，必啜粥饮。小柴胡汤、吴茱萸汤皆用人参，何一而非养液之法乎？

汗吐下　温清悬

在表宜汗，在胸膈宜吐，在里宜下。寒者温之，热者清之。

补贵当　方而圆

虚则补之。合上为六法。曰方而圆者，言一部《伤寒论》全是活法。

规矩废　甚于今

自王叔和而后，注家多误。然亦是非参半，今则不知《伤寒论》为何物，规矩尽废矣。

二陈尚　九味寻

人皆曰二陈汤为发汗平稳之剂，而不知茯苓之渗，半夏之涩，皆能留邪生热，变成谵语、不便等症。人皆曰九味羌活汤视麻桂二汤较妥，而不知太阳病重，须防侵入少阴。此方中有芩、地之苦寒，服之不汗，恐苦寒陷入少阴，变成脉沉细、但欲寐之症；服之得汗，恐苦寒戕伐肾阳，阳虚不能内固，变成遂漏不止之症。时医喜用此方，其亦知此方之流弊，害人匪浅也。

香苏外　平胃临

香苏饮力量太薄，不能驱邪尽出，恐余邪之传变多端。平胃散为燥湿消导之剂，仲景从无燥药发汗之法。且外邪未去，更无先攻其内法。

汗源涸　耗真阴

阴者，阳之家也。桂枝汤之芍药及啜粥，俱是滋阴以救汗源。麻黄汤之用甘草与不啜粥，亦是保阴以救汗源。景岳误认其旨，每用归、地，贻害不少。

邪传变　病日深

治之得法，无不即愈。若逆证、坏证、过经不愈之证，皆误治所致也。

目击者　实痛心

人之死于病者少，死于药者多。今行道人先学利口，以此药杀人，即以此药得名，是可慨也。吾知其殃在子孙。

医医法　脑后针

闻前辈云，医人先当医医。以一医而治千万人，不过千万人计耳。救一医便救千万人，救千万医便救天下后世无量恒河沙数人耳。余所以于医者脑后，痛下一针。

若瘟疫　治相侔

四时不正之气，及方土异气，病人秽气，感而成病，则为瘟疫。虽有从经络入、从口鼻入之分，而见证亦以六经为据，与伤寒同。

通圣散　两解求

仲师于太阳条，独挈出发热不恶寒而渴为温病，是遵《内经》人伤于寒，则为热病；冬伤于寒，春必病温；先夏至日为病温，后夏至日为病暑之三说也。初时用麻杏甘石汤，在经用白虎加人参汤，入里用承气汤及阳明之茵陈蒿汤，少阴之黄连阿胶汤、猪苓汤，厥阴之白头翁汤等，皆其要药，究与瘟疫之病不同也。瘟疫之病，皆新感乖戾之气而发，初起若兼恶寒者，邪从经络入，用人参败毒散为匡正托邪法；初起若兼胸满口吐黄涎者，邪从口鼻入，用藿香正气散为辛香解秽法。惟防风通圣散面面周到，即初起未必内实，而方中之硝黄，别有妙用，从无陷邪之害。若读仲师书死于句下者，闻之无不咋舌，而不知其有利无弊也。

六法备　汗为尤

汗、吐、下、温、清、补，为治伤寒之六法。六法中惟取汗为要，以瘟疫得汗则生，不得汗则死。汗期以七日为准，如七日无汗，再俟七日以汗之。又参《论》中圣法，以吐之、下之、温之、清之、补之，皆所以求其汗也。详于《时方妙用》中。

达原饮　昧其由

吴又可谓病在膜原，以达原饮为方，创异说以欺人，实昧其病由也。

司命者　勿逐流

医为人之司命，熟读仲圣书而兼临证之多者，自有定识，切不可随波逐流。

二十二、妇人经产杂病

妇人病　四物良

与男子同，惟经前产后异耳。《济阴纲目》以四物汤加香附、炙草为主，凡经前产后，俱以此出入加减。

月信准　体自康

经水一月一至，不愆其期，故名月信。经调则体自康。

渐早至　药宜凉

血海有热也，宜加味四物汤，加续断、地榆、黄芩、黄连之类。

渐迟至　重桂姜

血海有寒也，宜加味四物汤，加干姜、肉桂之类；甚加附子。

错杂至　气血伤

经来或早或迟不一者，气血虚而经乱也，宜前汤加人参、白术、黄芪之类。

归脾法　主二阳

《内经》云"二阳之病发心脾，有不得隐曲，为女子不月"，宜归脾汤。

兼郁结　逍遥长

郁气伤肝，思虑伤脾，宜加味逍遥散。

种子者　即此详

种子必调经，以归脾汤治其源，以逍遥散治其流，并以上诸法皆妙，不必他求。惟妇人体肥厚者，恐子宫脂满，另用二陈汤，加川芎、香附为丸。

经闭塞　禁地黄

闭塞脉实，小腹胀痛，与二阳病女子不月者不同。虽四物汤为妇科所不禁，而经闭及积瘀实证，宜去地黄之濡滞，恐其护蓄，血不行也。加醋炒大黄二钱、桂枝一钱、桃仁二钱，服五六剂。

孕三月　六君尝

得孕三月之内，多有呕吐、不食，名恶阻，宜六君子汤。俗疑半夏碍胎，而不知仲师惯用之妙品也。高鼓峰云：半夏合参、术为安胎、止呕、进食之上药。

安胎法　寒热商

四物汤去川芎为主，热加黄芩、白术、续断；寒加艾叶、阿胶、杜仲、白术。大抵胎气不安，虚寒者多。庸医以"胎火"二字惑人，误人无算。

难产者　保生方

横生倒产、浆水太早、交骨不开等症，宜保生无忧散。

开交骨　归芎乡

交骨不开，阴虚故也，宜加味芎归汤。

血大下　补血汤

胎，犹舟也；血，犹水也。水满则舟浮。血下太早，则干涸而胎阻矣，宜当归补血汤加附子三钱。欲气旺则血可速生，且欲气旺而推送有力，加附子者取其性急，加酒所以速芪、归之用也。保生无忧散治浆水未行，此方治浆水过多，加味归芎汤治交骨不开。三方鼎峙，不可不知。

脚小指　艾火炀

张文仲治妇人横产手先出，诸般符药不效，以艾火如小麦大，灸产妇右脚小指头尖，下火立产。

胎衣阻　失笑匡

胎衣不下，宜以醋汤送失笑散三钱，即下。

产后病　生化将

时医相传云：生化汤加减，治产后百病。若非由于停瘀而误用之，则外邪反入于血室，中气反因以受伤，危证蜂起矣。慎之，慎之！

合诸说　俱平常

以上相沿之套法，轻病可愈，治重病则不效。

资顾问　亦勿忘

商治时不与众医谈到此法，反为其所笑。

精而密　长沙室

《金匮要略》第二十卷、第二十一卷、第二十二卷，义精而法密。

妊娠篇　丸散七

《妊娠篇》，凡十方，丸散居七，汤居三。盖以汤者，荡也。妊娠以安胎为主，攻补俱不宜骤，故缓以图之，即此是法。

桂枝汤　列第一

此汤表证得之为解肌和营卫，内证得之为化气调阴阳，今人只知为伤寒首方。此于《妊娠篇》列为第一方，以喝醒千百庸医之梦，亦即是法。师云：妇人得平脉，阴脉小弱，其人渴不能食，无寒热，名妊娠，桂枝汤主之。注：阴搏阳别为有子，今反云阴脉弱小，是孕只两月，蚀下焦之气，不能作盛势也，过此则不然。妊娠初得，上下本无病，因子室有凝，气溢上下，故但以芍药一味固其阴气，使不得上溢。以桂、姜、甘、枣扶上焦之阳，而和其胃气，但令上焦之阳气充，能御相侵之阴气足矣。未尝治病，正所以治病也。

附半姜　功超轶

时医以半夏、附子坠胎不用，干姜亦疑其热而罕用之，而不知附子补命门之火以保胎，半夏和胃气以安胎，干姜暖土脏使胎易长。俗子不知。

内十方　皆法律

桂枝汤治妊娠，附子汤治腹痛少腹如扇，茯苓桂枝丸治三月余漏下、动在脐上为癥瘕，当归芍药散治怀妊腹中疞痛，干姜人参半夏丸治妊娠呕吐不止，当归贝母苦参丸治妊娠小便难，当归散妊娠常服，白术散妊娠养胎，方方超妙，用之如神。惟妊娠有水气、身重、小便不利、恶寒、起即头眩，用葵子茯苓散不能无疑。

产后篇　有神术

共九方。

小柴胡　首特笔

妊娠以桂枝汤为第一方，产后以小柴胡汤为第一方，即此是法。新产妇人有三病：一者病痉，二者病郁冒，三者大便难。产妇郁冒、脉微弱、呕不能食、大便反坚、但头汗出者，以小柴胡汤主之。

竹叶汤　风痉疾

《金匮》云：产后中风、发热、面正赤、喘而头痛，竹叶汤主之。钱院使注云：中风之下，当有"病痉者"三字。按：庸医于此证，以生化汤加姜、桂、荆芥、益母草之类，杀人无算。

阳旦汤　功与匹

即桂枝汤增桂加附子，《活人》以桂枝汤加黄芩者，误也。风乘火势，火借风威，灼筋而成痉，宜竹叶汤。若数日之久，恶寒症尚在，则为寒风，宜此汤。二汤为一热一寒之对子。师云：产后风续续数十日不解，头微痛、恶寒、时时有热、心下闷、干呕，汗出虽久，阳旦证续在者，可与阳旦汤。

腹痛条　须详悉

此下八句，皆言腹痛不同，用方各异。

羊肉汤　疞痛谧

疞痛者，痛之缓也，为虚证。

痛满烦　求枳实

满烦不得卧，里实也，宜枳实芍药散。二味无奇，妙在以麦粥下之。

着脐痛　下瘀吉

腹中有瘀血，着于脐下而痛，宜下瘀血汤。

痛而烦　里热窒

小腹痛虽为停瘀，而不大便、日晡烦躁、谵语，非停瘀专症也。血因热裹而不行，非血自结于下，但攻其瘀而可愈也。《金匮》以大承气汤攻热。

攻凉施　毋固必

攻有大承气汤，凉有竹皮大丸、白头翁加甘草阿胶汤。《金匮》云：病解能食，七八日更发热者，此为胃实，大承气汤主之。又云：妇人乳中虚，烦乱呕逆，安中益气，竹皮大丸主之。又云：产后下利虚极，白头翁加甘草阿胶汤主之。读此，则知丹溪产后以大补气血为主，余以未治之说，为大谬也。

杂病门　还熟读

《金匮》云：妇人杂病，以"因虚、积冷、结气"六字为纲，至末段谓"千变万端，总出于阴阳虚实"。而独以弦紧为言者，以经阻之始，大概属寒，气结则为弦，寒甚则为紧，以此为主，而参之兼脉可也。

二十方　效俱速

随证详　难悉录

惟温经　带下服

十二癥、九痛、七害、五伤、三痼，共三十六种。因经致病，统名曰带下，言病在带脉，非近时赤白带下之说也。温经汤治妇人年五十，前阴下血、暮发热、手掌烦热、腹痛、口干云云。其功实不止此也。

甘麦汤　脏躁服

《金匮》云：妇人脏躁，悲伤欲哭，象如神灵所作，数欠伸，甘麦大枣汤主之。

药到咽　效可卜

闽中诸医，因余用此数方奇效，每缮录于读本之后，亦医风之将转也。余日望之。

道中人　须造福

二十三、小儿

小儿病　多伤寒

喻嘉言曰：方书谓小儿八岁以前无伤寒，此胡言也。小儿不耐伤寒，初传太阳一经，早已身强、多汗、筋脉牵动、人事昏沉，势已极于本经，误药即死，无由见其传经，所以谓其无伤寒也。俗云惊风皆是。

稚阳体　邪易干

时医以稚阳为纯阳，生死关头，开手便错。

凡发热　太阳观

太阳主身之表，小儿腠理未密，最易受邪。其症头痛、项强、发热、恶寒等，小儿不能自明，惟发热一扪可见。

热未已　变多端

喻嘉言曰：以其头摇手动也，而立抽掣之名；以其卒口噤、脚挛急也，而立目斜、心乱、搐搦之名；以其脊强背反也，而立角弓反张之名；造出种种不通名目，谓为惊风。而用攻痰、镇惊、清热之药，投之立死矣。不知太阳之脉起于目内眦，上额交巅入脑，还出别下项，夹脊抵腰中，是以见上诸症。当时若以桂枝汤照法服之，则无余事矣。过此失治，则变为痉证。无汗用桂枝加葛根汤，有汗用桂枝加栝楼根汤，此太阳而兼阳明之治也。抑或寒热往来，多呕，以桂枝汤合小柴胡汤或单用小柴胡汤，此太阳而兼少阳之治也。

太阳外　仔细看

喻嘉言云：三日即愈为贵，若待经尽方解，必不能耐矣。然亦有耐得去而传他经者，亦有即时见他经之症者，宜细认之。

遵法治　危而安

遵六经提纲之法而求之，详于《伤寒论》。

若吐泻　求太阴

太阴病以"吐食、自利、不渴、手足自温、腹时痛"为提纲，以理中汤主之。

吐泻甚　变风淫

吐泻不止，则土虚而木邪乘之。《左传》云：风淫末疾。末，四肢之末也。即抽掣挛急之象。

慢脾说　即此寻

世谓慢脾风多死，而不知即太阴伤寒也。有初时即伤于太阴者，有渐次传入太阴者，有误用神曲、麦芽、山楂、莱菔子、枳壳、葶苈、大黄、瓜蒌、胆南星等药陷入太阴者。即入太阴，其治同也。如吐泻后，冷汗不止，手足厥逆，理中汤加入附子，或通脉四逆汤、白通汤佐之，此太阴而兼少阴之治也。如吐泻手足厥冷、烦躁欲死、不吐食而吐涎沫，服理中汤不应，宜吴茱萸汤佐之，此太阴而兼厥阴之治也。若三阴热化之证，如太阴腹时痛时止，用桂枝加芍药汤。大便实而痛，用桂枝加大黄汤。少阴之咳而呕渴，心烦不得眠，宜猪苓汤。心中烦、不得卧，宜黄连阿胶汤。厥阴之消渴、气冲、吐蛔、下利，宜乌梅丸。下利后重、喜饮水，用白头翁汤等症亦间有之。熟《伤寒论》者自知，而提纲不在此也。

阴阳证　二太擒

三阳独取太阳，三阴独取太阴，擒贼先擒王之手段也。太阳、阳明、少阳为三阳，太阴、少阴、厥阴为三阴。

千古秘　理蕴深

喻嘉言通禅理，后得异人所授，独得千古之秘。胡卣臣曰：习幼科者，能虚心领会，便可免乎殃咎，若骇为异说，则造孽无极矣。

即痘疹　此传心

痘为先天之毒，伏于命门，因感外邪而发。初起时用桂枝汤等，从太阳以化其气，气化则毒不留，自无一切郁热诸症，何用服连翘、紫草、牛蒡、生地、犀角、石膏、芩、连诸药，以致寒中变症乎？及报点已齐后，冀其浆满，易于结痂而愈，当求之太阴，用理中汤等补中宫土气，以为成浆脱痂之本，亦不赖保元汤及鹿茸、人乳、糯米、桂圆之力也。若用毒药取浆，先损中宫土气，浆何由成？误人不少！此古今痘书所未言，惟张隐庵《侣山堂类辩》微露其机于言外，殆重其道而不敢轻泄欤？疹症视痘症稍轻，亦须知此法。高士宗《医学真传》有桂枝汤加金银花、紫草法。

谁同志　度金针

卷三　附方

一、中风方

小续命汤（《千金》）

中风总方。

麻黄（去节根）　人参　黄芩　川芎　白芍　炙草　杏仁　防己　桂枝
防风各一钱　附子五分（炮）

加生姜三片，水二杯半，先煎麻黄至二杯，入诸药，煎八分服。

《古今录验》续命汤

治中风风痱，身体不能自收持，口不言，昏冒不知痛处，或拘急不能转
侧。（方出《金匮》附方）

麻黄　桂枝　当归　人参　石膏　干姜　甘草各三钱　川芎一钱五分　杏仁
十三枚，又：一枚取三分之一

水三杯，煎一杯，温服。当小汗，薄覆脊凭几，汗出则愈。不汗更服，
无所禁，勿当风。并治但伏不得卧，咳逆上气，面目浮肿。

三化汤

治热风中脏，大便不通。

大黄　羌活　枳壳各三钱

水二杯，煎八分服。

稀涎散

治中风口噤，并治单蛾、双蛾。

巴豆六枚（每枚分作两片）　牙皂三钱（切）　明矾一两

先将矾化开，却入二味搅匀，待矾枯为末，每用三分吹喉中。痰盛者灯
心汤下五分，在喉即吐，在膈即下。

参附汤

元气暴脱，以此方急回其阳，可救十中一二。

人参一两　附子五钱

水二杯半，煎八分服。此汤治肾气脱。以人参换白术，名术附汤，治脾气脱。换黄芪名芪附汤，治卫气脱；换当归名归附汤，治营气脱。

三生饮

治寒风中脏，四肢厥冷，痰涎上涌。

生乌头二钱　生南星二钱　生附子三钱　木香五分　生姜五片

水二杯，煎七分。薛氏用人参一两，煎汤半杯调服。

防风通圣散

治热风卒中，外而经络手足瘫痪，内而脏腑二便闭塞，用此两解之。较之三化汤较妥，亦为类中风实火治法。所用表药，火郁发之之义也；所用下药，釜下抽薪之义也。

防风　荆芥　连翘　麻黄　薄荷　川芎　当归　白芍　白术　山栀　大黄　芒硝各五分　黄芩　石膏　桔梗各一钱　甘草二钱　滑石三钱

水二杯，加生姜三片，煎八分服。自利去硝、黄；自汗，去麻黄，加桂枝；涎嗽加半夏、五味。

地黄饮子

治类中风肾虚火不归原，舌强不能言，足废不能行。类中风虚火治法。

熟地　远志　山茱肉　巴戟天　石斛　石菖蒲　五味子　肉苁蓉（洗）肉桂　麦冬　附子　茯苓各三钱

加薄荷叶七叶，水二杯，煎八分服。此方法在轻煎，不令诸药之味尽出。其性厚重，以镇诸逆；其气味轻清，速走诸窍也。

补中益气汤

治劳役饥饱过度，致伤元气，气虚而风中之。此类中风气中虚证，更有七气上逆，亦名气中，宜越鞠丸之类。

炙芪二钱　人参　白术（炒）　当归各一钱　炙草　陈皮各五分　升麻柴胡各三分

加生姜三片，大枣二枚，水二杯，煎八分服。

二陈汤

痰饮通剂。

陈皮一钱五分　半夏　茯苓各三钱　炙草一钱

加生姜三片，水三杯，煎七分服。加白术一钱，苍术二钱，竹沥四汤匙，生姜汁二汤匙，名加味二陈汤，治类中风痰中证。亦名湿中，以湿生痰也。加枳实、胆南星、竹茹，名涤痰汤。

加味六君子汤

治中风王道之剂。（方见"隔食"）

加麦冬三钱为君，附子一钱为使，再调入竹沥五钱，生姜汁二钱，以行经络之痰，久服自愈。

资寿解语汤（喻嘉言）

治中风脾缓，舌强不语，半身不遂，与地黄饮子同意。但彼重在肾，此重在脾。

防风　附子　天麻　枣仁各二钱　羚角　肉桂各八分　羌活　甘草各五分

水二杯，煎八分，入竹沥五钱，姜汁二钱五分服。

喻嘉言治肾气不荣于舌本，加枸杞、首乌、生地、菊花、天冬、石菖蒲、元参。

侯氏黑散（《金匮》）

治大风四肢烦重，心中恶寒不足者。《外台》治风癫。

菊花四两　白术　防风各一两　桔梗八钱　细辛　茯苓　牡蛎　人参矾石　当归　川芎　干姜　桂枝各三钱　黄芩五钱

上十四味，杵为散。酒服方寸匕（约有八分，余每用一钱五分），日二服，温酒调服。忌

一切鱼肉、大蒜，宜常冷食，六十日止，热即下矣。

风引汤（《金匮》）

除热瘫痫，治大人风引，少小惊痫瘈疭，日数十发。

大黄　干姜　龙骨各二两　桂枝一两五钱　甘草　牡蛎各一两　寒水石赤石脂　石膏　滑石　紫石英　白石脂各三两

上十二味，研末粗筛，用韦布盛之。取三指（约六七钱）。井花水一杯，煎七分，温服。

按：干姜宜减半。

二、虚劳方

归脾汤

此方补养后天第一药。治食少、不眠、怔忡，吐血下血，大便或溏或秘，妄梦健忘，七情所伤，遗精带浊，及女子不月等证。

炙芪三钱　人参　白术（蒸）　枣仁（炒黑）　当归身　龙眼肉　茯神各二钱　木香五分　炙草一钱　远志五分（去心）

水三杯，煎八分，温服。高鼓峰去木香，加白芍一钱五分，甚妙。咳嗽加麦冬二钱，五味七分；郁气加贝母二钱；脾虚发热加丹皮、栀子。

六味地黄丸

壮水之主，以制阳光。凡一切吐血、下血、咳嗽、不眠、骨蒸、遗精、淋浊，属于阴虚者，无不统治之。

熟地八两　山茱肉四两　怀山药四两　丹皮　茯苓　泽泻各三两

研末，炼蜜为丸，如桐子大，晒干。每服三钱，淡盐汤送下，一日两服。加五味子，名都气丸；加麦冬，名八仙长寿丸，治咳嗽。本方减两为钱，水煎服，名六味地黄汤。

八味地黄丸

益火之源，以消阴翳。治腰膝无力，饮食不进，肿胀疝瘕，阳痿遗精带浊，属于元阳虚者，无不统治之。

即六味丸加附子、肉桂各一两。本方去附子，名七味丸，能引火归原；本方去附子，加五味子，名加减八味丸，治大渴不止。本方加牛膝、车前子，名《济生》肾气丸，俗名《金匮》肾气丸，治水肿喘促；本方减两为钱，水煎服，名八味汤。

小建中汤（仲景）

此方为治虚劳第一方，今人不讲久矣！凡劳证必有蒸热，此方有姜桂以扶心阳，犹太阳一出，则爝火无光，即退热法也。凡劳证必饮食日少，此方温脾，即进食法也。凡劳证必咳嗽，此方补土以生金，即治嗽法也。凡劳证多属肾虚，此方补脾以输精及肾，所谓精生于谷也。今人不能读仲景书，反敢侮谤圣法，徒知生脉、六味、八味、归脾、补中，及款冬、贝母、玉竹、百合、苏陈酱、地黄炭之类，互服至死，诚可痛恨！

生白芍三钱　桂枝一钱五分　炙草一钱

加生姜一钱五分，大枣二枚，水二杯，煎八分，入饴糖三钱五分，烊服。加黄芪二钱，名黄芪建中汤，治虚劳诸不足；饱闷者，去大枣加茯苓二钱；气逆者，加半夏一钱五分；此方人参、当归、白术，俱随宜加之。

炙甘草汤（《金匮》）

肺燥、肺痿、咽痛、脉代等证。

生地四钱　桂枝木一钱　阿胶一钱五分　炙草二钱　人参一钱　麦冬二钱五分　枣仁（原方火麻仁）一钱五分

加生姜一钱，大枣二枚，水一杯，酒半杯，煎八分服。

清燥救肺汤（喻嘉言）

治燥气郁而成劳。

桑叶（经霜者，去蒂）三钱　人参一钱　石膏二钱三分（研）　杏仁（去皮尖）一钱二分　甘草一钱二分　麦冬一钱　枇杷叶（去毛，蜜炙）一钱三分　黑芝麻一钱五分（炒研）

水二杯半，煎八分，热服。痰多，加贝母三钱，或加梨汁半盏。

薯蓣丸（《金匮》）

治虚劳诸不足，风气百疾。

薯蓣三十分　当归　桂枝　曲　干地黄　豆黄卷各十分　甘草二十八分　人参　阿胶各七分　川芎　芍药　白术　麦冬　杏仁　防风各六分　柴胡　桔梗　茯苓各五分　干姜三分　白蔹二分大枣百枚（为膏　）

上二十一味，末之，炼蜜和丸如弹子大。空腹酒服一丸，一百丸为剂。（分，去声。古以二钱半为一分）

大黄䗪虫丸（《金匮》）

治五劳虚极羸瘦，腹满不能饮食，食伤、忧伤、房室伤、饥伤、劳伤、经络荣卫伤，内有干血，肌肉甲错，目黯黑，缓中补虚。

大黄十分（蒸）　黄芩二两　甘草三两　桃仁一升　杏仁一升　芍药四两　干漆一两　干地黄十两　虻虫一升　水蛭百个　蛴螬一升　䗪虫半升

上十二味，末之，炼蜜丸如小豆大。酒服五丸，日三服。愚按：以搜血之品，为补血之用，仿于《内经》四乌鲗骨一藘茹丸。张路玉以此丸药料及鲍鱼入绒毛鸡腹内，黄酒、童便煮烂，汁干，将鸡去骨取肉，同诸药悬火上烘干为末，加炼蜜为丸。每服二钱，以黄酒送下，日三服。代䗪虫丸甚妥。

三、咳嗽诸方

六安煎（景岳）

治外感咳嗽。

半夏二钱　陈皮一钱五分　茯苓二钱　甘草一钱　杏仁二钱（去皮尖）
白芥子一钱（炒研）

加生姜七片，水煎服。寒甚，加细辛七分。愚每用，必去白芥子加五味子、干姜、细辛。

小青龙汤

治一切咳嗽。方见《伤寒》。方中随寒热虚实加减。惟细辛、干姜、五味三药不去，读《金匮》者自知。

加减小柴胡汤

治发热咳嗽。

柴胡四钱　半夏二钱　黄芩　炙草各一钱五分　干姜一钱　五味子八分
水二杯半，煎一杯半，去滓，再煎八分，温服，一日二服。

五味子汤（《千金》）

治伤燥咳唾中有血，牵引胸胁痛，皮肤干枯。

五味子五分（研）　桔梗　甘草　紫菀茸　续断　竹茹　桑根皮各一钱
生地黄二钱　赤小豆一撮（即赤豆之细者）

上九味，水煎空心服。《秘旨》加白蜜一匙。

愚按：赤豆易生扁豆五钱，囫囵不研，最能退热补肺，但有寒热往来忌之。去续断、赤豆、地黄，加葳蕤、门冬、干姜、细辛亦妙。

麦门冬汤（《千金》）

治大病后火热乘肺，咳唾有血，胸膈胀满，上气羸瘦，五心烦热，渴而便秘。

麦门冬二钱（去心）　桔梗　桑根皮　半夏　生地黄　紫菀茸　竹茹各
一钱　麻黄七分　甘草五分（炙）　五味子十粒（研）　生姜一片

上十一味，水煎，空心服。

四、疟疾方

小柴胡汤

一切疟病俱治。方见《伤寒》。

五、痢证方

芍药汤

行血，则脓血自愈；调气，则后重自除。三日内俱可服。

白芍　当归各二钱半　黄连　黄芩各一钱二分　桂四分　槟榔一钱　木香六分　甘草四分　大黄一钱（虚人不用）　厚朴一钱（炙）　枳壳一钱　青皮五分

水二杯，煎八分，温服。小便不利，加滑石、泽泻；滞涩难出，虚者，倍归、芍；实者，倍大黄；红痢，加川芎、桃仁。

人参败毒散

喻嘉言最重此方，令微汗则阳气升，而陷者举矣。此法时医不讲，余每用此方加陈仓米四钱，或加黄芩、黄连，屡用屡效。

羌活　独活　前胡　柴胡　川芎　枳壳　茯苓　桔梗　人参各一钱　甘草五分

水二杯，加生姜三片，煎七分服。加仓米，名仓廪汤，治噤口痢。

六、心腹痛胸痹方

乌梅丸

治虫痛。方见《伤寒》。

苏合香丸

治注痛。

拙著《从众录》有方论。又鬼注不去，宜虎骨、鹿茸、羚羊角、龙骨各三钱。以羊肉汤煎，入麝香少许服。取腥膻之味，引浊阴之气从阴而泄，此喻嘉言《寓意草》法也。

香苏饮

治气痛。一切感冒俱佳。

香附二钱（制研）　紫苏叶三钱　陈皮　甘草各一钱

加生姜五片，水二杯，煎八分服。心痛，加元胡二钱，酒一盏。

七气汤（亦名四七汤）

治七情之气郁逆。

半夏　厚朴　茯苓各三钱　紫苏叶一钱

加生姜三片，水二杯，煎八分服。

百合汤

治心口痛诸药不效。亦属气痛。

百合一两　乌药三钱

水三杯，煎八分服。此方余自海坛得来。

失笑散

治一切血滞作痛如神。

五灵脂（醋炒）　蒲黄各一两

共研末。每服三钱，以醋汤送下，日二服。

桃仁承气汤

治心腹痛，大便不通，其人如狂，属死血。

桂枝二钱　桃仁十七枚（去皮尖）　大黄四钱　芒硝七分　甘草七分

水二杯，煎八分，去滓，入硝二沸，温服。

丹参饮

治心胸诸痛神验，妇人更宜。亦属血痛。亦可通治诸痛。

丹参一两　白檀香（要真者，极香的切片）　砂仁各一钱

水二杯，煎八分服。

妙香散

方见"遗精"。

平胃散

治一切饮食停滞。

苍术　厚朴（炒）　陈皮各二钱　甘草一钱

加生姜五片，水二杯，煎八分服。肉积，加山楂；面积，加麦芽、莱菔子；谷积，加谷芽；酒积，加葛根、砂仁。

二陈汤

方见"中风"。

十枣汤

治水饮作痛。峻剂，不可轻用。

大戟　芫花（炒）　甘遂各等份，研末。

用大枣十枚，水二杯，煎七分，去滓，入药方寸匕（约有七分）服。次早当下，未下，再一服。服后体虚，以稀粥调养。

理中汤

治冷痛。方见《伤寒》。

吴茱萸汤（仲景）

治冷痛。通治食谷欲呕，头痛如破，烦躁欲死者，及大吐不已之症。

吴茱萸二钱五分（汤泡）　人参一钱五分　大枣五枚　生姜三钱（切片）

水二杯，煎八分，温服。

金铃子散

治心口痛及胁痛、腹痛，如神。属热者。

金铃子（去核）　元胡索各二两（研末）

每服三钱，黄酒送下。

厚朴三物汤（《金匮》）

治心腹实痛，大便闭者。

厚朴四钱　大黄二钱　枳实一钱五分

水二杯，煎八分，温服。

厚朴七物汤（《金匮》）

即前方（厚朴三物汤）加桂枝　甘草各一钱五分　生姜二钱五分　大枣五枚

水二杯，煎八分服。呕者，加半夏一钱；寒多者，加生姜一钱五分。

附子粳米汤（《金匮》）

治腹中寒气，雷鸣切痛，胸胁逆满、呕吐。

附子二钱（制）　半夏四钱　炙草一钱　粳米五钱（布包）　大枣一枚

水二杯，煎八分，温服，日夜作三服。

大黄附子汤（《金匮》）

胁下偏痛，发热脉紧弦者。

大黄　附子各二钱　细辛一钱

水二杯，煎八分服。

当归生姜羊肉汤（《金匮》）

治心腹诸痛虚极，诸药不效者，一服如神。及胁痛里急，妇人产后腹中㽲痛。

当归七钱五分　生姜一两二钱五分　羊肉四两（去筋膜，用药戥秤方准）

水五杯，煎取二杯，温服一杯，一日两服。若寒多者，加生姜五钱；痛多而呕者，加橘皮五钱，白术二钱五分。

瓜蒌薤白白酒汤（《金匮》）

治胸痹喘息咳唾，胸背痛，寸沉迟，关上小紧。

瓜蒌（连皮子捣）五钱　薤白（如干者用三钱，生者用六钱）

白酒三杯，煎八分服。加半夏二钱，名瓜蒌薤白半夏汤，治胸痹不得卧，心痛彻背。

大建中汤（《金匮》）

治胸大寒痛，呕不能饮食，腹中寒上冲，皮起出见有头足，上下痛不可触近。

川椒二钱（微炒出汗）　干姜四钱　人参三钱

水二盅，煎一盅，去滓，入胶饴四钱，煎取八分，温服。如一炊顷，可食热粥半碗。

七、隔食反胃方

左归饮（景岳）

即六味汤去丹皮、泽泻，加枸杞、炙草。

启隔饮（《心悟》）

治食入即吐。

川贝母一钱五分（切片，不研）　沙参三钱　丹参二钱　川郁金五分干荷蒂三个　砂仁壳四分　杵头糠二钱（布包）　茯苓一钱五分　石菖蒲

四分

水二杯，煎八分服。

大半夏汤（《金匮》）

治反胃。

人参二钱　半夏四钱（俗用明矾制者不可用，只用姜水浸二日，一日一换。清水浸三日，一日一换。摅起蒸熟，晒干切片用）

长流水入蜜扬二百四十遍，取三杯半，煎七分服。

吴茱萸汤

方见"心腹痛"。

六君子汤

此方为补脾健胃、祛痰进食之通剂，百病皆以此方收功。

人参　白术（炒）　茯苓　半夏各二钱　陈皮　炙草各一钱

加生姜五片，大枣二枚。水二杯，煎八分服。治反胃，宜加附子二钱，丁香、藿香、砂仁各一钱。

附子理中汤

治反胃。

即理中汤加附子三钱。治反胃，加茯苓四钱，甘草减半。

隔食方法

《人镜经》曰：《内经》云三阳结谓之隔。盖足太阳膀胱经，水道不行；手太阳小肠经，津液枯槁；足阳明胃经，燥粪结聚。所以饮食拒而不入，纵入太仓，还出喉咙。夫肠胃一日一便，乃常度也。今五七日不便，陈物不去，新物不纳，宜用三一承气汤节次下之，后用脂麻饮啜之。陈腐去而肠胃洁，癥瘕尽而营卫昌，饮食自进矣。

三一承气汤

大黄　芒硝　甘草　厚朴　枳实各一钱

水二杯，煎八分服。按：此方太峻，姑存之以备参考。

八、气喘方

苏子降气汤

治上盛下虚，气喘等证。

紫苏子二钱（微炒）　前胡　当归　半夏　陈皮　厚朴各一钱　沉香
炙草各五分

加生姜三片，大枣二枚，水二杯，煎八分服。

葶苈大枣泻肺汤（《金匮》）

治支饮满而肺气闭，气闭则呼吸不能自如，用此苦降，以泄实邪。

葶苈子（隔纸炒研如泥）二钱二分

水一杯半，大枣十二枚，煎七分，入葶苈子服之。

十枣汤

方见"心腹痛"。

小青龙汤

方见《伤寒》。

贞元饮（景岳）

阴血为阳气之根据归，血虚则气无所根据，时或微喘，妇人血海常虚，多有此证。景岳方意在"济之缓之"四字。济之以归、地，缓之以甘草，颇有意义。今人加紫石英、黑铅之重镇，则失缓之之义；加沉香、白芥子之辛香，则失济之之义矣。且此方非为元气奔脱而设，时医每遇大喘之证，必以此方大剂与服。气升则火升，偶得濡润之药，气亦渐平一晌，旋而阴柔之性与饮水混为一家，则胸膈间纯是阴霾之气，其人顷刻归阴矣。吾乡潘市医倡此法以局人神智，无一人悟及，诚可痛恨！

熟地黄五七钱或一二两　当归身三四钱　炙草一二三钱

水三四杯，煎八分服。

苓桂术甘汤（《金匮》）

治气短。喻嘉言云：此治呼气短。

茯苓四钱　白术　桂枝各二钱　炙草一钱五分

水二杯，煎八分服。

肾气丸（《金匮》）

治气短。喻嘉言云：此治吸气短，即八味地黄丸，但原方系干生地黄、桂枝。

茯苓甘草大枣汤（仲景）

治气喘脐下动气，欲作奔豚。

茯苓六钱　桂枝　甘草（炙）各二钱　大枣四枚

用甘澜水三杯半，先煎茯苓至二杯，入诸药，煎七分服。作甘澜水法：取长流水扬之数百遍，或千遍愈妙。

真武汤（仲景）

镇水逆，定痰喘之神剂。

茯苓　芍药　生姜（切）各三两　白术二两　附子一枚（炮，去皮，破八片）

上五味，以水八升，煮取三升，去滓，温服七合，日三服。宜倍茯苓。咳嗽甚者，去生姜，加干姜一钱五分，五味、细辛各一钱。

黑锡丹

治脾肾虚冷，上实下虚，奔豚，五种水气，中风痰潮危急。喻嘉言曰：凡遇阴火逆冲，真阳暴脱，气喘痰鸣之急证，舍此方再无他法可施。予每用小囊佩带随身，恐遇急证不及取药，且欲吾身元气温养其药，借手效灵，厥功历历可纪。即痘症倒塌逆候，服此亦可回生。

沉香　附子（炮）　胡芦巴　肉桂各五钱　小茴香　补骨脂　肉豆蔻木香　金铃子（去核）各一两　硫黄　黑铅（与硫黄炒成砂子）各三两

上为末，酒煮面糊丸梧子大，阴干，以布袋擦令光莹。每服四五十丸，姜汤送下。

九、血证方

麻黄人参芍药汤（东垣）

治吐血外感寒邪，内虚蕴热。

桂枝五分（补表虚）　麻黄（去外寒）　黄芪（实表益卫）　炙甘草（补脾）　白芍（安太阴）　人参（益元气而实表）　麦冬（补肺气）各三分　五味子五粒（安肺气）　当归五分（和血养血）

水煎，热服。

按：此方以解表为止血，是东垣之巧思幸中，非有定识也。观其每味自注药性，俱悖圣经，便知其陋。

甘草干姜汤（《金匮》）

炙甘草四钱　干姜二钱（炮）

水二杯，煎八分服。

柏叶汤 （《金匮》）

治吐血不止。

柏叶（生用，三钱，无生者用干者二钱）　干姜一钱　艾叶（生用，二钱，如无生者，用干者一钱）

水四杯，取马通二杯，煎一杯服。如无马通，以童便二杯，煎八分服。

黄土汤 （《金匮》）

治先便后血为远血。亦治衄血、吐血、血不止。

灶心黄土八钱（原方四钱）　生地　黄芩　甘草　阿胶　白术　附子（炮）各一钱五分

水三杯，煎八分服。

赤小豆散 （《金匮》）

治先血后便为近血。

赤小豆（浸令出芽，晒干）一两　当归四钱

共研末。每服三钱，浆水下（即洗米水，三日后有酸味是也。）按：凡止血标药可随宜作引，血余灰可用一二两同煎，诸血皆验。栀子、茜草、干侧柏治上血，槐花、生地黄、乌梅、续断治血崩。凡下血及血痢，口渴，后重，脉洪有力者为火盛。可用苦参子去壳，仁勿破，外以龙眼肉包之，空腹以仓米汤送下九粒，一日二三服，渐加至十四粒，二日效。

十、水肿方

五皮饮

此方出华元化《中藏经》，以皮治皮，不伤中气，所以为治肿通用之剂。

大腹皮（酒洗）　桑白皮（生）各三钱　云苓皮四钱　陈皮三钱　生姜皮一钱

水三杯，煎八分，温服。上肿，宜发汗，加紫苏叶、荆芥各二钱，防风一钱，杏仁一钱五分；下肿，宜利小便，加防己二钱，木通、赤小豆各一钱三分；喘而腹胀，加生莱菔子、杏仁各二钱；小便不利者，为阳水，加赤小豆、防己、地肤子；小便自利者，为阴水，加白术二钱，苍术、川椒各一钱五分；热，加海蛤三钱，知母一钱五分；寒，加附子、干姜各二钱，肉桂一钱；呕逆，加半夏、生姜各二钱；腹痛，加白芍一钱，桂枝一钱，炙甘草一钱。

导水茯苓汤

治水肿，头面、手足、遍身肿如烂瓜之状，按而塌陷；胸腹喘满，不能转侧安睡，饮食不下；小便秘涩，溺出如割，或如黑豆汁而绝少。服喘嗽气逆诸药不效者，用此即渐利而愈。

泽泻　赤茯苓　麦门冬（去心）　白术各二两　桑白皮　紫苏　槟榔　木瓜各一两　大腹皮　陈皮　砂仁　木香各七钱五分

上㕮咀，每服一二两，水二杯，灯草三十根，煎八分，食远服。如病重者，可用药五两，又加麦冬及灯草半两，以水一斗，于砂锅内熬至一大碗。再下小锅内，煎至一盏。五更空心服。

加减《金匮》肾气丸

治脾肾两虚，肿势渐大，喘促不眠等证。

熟地四两　云茯苓三两　肉桂　牛膝　丹皮　山药　泽泻　车前子　山茱萸各二两　附子五钱

研末，炼蜜丸如桐子大。每服三钱，灯草汤送下，一日两服。以两为钱，水煎服，名加减《金匮》肾气汤，但附子必倍用方效。加川椒目一钱五分，巴戟天二钱，治脚面肿。

（一）风水（因风而病水也）

防己黄芪汤（《金匮》）

治风水，脉浮身重，汗出恶风。

防己三钱　炙草一钱五分　白术二钱　黄芪三钱　生姜四片　大枣一枚

水二杯，煎八分服。服后如虫行皮中，从腰下如冰，后坐被上，又以一被绕腰下，温令微汗瘥。喘者，加麻黄；胃中不和者，加芍药；气上冲者，加桂枝。虚汗自出，故不用麻黄以散之，只用防己以驱之。服后身如虫行及腰下如冰云云，皆湿下行之征也，然非芪、术、甘草，焉能使卫气复振，而驱湿下行哉！

越婢汤（《金匮》）

治恶风一身悉肿，脉浮不渴，续自汗出，无大热者。

麻黄六钱　石膏八钱　甘草二钱　生姜三钱　大枣五枚

水四杯，先煮麻黄至三杯，去沫，入诸药煎八分服，日夜作三服。恶风者，加附子一钱。风水，加白术三钱。

前云身重为湿多，此云一身悉肿为风多。风多气多热亦多，且属急风，故用此猛剂。

杏子汤

脉浮者为风水，发其汗即已。方阙，或云即甘草麻黄汤加杏仁。

（二）皮水（水行于皮中也。其脉浮，外证跗肿，按之没指。
曰不恶风者，不兼风也。曰其腹如鼓者，外有胀形内不坚满也。
曰不渴者，病不在内也。曰当发其汗者，以水在皮宜汗也）

防己茯苓汤（《金匮》）

治四肢肿，水在皮中聂聂动者。

防己　桂枝　黄芪各三钱　茯苓六钱　炙草一钱

水三杯，煎八分服，日夜作三服。

药亦同防己黄芪汤，但去术加桂、苓者，风水之湿在经络，近内；皮水之湿在皮肤，近外。故但以苓协桂，渗周身之湿，而不以术燥其中气也。不用姜、枣者，湿不在上焦之营卫，无取乎宣之也。

蒲灰散（《金匮》）

厥而为皮水者，此主之。肿甚而溃之逆证，厥之为言逆也。

蒲灰半斤　滑石一斤

为末。饮服方寸匕，日三服。

愚按：当是外敷法，然利湿热之剂，亦可内服外掺也。

越婢加术汤（《金匮》）

里水，此主之，甘草麻黄汤亦主之。按：里水当是皮水笔误也。或水在皮里，即皮水之重者，亦未可知。方见"风水"。

甘草麻黄汤

甘草二钱　麻黄四钱

水二杯，先煮麻黄至一杯半，去沫，入甘草煮七分服。重覆汗出，不汗再服，慎风寒。

二药上宣肺气，中助土气，外行水气。

（三）正水（水之正伏也。其脉迟者，水属阴也。外证自喘者，阴甚于下，不复与胸中之阳气相调，水气格阳而喘也。其目窠如蚕，两胫肿大诸证，《金匮》未言，无不俱见。）

愚按：正水，《金匮》未出方。然提纲云：脉沉迟，外证自喘，则真武汤、小青龙汤皆正治之的方，越婢加附子汤、麻黄附子汤亦变证之备方，桂甘麻辛附子汤加生桑皮五钱、黑豆一两，为穷极之巧方，此正水之拟治法也。

（四）石水（谓下焦水坚如石也。其脉自沉，外证少腹满，不喘。）

麻黄附子汤

麻黄三钱　炙草二钱　附子一钱

水二杯，先煮麻黄至一杯半，去沫，入诸药煎七分，温服，日作三服。此即麻黄附子甘草汤，分两略异。即以温经散寒之法，变为温经利水之妙。

（五）黄汗（汗出沾衣而色黄也。汗出入水，水邪伤心；或汗出当风所致。汗与水皆属水气，因其入而内结，则郁热而黄，其脉沉而迟。外证身发热，四肢头面肿，久不愈必致痈脓。）

黄芪桂枝芍药苦酒汤（《金匮》）

治身体肿，发热汗出而渴，状如风水，汗出沾衣，色正黄如柏汁，脉自沉（风水脉浮，黄汗脉沉）。以汗出入水中浴，水从毛孔入得之。（水气从毛孔入而伤其心，故水火相侵而色黄，水气搏结而脉沉也。凡看书宜活看，此证亦有从酒后汗出当风所致者，虽无外水，而所出之汗，因风内返亦是水。凡脾胃受湿，湿久生热，湿热交蒸而成黄色，皆可以汗出入水之意悟之。）

黄芪五钱　芍药　桂枝各三钱

苦酒一杯半，水一杯，煎八分，温服。当心烦，至六七日乃解。（汗出于心，苦酒止之太急，故心烦。至六七日，正复而邪自退也。）

桂枝加黄芪汤（《金匮》）

黄汗之病，两胫自冷，盗汗出。汗已反发热，久久身必甲错，发热不止者，必生恶疮。若身重汗出已辄轻者，久久必身瞤，瞤即胸中痛。又从腰以上汗出，下无汗，腰髋弛痛，如有物在皮中状。剧者不能食，身疼重，烦躁小便不利。（以上皆黄汗之变证，师备拟之，以立治法。兹因集隘，不能全录，只辑其要。）此为黄汗。（言变证虽多，而其源总由水气伤心所致。结此一句，见治法不离其宗。）

桂枝　芍药　生姜各三钱　甘草（炙）　黄芪各二钱　大枣四枚

水三杯，煮八分，温服。须臾啜热粥一杯余，以助药力。温覆取微汗，若不汗，更服。

前方止汗，是治黄汗之正病法。此方令微汗，是治黄汗之变症法。

十一、胀满蛊胀方

七气汤

治实胀属七情之气者。方见"心腹痛"。

胃苓散

消胀行水。

苍术一钱五分（炒）　白术　厚朴各一钱五分　桂枝一钱　陈皮　泽泻　猪苓各一钱五分　炙草七分　茯苓四钱

加生姜五片，水三杯，煎八分服。去桂、草，以煨半熟蒜头捣为丸。陈米汤下三四钱，一日两服更妙。

厚朴三物汤

厚朴七物汤

二方俱见"腹痛"。

桂甘姜枣麻辛附子汤（《金匮》）

治气分，心下坚大如盘，边如旋杯。

桂枝　生姜各三钱　甘草　麻黄　细辛各二钱　附子一钱　大枣三枚

水三杯，先煮麻黄至二杯，去沫，入诸药，煎八分，温服，日夜作三服。当汗出如虫行皮中即愈。

此证是心肾不交病。上不能降，下不能升，日积月累，如铁石难破。方中桂、甘、姜、枣以和其上，而复用麻黄、细辛、附子少阴的剂以治其下，庶上下交通而病愈。所谓大气一转，其气乃散也。

枳术汤（《金匮》）

治心下坚大如盘（如盘而不如杯，邪尚散漫未结，虽坚大而不满痛也），水饮所作（与气分有别也，气无形以辛甘散之，水有形以苦泄之）。

枳实二钱　白术四钱

水二杯，煎八分服，日夜作三服。腹中软即止。

禹余粮丸（《三因》）

治十种水气，脚膝肿，上气喘急，小便不利，但是水气，悉皆主之（许学士及丹溪皆云此方治臌胀之要药）。

蛇含石（大者，三两，以新铁铫盛，入炭火中烧石与铫子一般红，用钳取石，倾入醋中，候冷取出，研极细）　禹余粮石三两　真针砂五两（先以水淘净炒干，入余粮一处，用米醋二升，就铫内煮醋干为度，后用铫，并药入炭中，烧红钳出，倾药净砖地上，候冷研细。）

以三物为主。其次量人虚实，入下项。治水妙在转输，此方三物，既非大戟、甘遂、芫花之比，又有下项药扶持，故虚人、老人亦可服。

羌活　木香　茯苓　川芎　牛膝（酒浸）　桂心　蓬术　青皮　附子（炮）　干姜（炮）　白豆蔻（炮）大茴香（炒）　京三棱（炮）　白蒺藜　当归（酒浸一宿）各半两

上为末，入前药拌匀，以汤浸蒸饼，掠去水，和药再杵极匀，丸如桐子大。食前温酒白汤送下三十九至五十丸。最忌盐，一毫不可入口，否则发疾愈甚。但试服药，即于小便内旋去，不动脏腑。病去日，日三服，兼以温和调补气血药助之，真神方也。

此方昔人用之屡效，以其大能暖水脏也，服此丸更以调补气血药助之，不为峻也。

十二、暑证方

六一散（河间）

治一切暑病。

滑石六两　甘草一两

研末，每服三钱，井花水下，或灯草汤下。

白虎汤（仲景）

治伤暑大渴、大汗之证。

方见《伤寒》。加人参者，以暑伤元气也。加苍术者，治身热足冷，以暑必挟湿也。

香薷饮

治伤暑，发热，身痛，口燥，舌干，吐泻。

甘草一钱　厚朴一钱五分　扁豆二钱　香薷四钱

水二杯，煎八分，冷服或温服。泻利，加茯苓、白术；呕吐，加半夏；暑气发搐，加羌活、秦艽。

大顺散

治阴暑，即畏热贪凉之病。

干姜一钱（炒）　甘草八分（炒）　杏仁（去皮尖，炒）六分　肉桂六分

共为细末，每服三钱，水一杯，煎七分服。如烦躁，井花水调下一钱。

生脉散

祛暑良方。

人参一钱　麦冬三钱　五味一钱

水一杯，煎七分服。

清暑益气汤（东垣）

黄芪（炙）一钱五分　人参　白术　苍术　青皮　陈皮　麦冬　猪苓　黄柏各五分　干葛　泽泻各二钱　神曲八分　炙草　五味各三分　升麻三分归身三分

加生姜三片，大枣二枚，水二杯，煎七分服。

一物瓜蒂汤（《金匮》）

瓜蒂二十个

水二杯，煎八分服。

十三、泄泻方

胃苓散

方见"胀满"。加减详《三字经注》。

四神丸

治脾肾虚寒，五更泄泻。

补骨脂四两（酒炒）　肉豆蔻（面煨，去油）　吴茱萸（泡）　五味（炒）各二两

用红枣五两，生姜五两，同煮。去姜，将枣去皮核，捣烂为丸，如桐子大。每日五更服三钱，临卧服三钱，米汤下。加白术、附子、罂粟、人参更效。

生姜泻心汤　黄连汤　甘草泻心汤　半夏泻心汤　干姜黄芩黄连人参汤厚朴生姜半夏甘草人参汤

以上六方，俱见《伤寒论读》。

按：以上诸法，与《内经》中热消瘅则便寒、寒中之属则便热一节，揆脉证而择用，甚验。张石顽《医通》载之甚详，但古调不弹久矣！余新悟出一方，有泻心之意。上可消瘅，下可止泻。肠热胃寒，能分走而各尽其长。非有他方，即伤寒厥阴条之乌梅丸也，屡用屡验。

十四、眩晕方

一味大黄散　鹿茸酒
二方见《三字经》注。

加味左归饮

治肾虚头痛如神，并治眩晕目痛。

熟地七八钱　山茱萸　怀山药　茯苓　枸杞各三钱　细辛　炙草各一钱川芎二钱　肉苁蓉（酒洗，切片）三四钱

水三杯，煎八分，温服。

正元丹（《秘旨》）

治命门火衰，不能生土，吐利厥冷。有时阴火上冲，则头面赤热，眩晕恶心。浊气逆满，则胸胁刺痛，脐肚胀急。

人参三两（用附子一两煮汁收入，去附子）　黄芪一两五钱（用川芎一两酒煮汁收入，去川芎）　山药一两（用干姜二钱煮汁收入，去干姜）　白术三两（用陈皮五钱煮汁收入，去陈皮）　茯苓二两（用肉桂六钱酒煮汁收入，晒干勿见火，去桂）　甘草一两五钱（用乌药一两煮汁收入，去乌药）

上六味，除茯苓，文武火缓缓焙干，勿炒伤药性，杵为散。每三钱，水一盏，姜三片，红枣一枚，同煎数沸，入盐一捻，和滓调服。服后，饮热酒一杯，以助药力。

十五、呕哕吐方

二陈汤

半夏二钱　陈皮一钱　茯苓三钱　炙草八分

加生姜三片，水二杯，煎八分服。加减法详《三字经》注。

小柴胡汤

方见《伤寒》。

吴茱萸汤

方见"隔食反胃"。

大黄甘草汤（《金匮》）

治食已即吐。

大黄五钱　甘草一钱五分

水二杯，煎八分服。

干姜黄连黄芩人参汤（仲景）

凡呕家夹热，不利于香砂橘半者，服此如神。

干姜　黄芩　黄连　人参各一钱五分

水一杯半，煎七分服。

进退黄连汤

黄连（姜汁炒）　干姜（炮）　人参（人乳拌蒸，一钱五分）　桂枝一钱　半夏（姜制）一钱五分　大枣二枚

进法：用本方七味俱不制，水三茶杯，煎一杯温服。退法：不宜用桂枝，黄连减半，或加肉桂五分。如上逐味制熟，煎服法同。但空腹服崔氏八味丸三钱，半饥服煎剂耳。

十六、癫狂痫方

滚痰丸（王隐君）

治一切实痰异症。孕妇忌服。

青礞石三两（研如米大，同焰硝三两，用新磁罐内封固，以铁线扎之，外以盐泥封固，煅过研末。水飞，二两实）　沉香五分（另研）　川大黄（酒蒸）　黄芩（炒）各八两

共为末，水泛为丸，绿豆大。每服一钱至二钱，食远沸汤下。

生铁落饮

治狂妄不避亲疏。

铁落一盏（用水六杯，煮取三杯，入下项药）　石膏一两　龙齿　茯苓　防风各七分　玄参　秦艽各五钱

铁落水三杯，煎一杯服，一日两服。

当归承气汤（秘传方）

治男妇痰迷心窍，逾墙越壁，胡言乱走。

归尾一两　大黄酒洗　芒硝　枳实　厚朴各五钱　炙草三钱

水二杯，煎八分服。

温胆汤

骆氏《内经拾遗》云：癫狂之由，皆是胆涎沃心，故神不守舍，理宜温胆。亦治痫病。即二陈汤加枳实、鲜竹茹各二钱，或调下飞矾分半。

当归龙荟丸

治肝经实火，大便秘结，小便涩滞。或胸膈疼痛，阴囊肿胀。凡属肝经实火，皆宜用之。叶天士云：动怒惊触，致五志阳越莫制，狂乱不避亲疏，非苦降之药，未能清爽其神识也。

当归　龙胆草　栀子仁　黄柏　黄连　黄芩各一两　大黄　芦荟　青黛各五钱　木香二钱五分　麝香五分（另研）

共为末，神曲糊丸。每服二十丸，姜汤下。

丹矾丸（《医通》）

治五痫。

黄丹一两　白矾二两

二味入银罐煅通红，为末，入腊茶一两，不落水猪心血为丸，朱砂为衣。每服三十丸，茶清下。久服其涎自便出，半月后更以安神药调之。

按：猪心血不黏，宜加炼蜜少许合捣。

磁朱丸

治癫狂痫如神。

磁石二两　朱砂一两　六神曲三两（生研）

共研末。另以六神曲一两，水和作饼，煮浮。入前药加炼蜜为丸，如麻

子大。沸汤下二钱。解见《时方歌括》。

十七、五淋癃闭赤白浊遗精方

五淋汤

赤茯苓三钱　白芍　山栀子各二钱　当归一钱　细甘草一钱四分

加灯心十四寸，水煎服。解见《时方歌括》。

滋肾丸

又名通关丸。治小便点滴不通，及治冲脉上逆、喘呃等证。

黄柏　知母各一两　肉桂一钱

共研末，水泛为丸，桐子大，阴干。每服三钱，淡盐汤下。

补中益气汤

治一切气虚下陷。方见"中风"。

萆薢分清饮

治白浊。

川萆薢四钱　益智仁　乌药各一钱半　石菖蒲一钱

一本加甘草梢一钱五分，茯苓二钱。水二杯，煎八分，入盐一捻服，一日两服。

四君子汤

方见《时方歌括》。歌曰：白浊多因心气虚，不应只作肾虚医。四君子汤加远志，一服之间见效奇。

龙胆泻肝汤

治胁痛，口苦，耳聋，筋痿，阴湿热痒，阴肿，白浊，溲血。

龙胆草三分　黄芩　栀子　泽泻各一钱　木通　车前子各五分　当归甘草　生地各三分　柴胡一钱

水一杯半，煎八分服。

五倍子丸

治遗精固脱之方。

五倍子（青盐煮干，焙）　茯苓各二两

为末，炼蜜丸桐子大。每服二钱，盐汤下，日两服。

妙香散

怀山药二两　茯苓　茯神　龙骨　远志　人参各一两　桔梗五钱　木香三钱　甘草一两　麝香一钱　朱砂二钱

共为末。每服三钱，莲子汤调下。

十八、疝气方

五苓散（仲景）

本方治太阳证身热、口渴、小便少。今变其分两，借用治疝。

猪苓　泽泻　茯苓各二钱　肉桂一钱　白术四钱

水三杯，煎八分服。加木通、川楝子各一钱五分，橘核三钱，木香一钱。

三层茴香丸

治一切疝气如神。

大茴香五钱（同盐五钱炒）　川楝子一两　沙参　木香各一两

为末，米糊丸，如桐子大。每服三钱，空心温酒下，或盐汤下。才服尽，接第二料。又照前方加荜茇一两，槟榔五钱，共五两。根据前丸服法。若未愈，再服第三料。又照前第二方加茯苓四两，附子（炮）一两，共前八味，重十两。丸服如前。虽三十年之久，大如栲栳，皆可消散，神效。

《千金翼》洗方

治丈夫阴肿如斗，核中痛。

雄黄末一两　矾石二两　甘草七钱

水五杯，煎二杯洗。

十九、消渴方

白虎汤　调胃承气汤　理中丸　乌梅丸

四方俱见《伤寒》。

肾气丸　六味汤　炙甘草汤

三方俱见"虚劳"。

麦门冬汤

麦门冬四钱　半夏一钱五分　人参二钱　粳米四钱　炙甘草一钱　大枣二枚

水二杯，煎八分，温服。

麻仁丸

火麻仁二两　芍药　枳实各五钱　大黄　厚朴各一两

研末，炼蜜丸，如桐子大，每服十丸，米饮下，以知为度。

二十、痰饮方

化痰丸（王节斋）

治津液为火熏蒸，凝浊郁结成痰，根深蒂固，以此缓治之。

香附（童便浸，炒）五钱　橘红一两　瓜蒌仁一两　黄芩（酒炒）　天门冬　海蛤粉各一两　青黛三钱　芒硝三钱（另研）　桔梗五钱　连翘五钱

共研为末，炼蜜入生姜汁少许，为丸如弹子大。每用一丸，嚼化。或为小丸，姜汤送下二钱。

苓桂术甘汤（《金匮》）

治胸胁支满目眩。并治饮邪阻滞心肺之阳，令呼气短。

肾气丸

治饮邪阻滞肝肾之阴，令吸气短。

二方俱见"喘证"。

甘遂半夏汤（《金匮》）

治饮邪留连不去，心下坚满。

甘遂（大者）三枚　半夏（汤洗七次）十二枚（以水一中杯，煮取半杯，去滓）　芍药五枚，约今之三钱　甘草（如指）一枚（炙），约今之一钱三分

水二杯，煎六分，去滓，入蜜半盏，再煎至八分服。

程氏曰：留者行之，用甘遂以决水饮。结者散之，用半夏以散痰饮。甘遂之性直达，恐其过于行水，缓以甘草、白蜜之甘，坚以芍药之苦，虽甘草、甘遂相反，而实以相使，此苦坚甘缓约之之法也。《灵枢经》曰：约方犹约囊。其斯之谓与？尤氏曰：甘草与甘遂相反，而同用之者，盖欲其一战而留饮尽去，因相激而相成也。芍药、白蜜，不特安中，亦缓毒药耳。

十枣汤（《金匮》）

治悬饮内痛。亦治支饮。方见"腹痛"。

大青龙汤 (《金匮》)

治溢饮之病属经表属热者，宜此凉发之。

小青龙汤 (《金匮》)

治溢饮之病属经表属寒者，宜此温发之。

以上二方，俱见《伤寒》。

木防己汤 (《金匮》)

人膈中清虚如太空，然支饮之气乘之，则满喘而痞坚，面色黧黑，脉亦沉紧。得之数十日，医者吐之下之俱不愈，宜以此汤开三焦之结，通上下之气。

木防己三钱　石膏六钱　桂枝二钱　人参四钱

水二杯，煎八分，温服。

木防己汤去石膏加茯苓芒硝汤 (《金匮》)

前方有人参，吐下后水邪因虚而结者，服之即愈。若水邪实结者，虽愈而三日复发，又与前方不应者，故用此汤去石膏之寒，加茯苓直输水道，芒硝峻开坚结也。又此方与小青龙汤，治吼喘病甚效。

木防己二钱　桂枝二钱　茯苓四钱　人参四钱　芒硝二钱五分

水二杯半，煎七分，去滓，入芒硝微煎，温服，微利自愈。

泽泻汤 (《金匮》)

支饮虽不中正，而迫近于心，饮邪上乘清阳之位。其人苦冒眩，冒者，昏冒而神不清，如有物冒蔽之也；眩者，目旋转而乍见眩黑也。宜此汤。

泽泻五钱　白术二钱

水二杯，煎七分，温服。

厚朴大黄汤 (《金匮》)

治支饮胸满。（支饮原不中正，饮盛则偏者不偏，故直驱之从大便出）

厚朴二钱　大黄二钱　枳实一钱五分

水二杯，煎七分，温服。

葶苈大枣泻肺汤 (《金匮》)

治支饮不得息。方见"气喘"。

小半夏汤 (《金匮》)

治心下支饮，呕而不渴。

半夏四钱　生姜八钱

水二杯，煎八分，温服。

己椒苈黄丸（《金匮》）

治腹满口舌干燥，肠间有水气。

防己　椒目　葶苈（熬）　大黄各一两

共为细末，炼蜜丸，如梧子大。先饮食服一丸，日三服，稍增之，口中有津液。渴者，加芒硝半两。

程氏曰：防己、椒目导饮于前，清者从小便而出；大黄、葶苈推饮于后，浊者从大便而下。此前后分消，则腹满减而水饮行，脾气转输而津液生矣。

小半夏加茯苓汤（《金匮》）

治猝然呕吐，心下痞，膈间有水气，眩悸者。即小半夏汤加茯苓四钱。

五苓散（《金匮》）

治脐下悸，吐涎沫而颠眩，此水也。

泽泻一两一分　猪苓　茯苓　白术各十八铢（校：十黍为一铢，约今四分一厘七毫）　桂枝半两

为末。白饮和服方寸匕，日三服。多饮暖水，汗出愈。（六铢为一分，即今之二钱半也。泽泻应一两二钱五分。猪苓、白术、茯苓各应七钱五分也。方寸匕者，匕即匙，正方一寸大，约八九分。余用二钱）

愚按：脐下动气，去术加桂，理中丸法也。今因吐涎沫，是水气盛，必得苦燥之白术，方能制水。颠眩是土中湿气化为阴霾，上弥清窍，必得温燥之白术，方能胜湿。证有兼见，法须变通。

《外台》茯苓饮

治积饮既去，而虚气塞满其中，不能进食。此证最多，此方最妙。

茯苓　人参　白术各二钱五分　枳实二钱　橘皮一钱二分五厘　生姜二钱

水二杯，煎七分服，一日三服。

徐忠可曰：俗谓陈皮能减参力，此不惟陈皮，且加枳实之多，补泻并行，何其妙也。

《三因》白散

滑石五钱　半夏三钱　附子二钱（炮）

共研末。每服五钱，加生姜三片，蜜三钱，水一杯半，煎七分服。

二十一、伤寒方

（一）太阳

桂枝汤

桂枝　白芍各三钱　甘草二钱（炙）　生姜三钱（切片）　大枣四枚

水二杯，煎八分，温服。服后少顷，啜粥一杯，以助药力，温覆微似汗。若一服病止，不必再服；若病重者，一日夜作三服。

麻黄汤

麻黄三钱（去根节）　桂枝二钱　杏仁（去皮尖）二十三枚　甘草一钱

水三杯，先煮麻黄至二杯，吹去上沫，纳诸药，煎八分，温服。不须啜粥，余将息如前法。

大青龙汤

麻黄六钱（去根节）　桂枝二钱　甘草二钱（炙）　杏仁（去皮尖）十二枚　生姜三钱（切片）　大枣四枚　石膏（碎，以绵裹）四钱五分

水四杯，先煮麻黄至二杯半，去上沫，纳诸药，再煎八分，温服。温覆取微似汗，汗出多者，以温粉（白术、煅牡蛎、龙骨研末）扑之。若汗多亡阳者，以真武汤救之。

小青龙汤

麻黄（去根节）　白芍　干姜（不炒）　甘草　桂枝各二钱　半夏三钱　五味子一钱　细辛八分

水三杯半，先煮麻黄至二杯半，去沫，纳诸药，煎八分，温服。若渴者，去半夏，加栝楼根二钱；若噎者，去麻黄，加附子一钱五分；小便不利，小腹痛满，去麻黄，加茯苓四钱；若喘者，去麻黄，加杏仁二十一枚。按《论》云：若微利者，去麻黄，加芫花。今芫花不常用，时法用茯苓四钱代之，即猪苓、泽泻亦可代也，但行道人当于方后注明。

桂枝加葛根汤

即桂枝汤加葛根四钱

水三杯半，先煮葛根至二杯半，吹去沫，入诸药，煎至八分，温服。不

须啜粥。

葛根汤

葛根四钱　麻黄三钱　生姜三钱　甘草二钱　桂枝二钱　大枣四枚　白芍二钱

水三盅半，先煎麻黄、葛根至一杯，去沫，入诸药，煎至八分，温服。微似汗，不须啜粥。

（二）阳明

白虎汤

石膏八钱（碎，绵裹）　知母三钱　炙草一钱　粳米四钱

水三杯，煎一杯，温服。

调胃承气汤

大黄四钱（清酒润）　炙草二钱　芒硝三钱

水二杯半，先煮大黄、甘草取一杯，去滓，入芒硝微煮令沸，少少温服之。

小承气汤

大黄四钱　厚朴　枳实各二钱

水二杯，煎八分，温服。初服当更衣，不尔者再煮服，若更衣勿服。

大承气汤

大黄二钱（酒润）　厚朴四钱　枳实　芒硝各二钱

水三杯，先煮枳实、厚朴至一杯半，去滓，纳大黄；煮一杯，去滓、纳芒硝，微火煮一

二沸服。得下，勿再服。

（三）少阳

小柴胡汤

柴胡四钱　人参　黄芩　炙草　生姜各一钱五分　半夏二钱　大枣二枚

水二盅，煎一盅，去滓，再煎八分，温服，一日夜作三服。胸中烦而不呕者，去半夏、人参，加瓜蒌二钱；渴者，去半夏，加人参七分、栝楼根二钱；腹中痛者，去黄芩，加芍药一钱半；胁下痞硬，去大枣，加牡蛎二钱；

心下悸、小便不利者，去黄芩，加茯苓一钱；不渴外有微热者，去人参，加桂枝一钱五分，温覆取微似汗愈；咳者，去人参、大枣、生姜，加五味子一钱，干姜一钱五分。

大柴胡汤

柴胡四钱　半夏二钱　黄芩　芍药　枳实各一钱　生姜二钱五分　大枣二枚　一本有大黄五分

水三盅，煎八分，温服一盅，一日夜作三服。

（四）太阴

理中丸汤

人参　白术　干姜　甘草各三两

共研末，蜜丸如鸡子黄大，研碎以沸汤服一丸，日三四服。服后啜热粥，以腹热为度。或用各三钱，水三盅，煎八分，温服。服后啜热粥。若脐上筑者，去术，加桂；吐多者，去术，加生姜二钱；下多者，还用术；悸者，加茯苓；渴欲饮水者，加术；腹痛者，加人参；寒者，加干姜；腹满者，去术，加附子。服汤后如食顷，啜热粥，微自温，勿揭衣被。

四逆汤

甘草四钱（炙）　干姜二钱　附子二钱（生用）

水三盅，煎八分，温服。

通脉四逆加人尿猪胆汤

干姜六钱　甘草四钱　附子二钱（生用）

水三盅，煎八分，加猪胆汁一汤匙、人尿半汤匙，温服。

桂枝加芍药汤

桂枝　生姜二钱　大枣四枚　芍药六钱　炙草二钱

水三杯，煎一杯服。

桂枝加大黄汤

桂枝　生姜各三钱　芍药六钱　炙草三钱　大黄七分　大枣四枚

水三杯，煎八分，温服。

（五）少阴

麻黄附子细辛汤

麻黄（去根节）　细辛各三钱　附子一钱五分
水三盅，先煮麻黄至二盅，去沫，入诸药煎七分，温服。

麻黄附子甘草汤

麻黄（去根）　甘草各三钱　附子一钱五分
煎法同上。

通脉四逆汤

干姜六钱　炙草四钱　附子二钱（生用）
水二杯，煎八分，温服。

白通汤

干姜三钱　附子三钱（生用）　葱白二根
水三杯，煎八分，温服。

吴茱萸汤

吴茱萸三钱（汤泡）　人参一钱五分　大枣四枚　生姜六钱
水煎服。

猪苓汤

猪苓　茯苓　泽泻　滑石　阿胶各三钱
水四杯，先煮四味至二杯，去滓，入胶煎化服。

黄连阿胶鸡子黄汤

黄连四钱　黄芩一钱　芍药二钱　阿胶三钱　鸡子黄一枚
水二杯半，煎一杯半，去滓，入胶烊尽，小冷，入鸡子黄搅令相得。温服，一日三服。

大承气汤

方见"阳明"。

（六）厥阴

乌梅丸

乌梅九十三枚　细辛六钱　干姜一两　当归四钱　黄连一两六钱　附子

六钱（炮）　蜀椒四钱（炒）　桂枝　人参　黄柏各六钱

各另研末，合筛之，以苦酒浸乌梅一宿，去核，饭上蒸之，捣成泥，入炼蜜共捣千下，丸如梧子大。先饮食白饮服十丸，日三服，渐加至二十丸。

当归四逆汤

当归　桂枝　白芍各三钱　甘草（炙）　木通　细辛各二钱　大枣（擘）八枚，又一枚取三分之一

水三杯，煎八分，温服。寒气盛者，加吴茱萸二钱半，生姜八钱，以水二杯，清酒二杯，煮取一杯半，温分二服。

白头翁汤

白头翁一钱　黄连　黄柏　秦皮各一钱五分

水二杯，煎八分，温服。

余详于《时方妙用·附录伤寒门》。

（七）瘟疫方

人参败毒散

方见"痢疾"。

防风通圣散

方见"中风"。

藿香正气散

治外受四时不正之气，内停饮食，头痛寒热。或霍乱吐泻，或作疟疾。

藿香　白芷　大腹皮　紫苏　茯苓各三两　陈皮　白术　厚朴　半夏曲桔梗各二两　甘草一两

每服五钱，加姜、枣煎。

神圣辟瘟丹

神圣辟瘟丹，留传在世间。正元焚一炷，四季保平安。（此歌出聂久吾《汇函》）

羌活　独活　白芷　香附　大黄　甘松　山柰　赤箭　雄黄各等份　苍术（倍用）

上为末，面糊为丸弹子大，黄丹为衣，晒干。正月初一清晨，焚一炷辟瘟。

二十二、妇人方

四物汤

统治妇人百病。

当归身　熟地　白芍（酒炒）各三钱　川芎一钱五分

水三杯，煎八分服。加制香附二钱，研碎，炙草一钱。加减详《三字经》。

归脾汤

方见"虚劳"。

逍遥散（景岳）

治妇人思郁过度，致伤心脾冲任之源，血气日枯，渐至经脉不调者。

当归三钱　芍药一钱五分　熟地五钱　枣仁二钱（炒）　茯神一钱五分　远志五分　陈皮八分　炙草一钱

水三杯，煎八分服。气虚，加人参；经滞痛，加香附。

按：方虽庸陋，能滋阳明之燥，故从俗附录之。地黄生用佳。

当归散（《金匮》）

瘦而有火，胎不安者，宜此。

当归　黄芩　芍药　芎䓖各一斤　白术半斤

共研末。酒服方寸匕。今用一钱，日再服。妊娠常服即易产，胎无疾苦。产后百病悉主之。

白术散（《金匮》）

肥白有寒，胎不安者，此能养胎。

白术　川芎　川椒　牡蛎

为末，酒服一钱匕。今用一钱，日三服，夜一服。但苦痛，加芍药；心下毒痛，加川芎；心烦吐痛不食，加细辛、半夏服之，后更以醋浆服之。复不解者，小麦汁服之。已后渴者，大麦汁服之。病虽愈，服勿置。

保生无忧散

妇人临产，先服三两剂，自然易生。或遇横生倒产，连日不生，服二三剂，神效。

当归一钱五分（酒洗）　川贝母一钱　黄芪八分（生用）　艾叶七分酒芍一钱二分，冬日一钱　菟丝子一钱四分　厚朴（姜汁炒）七分　荆芥穗

（八分）　枳壳（麸炒）六分　川芎二钱二分　羌活　甘草各五分

加生姜三片，水二杯，煎八分，空心服。

此方全用撑法。当归、川芎、白芍养血活血者也，厚朴去瘀血者也，用之撑开血脉，俾恶露不致填塞。羌活、荆芥疏通太阳，将背后一撑，太阳经脉最长，太阳治则诸经皆治。枳壳疏理结气，将面前一撑，俾胎气敛抑而无阻滞之虞。艾叶温暖子宫，撑动子宫则胞胎灵动。贝母、菟丝最能滑胎顺气，将胎气全体一撑，大具天然活泼之趣矣。加黄芪者，所以撑扶元气，元气旺，则转动有力也。生姜通神明、去秽恶、散寒止呕，所以撑扶正气而安胃气。甘草协和诸药，俾其左宜右有，而全其撑法之神也。此方人多不得其解，程钟龄注独超，故全录之。

加味归芎汤

川芎三钱　当归身五钱　龟板三钱（生研）　妇人生过男女顶门发（烧如鸡子大）

水三杯，煎八分服。如人行五里即生。

当归补血汤

当归三钱　炙芪一两

水煎服。加附子三钱，神效；或加桂一钱。

失笑散

方见"心腹痛"。

生化汤

当归五钱　川芎二钱　干姜五分（炮）　桃仁一钱五分（去皮尖）　甘草一钱（炙）

水二杯，煎八分服。产后风，口噤、角弓反张者，宜加荆芥穗三钱。又方，中风口噤，用华佗愈风散，即荆芥穗一味焙为末，勿焦黑，以童便和酒送下。口噤药不下者，用一两零，再以童便煎好，从鼻孔灌下。

当归生姜羊肉汤

方见"心腹痛"。

竹叶汤（《金匮》）

治产后中风，病痉发热，面正赤，喘而头痛。

鲜竹叶四十九片　葛根三钱　防风一钱　桔梗　桂枝　人参　附子（炮）

甘草各一钱　大枣五枚　生姜五钱

水三杯，煎八分，温服，温覆使汗出，日夜作三服。头项强，加附子五分，煎药扬去沫；呕者，加半夏二钱。

愚按：自汗者，去葛根，加栝楼根三钱，附子五分。产后痉证，十中只可救一，除此方外，无一善方。

甘麦大枣汤

甘草三钱　小麦二两六钱　大枣十枚

水三杯，煎一杯服，日作三服。

《金匮》方只录五首。余见拙著《金匮浅说》《金匮读》内，二书即欲梓行，集隘不能尽登。

二十三、小儿科方

小儿无专方，以上诸方，折为小剂用之。今儿科开口即曰食、曰惊、曰风、曰疳，所用之药，大抵以钩藤、秦艽、防风、羌活、独活、天麻、前胡、全蝎、僵蚕为祛风之品；朱砂、牛黄、胆星、石菖蒲、天竺黄、代赭石、青黛、赤芍、金银（煎汤），为定惊之品；以山楂、神曲、麦芽、谷芽、莱菔子、枳壳、厚朴、槟榔、草果为消食之品；以芜荑、榧子、使君子、蜈蚣土、五谷虫为治疳之品。如杏仁、葶苈、酒芩、桑白皮、半夏曲、苏、陈皮、贝母、天花粉之类，谓为通用调气化痰之善药。父传子，师传徒，其专方皆杀人之具也。钱仲阳以金石之药为倡，犹有一二方近道处，至《铁镜》采薇汤则乱道甚矣。近日儿科，只用以上所列诸药，任意写来，造孽无已，实堪痛恨！

卷四　言论

一、敷药拔风害人说

《金匮》云：人得风气以生长。此一语最精，风即气也。人在风中而不见风，犹鱼在水中而不见水，鼻息出入，顷刻离风即死。但风静即为养人之和风，风动即为杀人之邪风。若大人之中风，小儿之惊风、卒倒、搐搦、角弓反张、目上视、口流涎，皆风动之象，即气之乖也。医者宜化邪风为和风，即所以除邪气而匡正气。闽中市医，遇小儿诸病及惊痫危症，以蓖麻子、巴豆、南星、莱菔子、全蝎、大黄、急性子、皂角为末，加樟皮、冰片、麝香，以香油或白蜜，或姜、葱汁调。敷于囟门以及胸中、脐中、足心，为拔风法。秘其方以射利，十敷十死。既死而仍不归怨之者，以为外敷之法，不妨姑试，俟未效而即去之，似不为害。而不知一敷之后，元气为其拔散，即揭去其药，而既散之气，永不能使之复聚矣。况囟门为元阳之会，胸中为宗气之宅，脐中为性命之根，足心为肾脉之本，皆不可轻动。昔人以附子、海狗肾补药敷于脐中而蒸之，名医犹且戒其勿用，况大伤人之物乎？凡以保赤为心者，宜共攻此法。而又惑于急惊、慢惊、食积之说，预用羌活、独活、防风、秦艽、前胡、赤芍、钩藤钩、荆芥、天麻、厚朴、神曲、山楂、苍术、胆星、葶苈子、莱菔子、贝母、牛黄、朱砂、天竺黄、枳壳、杏仁、石菖蒲、甘草，或合为一方，或分为二三方者，亦五十步笑百步耳。

二、中风俗方杀人以示戒

俗传中风方

风症以攻痰为大戒，凡人将死之顷，皆痰声漉漉，不独中风一症。元阳无主，一身之津血俱化为痰，欲攻尽其痰，是欲攻尽其津血也。故录此以为戒。

胆南星（寒腻大伤胃气，且能引痰入于心包、肝、胆以成痼疾。制一二次者力尚轻，若九制则为害愈酷）　枳壳（耗散元气，痰盛得此，暂开少顷，旋而中气大伤，痰涎如涌）　石菖蒲（能开心窍，心窍开则痰涎直入其中，永无出路）　半夏（此药虽能降逆开结，但与胆星同用，未免助纣为虐）　秦艽　羌活　天麻　羚角　防风　钩藤钩（以上六味虽风证所不忌，但无要药以主持之，亦徒成糟粕无用之物）　天竺黄（真者难得，然亦治火痰之标品）　僵蚕（虽祛风之正药，但力薄不足恃）　牛黄（虽为风痰之妙药，然与胆南星、石菖蒲、枳壳同用，则反引痰入于心窍，驱之弗出矣）　竹沥（以姜汁和之，虽能驱经络之痰，而与胆星等同用，不得中气之输布，反致寒中败胃之患）　甘草（虽为元老之才，但与诸药同用，小人道长，君子道消，亦无如之何矣）

以上诸品，或作一方，或分作二三方。患者误服之，轻者致重，重者即死；即幸免于死，亦必变为痴呆及偏枯无用之人矣，戒之！

三、阴阳

识一字便可为医说

客有问于余曰：医之为道，乃古圣人泄天地之秘，夺造化之权，起死回生，非读破万卷书，参透事事物物之理者不能。今非通儒而业此，亦能疗人病获盛名，何也？余曰：天地间有理有数，理可胜数，则有学问之医，远近崇之，遂得以尽其活人之道。然仲景为医中之圣，尚未见许于当时，观《伤寒论》之序文可见，犹宣圣以素王老其身，天之意在万世，不在一时也。仲景之后，名贤辈出，类皆不得志于时，闭门著书，以为传道之计；而喻嘉言、柯韵伯二先生书，尤感愤而为不平之鸣，此理数之可言而不可言者矣。今之业医者，无论不足为通儒，而求其识字者，则为良医矣。无论其识多字也，只求其识一字者，亦可以为良医矣。客曰：此何字也，得毋所谓丁字乎？余曰：亦其类耳。不必他求，即"人"字是也。人乃阴精阳气合而成之者也，左为阳，左边一"丿"，阳之位也；右为阴，右边一"乀"，阴之位也。作书者，遇"丿"处自然轻手挥之，阳主乎气，轻清之象也；遇"乀"处自然重手顿之，阴主乎精，重浊之象也。两画不相离，阴阳互根之道也；两画各自位置，阴阳对待之道也。"丿"在左者不可使之右，"乀"在右者不可使之左，阴阳不离之道也。左"丿"由重而轻，万物生于水，即男女媾精，万物化生之义，由阴而阳也。右"＼"由轻而重，形生于气，即大哉乾元，乃通统天，至哉坤元，乃顺承天之义，阳统乎阴也。二者合之则成人，合之之义，医书谓之曰抱，《周易》名之曰交，交则为泰矣。试以形景浅言之，人之鼻下口上水沟穴，一名人中，取人身居乎天地中之义也（天气通于鼻，地气通于口。天食人以五气，鼻受之；地食人以五味，口受之。穴居其中，故曰人中）。自人中而上，目、鼻、耳皆两窍（偶画），自人中而下，口与二便皆单窍（奇画）。上三画偶而为阴，下三画奇而为阳，取天地之义，合成泰卦也。形景主外，犹必合阴阳之象而成人，况人之所以生之理乎，人之为义大矣哉！子若遇医者，问此一字，恐高车驷马，诩诩以名医自负者，亦一字不识也。客闻予言，亦大笑而去。

四、脏腑

（一）十二官

《灵兰秘典论》云：心者，君主之官也，神明出焉。肺者，相傅之官，治节出焉。肝者，将军之官，谋虑出焉。胆者，中正之官，决断出焉。膻中者，臣使之官，喜乐出焉。脾胃者，仓廪之官，五味出焉。大肠者，传道之官，变化出焉。小肠者，受盛之官，化物出焉。肾者，作强之官，伎巧出焉。三焦者，决渎之官，水道出焉。膀胱者，州都之官，津液藏焉，气化则能出矣。按：此以脾胃合为一官，恐错简耳。《刺法（补遗）篇》云：脾者，谏议之官，知周出焉；胃者，仓廪之官，五味出焉。采此补入，方足十二官之数。

（二）心说

心，火脏，身之主，神明之舍也。《小篆》尝言，"心"字篆文只是一倒"火"字耳。盖心，火也；不欲炎上，故颠倒之，以见调燮之妙也。祝无功曰：庖氏一画，直竖之则为"丨"，左右倚之则为"丿"为"＼"，缩之则为"丶"，曲之则"乚"，"乚""丶"圆而神，"一""丨""丿""＼"方以直，世间字变化浩繁，未有能外"一""丨""丿""＼"架构之者。独"心"字欲动欲流，圆妙不居，出之乎"一""丨""丿""＼"之外，更索一字与作对不得。正以"心"者，"新"也。神明之官，变化而日新也。心主血脉，血脉日新，新新不停，则为平人，否则病矣。（其合脉也，其荣色也，开窍于舌。)

(三)肝说

肝，木脏，魂所藏也。肝者，干也，以其体状有枝干也。又位于东方，而主生气。时医昧其理，反云肝无补法，宜凉、宜伐，只泥木克土之一说，而不知后天八卦配河图之象。三八为木，居东，即后天震巽之位，巽上坤下则为"观"，《易》曰：观，天之神道，而四时不忒；上坤下震则为复，《易》曰：复，其见天地之心乎，为义大矣哉！（其合筋也，其荣爪也，开窍于目。）

(四)脾说

脾为土脏，藏意与智，居心肺之下，故从卑。又脾者，裨也，裨助胃气以化谷也。经云"纳谷者昌"，其在此乎。（其合肉也，其荣唇也，开窍于口。）

(五)肺说

肺，金脏，魄所藏也。肺者，沛也，中有二十四孔，分布清浊之气，以行于诸脏，使沛然莫御也。《内经》曰：肺恶寒。又曰：形寒饮冷则伤肺。勿只守火克金之一说也。（其合皮也，其荣毛也，开窍于鼻。）

(六)肾说

肾，水脏，藏精与志，华元化谓为性命之根也。又：肾者，任也，主骨，而任周身之事，故强弱系之。《甲乙经》曰：肾者，引也，能引气通于骨髓。《厄言》曰：肾者，神也，妙万物而言也。（其合骨也，其荣发也，开窍于二阴。）

(七)胃说

胃，属土，脾之腑也，为仓廪之官，五谷之府，故从田。田乃五谷所出，以为五谷之市也。又：胃者，卫也，水谷入胃，游溢精气，上出于肺，畅达四肢，布护周身，足以卫外而为固也。

(八)膽说

字从詹，不从旦。胆音檀，乃口脂泽也，与膽不同。今从胆者，乃传袭之讹也。胆，属木，肝之腑也。为中正之官，中清之府，十一经皆取决于胆。人之勇怯邪正，于此詹之，故字从詹。又胆者，擔也，有胆量方足以擔天下之事。肝主仁，仁者不忍，故以胆断；胆附于肝之短叶间，仁者必有勇也。

（九）大肠小肠说

大肠，传道之官，变化出焉，属金，为肺之腑。小肠，受盛之官，化物出焉，属火，为心之腑。人纳水谷，脾气化而上升，肠则化而下降。盖以肠者，畅也，所以畅达胃中之气也，肠通畅则为平人，否则病矣。

（十）三焦说

三焦者，上、中、下三焦之气也。焦者，热也，满腔中热气布护，能通调水道也。为心包络之腑，属火。上焦不治，则水泛高源；中焦不治，则水留中脘；下焦不治，则水乱二便。三焦气治，则脉络通而水道利，故曰决渎之官。

（十一）手心主说（即心包络）

心乃五脏六腑之主，其包络为君主之外卫，相火代君主而行事也，所以亦有主名。何以系之以手？盖以手厥阴之脉，出属心包；手三阳之脉，散络心包；是手与心主合，故心包络称手心主。五脏加此一脏，实六脏也。

（十二）膀胱说

膀胱，属水，为肾之腑。《经》云：膀胱者，州都之官，津液藏焉，气化则能出矣。言其能得气化，而津液外出，滋润于皮毛也。若水道之专司，则在三焦之腑。故《经》云：三焦者，决渎之官，水道出焉。言其热气布护，使水道下出而为溺也。《内经》两出字：一为外出，一为下出，千古罕明其旨，兹特辨之。又膀者，旁也；胱者，光也。言气海之元气足，则津液旁达不穷，而肌腠皮毛皆因以光滑也。

（十三）命门说

越人指右肾为命门，诸家非之。余考《内经》太阳根于至阴，结于命门。命门者，目也。《灵枢·结根》篇、《卫气》篇、《素问·阴阳离合论》，三说俱同。后读《黄庭经》，云：上有黄庭，下有关元；后有幽门，前有命门。方悟其处：凡人受生之初，先天精气聚于脐下，当关元、气海之间；其在女者，可以手扪而得，俗名产门；其在男者，于泄精之时，自有关阑知觉；此北门锁钥之司，人之至命处也。又考越人七冲门之说谓：飞门，唇也；户门，齿也；吸门，会厌也；贲门，胃之上口也；幽门，太仓下口也；阑门，小肠下口也；魄门，肛门也；便溺由气化而出，又增溺窍为气门。凡称之曰门，皆指出入之处而言也。况身形未生之初，父母交会之际，男之施由此门而出，女之受由此门而入，及胎元既足，复由此门而生。故于八门之外，重之曰命门也。若夫督脉十四椎中，有命门之穴，是指外腧而言（如五脏六腑腧一理），非谓命门即在此也。

五、经络

（一）十二正经

手太阴肺经

手太阴肺中焦起，下络大肠胃口行；
上膈属肺从肺系，横从腋下臑肉萦；
前于心与心包脉，下肘循臂骨上廉；
遂入寸口上鱼际，大指内侧爪甲根；
支络还从腕后出，接次指交阳明经。
此经多气而少血，是动则为喘满咳；
膨膨肺胀缺盆痛，两手交瞀为臂厥；
肺所主病咳上气，喘渴烦心胸满结；
臑臂之内前廉痛，为厥或为掌中热；
肩背痛是气有余，小便数久或汗出；
气虚亦痛溺色变，少气不足以报息。

手阳明大肠经

手阳明经大肠脉，次指内侧起商阳；
循指上廉出合谷，两骨两筋中间行；
循臂入肘行臑外，肩髃前廉柱骨傍，
会此下入缺盆内，络肺下膈属大肠；
支从缺盆上入颈，斜贯两颊下齿当；

夹口人中交左右，上夹鼻孔尽迎香。
此经气盛血亦盛，是动齿痛足亦肿；
是主津液病所生，目黄口干鼽衄痛；
喉痹痛在肩前臑，大指次指痛不用。

足阳明胃经

足阳明胃鼻頞起，下循鼻外入上齿；
环唇夹口交承浆，颐后大迎颊车里；
耳前发际至额颅，支循喉咙缺盆入；
下膈属胃络脾官，直者下乳侠脐中；
支起胃口循腹里，下行直合气街逢；
遂由髀关下膝膑，循胫足跗中指通；
支从中指入大指，厉兑之穴经尽矣。
此经多气复多血，振寒呻欠而颜黑；
病至恶见火与人，忌闻木声心惕惕；
闭户塞牖欲独处，甚则登高弃衣走；
贲响腹胀为骭厥，狂疟温淫及汗出；
鼽衄口㖞并唇胗，颈肿喉痹腹水肿；
膺乳膝膑股伏兔，骭外足跗上皆痛；
气盛热在身以前，有余消谷溺黄甚；
不足身以前皆寒，胃中寒而腹胀壅。

足太阴脾经

太阴脾起足大指，循指内侧白肉际；
过核骨后内踝前，上腨循胫膝股里；
股内前廉入腹中，属脾络胃上膈通；
夹咽连舌散舌下，支者从胃注心官。
此经血少而气旺，是动即病舌本强；
食则呕出胃脘痛，心中善噫而腹胀；
得后与气快然衰，脾病身重不能摇；
瘕泄水闭及黄疸，烦心心痛食难消；
强立股膝内多肿，不能卧因胃不和。

手少阴心经

手少阴心起心经，下隔直络小肠承；
支者夹咽系目系，直者心系上肺腾；
下腋循臑后廉出，太阴心主之后行；
下肘循臂抵掌后，锐骨之端小指停。
此经少血而多气，是动咽干心痛应；
目黄胁痛渴欲饮，臂臑内痛掌热蒸。

手太阳小肠经

手太阳经小肠脉，小指之端起少泽；
循手上腕出踝中，上臂骨出肘内侧；
两筋之间臑后廉，出肩解而绕肩胛；
交肩之上入缺盆，直络心中循嗌咽；
下膈抵胃属小肠，支从缺盆上颈颊；
至目锐眦入耳中，支者别颊复上䪼，
抵鼻至于目内眦，络颧交足太阳接。
此经少气而多血，嗌痛颔肿头难回；
肩似拔兮臑似折，耳聋目黄肿颊间；
是所生病为主液，颈颔肩臑肘臂痛。

足太阳膀胱经

足太阳经膀胱脉，目内眦上额交颠；
支者从颠入耳角，直者从颠络脑间；
还出下项循肩膊，夹脊抵腰循膂旋；
络肾正属膀胱腑，一支贯臀入腘传；
一支从膊别贯胛，夹脊循髀合腘行；
贯腨出踝循京骨，小指外侧至阴全。
此经少气而多血，头痛脊痛腰如折；
目似脱兮项似拔，腘如结兮腨如裂；
痔脉狂癫疾并生，衄衊目黄而泪出；
囟项背腰尻腘腨，痛若动时痛皆彻。

足少阴肾经

足肾经脉属少阴，斜从小指趋足心；

出于然骨循内踝，入跟上腨腨内寻；
上股后廉直贯脊，属肾下络膀胱深；
直者从肾贯肝膈，入肺夹舌循喉咙；
支者从肺络心上，注于胸交手厥阴。
此经多气而少血，是动病饥不欲食；
咳唾有血喝喝喘，目䀮心悬坐起辄；
善恐如人将捕之，咽肿舌干兼口热；
上气心痛或心烦，黄疸肠澼及痿厥；
脊股后廉之内痛，嗜卧足下热痛切。

手厥阴心包经

手厥阴经心主标，心包下膈络三焦；
起自胸中支出胁，下腋三寸循臑迢；
太阴少阴中间走，入肘下臂两筋超；
行掌心从中指出，支从小指次指交。
是经少气原多血，是动则病手心热；
是主脉所生病者，掌热心烦心痛掣。

手少阳三焦经

手少阳经三焦脉，起手小指次指间；
循腕出臂之两骨，贯肘循臑外上肩；
交出足少阳之后，入缺盆布膻中传；
散络心包而下膈，循属三焦表里联；
支从膻中缺盆出，上项出耳上角颠；
以屈下颊而至𩑾，支从耳后入耳缘；
出走耳前交两颊，至目锐眦胆经连；
是经少血还多气，耳聋嗌痛及喉痹；
气所生病汗出多，颊肿痛及目锐眦；
耳后肩臑肘臂外，皆痛废及小次指。

足少阳胆经

足少阳脉胆之经，起于两目锐眦边；
上抵头角下耳后，循颈行手少阳前；
至肩却出少阳后，入缺盆中支者分；

耳后八耳耳前走，支别锐眦下大迎；
合手少阳抵于颐，下加颊车下颈连；
复合缺盆下胸膈，络肝属胆表里萦；
循胁里向气街出，绕毛际入髀厌横；
直者从缺盆下腋，循胸季胁过章门；
下合髀厌髀阳外，出膝外廉外辅缘；
下抵绝骨出外踝，循跗入小次指间；
支者别跗入大指，循指歧骨出其端。
此经多气而少血，是动口苦善太息；
心胁痛疼转侧难，足热面尘体无泽；
头痛颌痛锐眦痛，缺盆肿痛及痛胁；
马刀侠瘿颈腋生，汗出振寒多疟疾；
胸胁髀膝胫绝骨，外踝皆痛及诸节。

足厥阴肝经

足厥阴肝脉所终，大指之端毛际丛；
循足跗上上内踝，出太阴后入腘中；
循股入毛绕阴器，上抵小腹夹胃通；
属肝络胆上贯膈，布于胁肋循喉咙；
上入颃颡连目系，出额会督顶颠逢；
支者后从目系出，下行颊里变环唇；
支者从肝别贯膈，上主于肺乃交宫。
是经血多而气少，腰痛俛仰难为工；
妇少腹肿男癀疝，嗌干脱色面尘蒙；
胸满呕逆及飧泄，狐疝遗尿或闭癃。

（二）奇经八脉

任脉

任脉起于中极底，以上毛际循腹里；
上于关元至咽喉，上颐循面入目是。

冲脉

冲起气街并步阴，夹脐上行胸中至；

冲为五脏六腑海，五脏六腑所禀气；

上渗诸阳灌诸精，从下冲上取兹义；

亦有并肾下行者，注少阴络气街出；

阴股内廉入腘中，伏行骭骨内踝际；

下渗三阴灌诸络，以温肌肉至跗指。

督脉

督起小腹骨中央，入系廷孔络阴器；

会篡至后别绕臀，与巨阳络少阴比；

上股贯脊属肾行，上同太阳起内眦；

上额交颠络脑间，下项循肩仍夹脊；

抵腰络肾循男茎，下篡亦与女子类；

又从少腹贯脐中，贯心入喉颐及唇；

上系目下中央际，此为并任亦同冲；

大抵三脉同一本，灵素言之每错综。

督病少腹冲心痛，不得前后冲疝攻；

其在女子为不孕，嗌干遗溺及痔癃；

任病男疝女瘕带，冲病里急气逆冲；

跷乃少阴之别脉，起于然骨至内踝；

直上阴股入阴间，上循胸入缺盆过；

出人迎前入顽眦，合于太阳阳跷和；

此皆灵素说奇经，带及二维未说破。

六、四诊

（一）望色

春夏秋冬长夏时，青黄赤白黑随宜；

左肝右肺形呈颊，心额肾颐鼻主脾；

察位须知生者吉，审时若遇克堪悲；

更于黯泽分新旧，隐隐微黄是愈期。

又有辨舌之法。舌上无苔为在表，鲜红为火，淡白为寒（主无苔言，非谓苔之淡白也）。若有白苔为半表半里，黄苔为在里，黑苔病入少阴，多死。

苔润有液为寒，苔燥无液为火，舌上无苔如去油腰子为亡液，不治。

（二）闻声

> 肝怒声呼心喜笑，脾为思念发为歌；
> 肺金忧虑形为哭，肾主呻吟恐亦多。

又法，气衰言微者为虚，气盛言厉者为实，语言首尾不相顾者神昏，狂言怒骂者实热，痰声漉漉者死，久病闻呃为胃绝。大抵语言声音以不异于平时者吉，反者为凶。

（三）问症

（出《景岳全书》。张心在增润之。）

> 一问寒热二问汗，三问头身四问便；
> 五问饮食六问胸，七聋八渴俱当辨；
> 九问旧病十问因，再兼服药参机变；
> 妇人尤必问经期，迟速闭崩皆可见；
> 再添短语告儿科，天花麻疹虔占验。

（四）切脉

微茫指下最难知，条绪寻来悟治丝；

旧《诀》以浮、芤、滑、实、弦、紧、洪为七表，以沉、微、迟、缓、濡、伏、弱、涩为八里，以长、短、虚、促、结、代、牢、动、细为九道，李濒湖、李士材加入数、革、散三脉，共二十七字，实难摸索。必得其头绪如治丝者，始有条不紊。

三部分持成定法，八纲易见是良规。

左寸外以候心，内以候膻中。右寸外以候肺，内以候胸中。左关外以候肝，内以候膈。右关外以候胃，内以候脾。两尺外以候肾，内以候腹。腹者，大小二肠、膀胱俱在其中。前以候前，后以候后。上竟上者，胸喉中事也；下竟下者，小腹、腰股、膝胫中事也。此照《内经》分发之法。

浮主表，沉主里，二脉于指下轻重辨之，易见也。迟主寒，数主热，二脉以息之至数分之，易见也。大主邪实，细主正虚，二脉以形之阔窄分之，易见也。长主素盛，短主素弱，二脉以部之长短分之，易见也。以此八脉为纲。其余诸脉，辨其兼见可也，置而弗辨亦可也。起四句，总提切脉之大法也。

胃资水谷人根本，土具冲和脉委蛇；

脉属肺而肺受气于胃。不坚直而和缓也，脉得中土之生气如此，此以察胃气为第一要。

脏气全凭生克验，天时且向逆从窥。

审脏气之生克为第二要。如脾病畏弦，木克土也。肺病畏洪，火克金也。反是，则与脏气无害。推天运之顺逆为第三要。如春气属木脉宜弦，夏气属火脉宜洪之类。反是，则与天气不应。

阳为浮数形偏亢，阴则沉迟势更卑；

仲景以浮、大、动、滑、数为阳，凡脉之有力者俱是。仲景以沉、涩、弱、弦、迟为阴，凡脉之无力者皆是。此又提出"阴阳"二字，以起下四句辨脉病之宜忌，为第四要。

外感阴来非吉兆，内虚阳现实堪悲。

外感之证，脉宜浮洪，而反细弱，则正不胜邪矣。脱血之后，脉宜静细，而反洪大，则气亦外脱矣。

诸凡偏胜皆成病，忽变非常即弗医；

偏阳而洪大，偏阴而细弱，皆病脉也。旧《诀》有雀啄、屋漏、鱼翔、虾游、弹石、解索、釜沸七怪之说，总因阴阳离诀，忽现出反常之象。

只此数言占必应，脉经铺叙总支离。

病之名有万，而脉象不过数十种，且一病而数十种之脉无不可见，何能诊脉而即知为何病耶？脉书欺人之语，最不可听。

七、运气

张飞畴运气不足凭说

谚云：不读五运六气，检遍方书何济。所以稍涉医理者，动以司运为务。曷知《天元纪》等篇，本非《素问》原文，王氏取《阴阳大论》补入经中，后世以为古圣格言，孰敢非之，其实无关于医道也。况《论》中明言，时有常位，而气无定然，犹谆谆详论者，不过穷究其理而已。纵使胜复有常，而政分南北。四方有高下之殊，四序有非时之化；百步之内，晴雨不同；千里之外，寒暄各异。岂可以一定之法，而测非常之变耶？若熟之以资顾问则可，苟奉为治病之法，则执一不通矣！

濒湖脉学

明·李时珍　著

内 容 简 介

本书为中医四小经典之一，为明代震惊中外的医药学家李时珍晚年所作。全书撷取《内经》《脉经》等诸书精华，结合作者多年的经验撰著而成。一是阐述了 27 种脉象的脉形特点，辨别方法及主治病证；二是引录了其父李言闻阐述脉学理论的《四言举要》。全书用韵语文体编成歌诀，读之朗朗上口，易诵易记，是后世学习脉学的良好读物，为历代医家所推崇。书末附《脉诀考证》，亦是对《濒湖脉学》的补充。

整理说明

《濒湖脉学》乃明朝震惊中外的医药巨匠李时珍晚年的作品。陈修园在《医学三字经》中盛赞："诊脉法，濒湖昂。"李时珍撰写这部脉学著作的背景是《脉诀》盛行，诚如李时珍在《濒湖脉学·自序》中说的那样——"宋有俗子，杜撰《脉诀》，鄙陋纰缪，医学习诵，以为权舆，逮臻颁白，脉理竟昧"。纵然《脉诀》有些谬误，但由于《脉诀》的写作体例就像七言绝句一般，初习脉学的人觉得《脉经》过于拗口，所以《脉诀》就成了人们初学脉学的首选读本。在当时，《脉诀》是一本极其畅销的脉学专著，其中有些内容与《脉经》出入较大，于是，蔡西山、戴同父等人首先举起"批判"《脉诀》的旗帜，但是人微言轻，并没有改变这一现象。李时珍在花费了 27 年时间写就了惊世之作——《本草纲目》之后，再结合自己多年的经验，以及其父李言闻的脉学精髓，诞生了《濒湖脉学》，此书一出，犹如明日升天，脉学史上再出一镇室之宝。后世学习脉法皆以《濒湖脉学》为基准，就连后来的《诊家正眼》《脉诀汇辨》都是《濒湖脉学》的集成和延续。

李时珍，生于明武宗正德十三年（1518 年），卒于明神宗万历二十二年（1593 年），字东壁，晚年自号濒湖老人，主要著作除了震惊中外的《本草纲目》之外，还有《濒湖脉学》《奇经八脉考》《五脏图论》《三焦客难》《命门考》等医学专著。除此之外，另有诗文集《莳所馆诗》一部。

观古今脉书，称得上奇书者，不过三本而已：一为王叔和《脉经》；二为李时珍《濒湖脉学》；三为李延昰《脉诀汇辨》。然《脉经》诘屈聱牙，初学者有所不宜；《脉诀汇辨》乃脉学阳春白雪之作，介于入门与经典之间。而《濒湖脉学》真正意义上做到了"以便习读，为脉指南"，是启蒙的上乘之作。

《濒湖脉学》一书，版本众多，明刻本、清刻本、石印本、铅印本达 40余种，本次以《四库全书》本为底本，以千顷堂书局石印本为主校本。在不失古风古貌、原汁原味的基础上，按照现代人的阅读习惯，以及现代传播学的需要，进行了详细点校及精细编排，具体如下：①原著为繁体竖排，今按照简体横排，凡异体字、通假字，一律按现代通行字径改。②原著层次不够清楚，本次整理厘清全书脉络，对全书按照现代出版的相关要求，进行了编码。③原著缺标题，今据内容补录。④把需要背诵的部分用仿宋标注，用宋体字、楷体字的皆为必读或原书作者的自注。⑤《脉诀考证》一书亦为李时珍脉学专著，故合二为一。

整理者
乙未仲秋于北京

自　序

　　李时珍曰：宋有俗子，杜撰《脉诀》，鄙陋纰缪，医学习诵，以为权舆，逮臻颁白，脉理竟昧。戴同父常刊其误，先考月池翁著《四诊发明》八卷，皆精诣奥室，浅学未能窥造。(珍) 因撮粹撷华，僭撰此书，以便习读，为脉指南。世之医病两家，咸以脉为首务，不知脉乃四诊之末，谓之巧者尔，上士欲会其全，非备四诊不可。

明嘉靖甲子上元日谨书于濒湖薖所

目录

卷一　二十七脉

一、浮（阳）

浮脉：举之有余，按之不足（《脉经》），如微风吹鸟背上毛，厌厌聂聂（轻泛貌），如循榆荚（《素问》），如水漂木（崔氏），如捻葱叶（黎氏）。

浮脉法天，有轻清在上之象，在卦为乾，在时为秋，在人为肺。又谓之毛。太过则中坚旁虚，如循鸡羽，病在外也；不及则气来毛微，病在中也。《脉诀》言"寻之如太过"，乃浮兼洪紧之象，非浮脉也。

1. 体状诗

> 浮脉惟从肉上行，如循榆荚似毛轻；
> 三秋得令知无恙，久病逢之却可惊。

2. 相类诗

> 浮如木在水中浮，浮大中空乃是芤；
> 拍拍而浮是洪脉，来时虽盛去悠悠。
> 浮脉轻平似捻葱，虚来迟大豁然空；
> 浮而柔细方为濡，散似杨花无定踪。

浮而有力为洪，浮而迟大为虚，虚甚为散，浮而无力为芤，浮而柔细为濡。

3. 主病诗

> 浮脉为阳表病居，迟风数热紧寒拘；
> 浮而有力多风热，无力而浮是血虚。

4. 分部诗

> 寸浮头痛眩生风，或有风痰聚在胸；
> 关上土衰兼木旺，尺中溲便不流通。

浮脉主表，有力表实，无力表虚，浮迟中风，浮数风热，浮紧风寒，浮缓风湿，浮虚伤暑，浮芤失血，浮洪虚热，浮散劳极。

二、沉（阴）

沉脉：重手按至筋骨乃得（《脉经》），如绵裹砂，内刚外柔（杨氏），如石投水，必极其底。

沉脉法地，有渊泉在下之象，在卦为坎，在时为冬，在人为肾。又谓之石，亦曰营。太过则如弹石，按之益坚，病在外也。不及则气来虚微，去如数者，病在中也。《脉诀》言"缓度三关，状如烂绵"者，非也。沉有缓数及各部之沉，烂绵乃弱脉，非沉也。

1. 体状诗

水行润下脉来沉，筋骨之间软滑匀；

女子寸兮男子尺，四时如此号为平。

2. 相类诗

沉帮筋骨自调匀，伏则推筋着骨寻；

沉细如绵真弱脉，弦长实大是牢形。

沉行筋间，伏行骨上，牢大有力，弱细无力。

3. 主病诗

沉潜水蓄阴经病，数热迟寒滑有痰；

无力而沉虚与气，沉而有力积并寒。

4. 分部诗

寸沉痰郁水停胸，关主中寒痛不通；

尺部浊遗并泄利，肾虚腰及下元痀。

沉脉主里，有力里实，无力里虚。沉则为气，又主水蓄，沉迟痼冷，沉数内热，沉滑痰食，沉涩气郁，沉弱寒热，沉缓寒湿，沉紧冷痛，沉牢冷积。

三、迟（阴）

迟脉：一息三至，去来极慢（《脉经》）。

迟为阳不胜阴，故脉来不及。《脉诀》言"重手乃得"，是有沉无浮。一息三至，甚为易见，而曰"隐隐"、曰"状且难"，是涩脉矣，其谬可知。

1. 体状诗

> 迟来一息至惟三，阳不胜阴气血寒；
>
> 但把浮沉分表里，消阴须益火之原。

2. 体状诗

> 脉来三至号为迟，小驶于迟作缓持；
>
> 迟细而难知是涩，浮而迟大以虚推。

三至为迟，有力为缓，无力为涩，有止为结，迟甚为败，浮大而软为虚。黎氏曰："迟，小而实；缓，大而慢。迟为阴盛阳衰，缓为卫盛营弱，宜别之。"

3. 主病诗

> 迟司脏病或多痰，沉痼癥痕仔细看；
>
> 有力而迟为冷痛，迟而无力定虚寒。

4. 分部诗

> 寸迟必是上焦寒，关主中寒痛不堪；
>
> 尺是肾虚腰脚重，溲便不禁疝牵丸。

迟脉主脏，有力冷痛，无力虚寒。浮迟表寒，沉迟里寒。

四、数（阳）

数脉：一息六至（《脉经》），脉流薄疾（《素问》）。

数为阴不胜阳，故脉来太过。浮、沉、迟、数，脉之纲领。《素问》《脉经》，皆为正脉。《脉诀》立七表、八里，而遗数脉，止谓于心脏，其妄甚矣。

1. 体状诗

> 数脉息间常六至，阴微阳盛必狂烦；
>
> 浮沉表里分虚实，惟有儿童作吉看。

2. 相类诗

> 数比平人多一至，紧来如数似弹绳；
>
> 数而时止名为促，数见关中动脉形。

数而弦急为紧，流利为滑，数而有止为促，数甚为疾，数见关中为动。

3. 主病诗

> 数脉为阳热可知，只将君相火来医；

实宜凉泻虚温补，肺病秋深却畏之。

4. 分部诗

寸数咽喉口舌疮，吐红咳嗽肺生疡；

当关胃火并肝火，尺属滋阴降火汤。

数脉主腑，有力实火，无力虚火。浮数表热，沉数里热，气口数实肺痈，数虚肺痿。

五、滑（阳中阴）

滑脉：往来前却，流利展转，替替然如珠之应指（《脉经》），漉漉如欲脱。

滑为阴气有余，故脉来流利如水。脉者，血之府也。血盛则脉滑，故肾脉宜之；气盛则脉涩，故肺脉宜之。《脉诀》云："按之即伏，三关如珠，不进不退。"是不分浮滑、沉滑、尺寸之滑也，今正之。

1. 体状相类诗

滑脉如珠替替然，往来流利却还前；

莫将滑数为同类，数脉惟看至数间。

滑则如珠，数则六至。

2. 主病诗

滑脉为阳元气衰，痰生百病食生灾；

上为吐逆下蓄血，女脉调时定有胎。

3. 分部诗

寸滑膈痰生呕吐，吞酸舌强或咳嗽；

当关宿食肝脾热，渴痢癫淋看尺部。

滑主痰饮，浮滑风痰，沉滑食痰，滑数痰火，滑短宿食。《脉诀》言"关滑胃寒，尺滑脐似冰"，与《脉经》言"关滑胃热，尺滑血蓄，妇人经病"之旨相反，其谬如此。

六、涩（阴）

涩脉：细而迟，往来难，短且散，或一止复来（《脉经》），参伍不调（《素问》），如轻刀刮竹（《脉诀》），如雨沾沙（通真子），如病蚕食叶。

涩为阳气有余，气盛则血少，故脉来蹇滞，而肺宜之。《脉诀》言："指下寻之似有，举之全无。"与《脉经》所云，绝不相干。

1. 体状诗

> 细迟短涩往来难，散止依稀应指间；
> 如雨沾沙容易散，病蚕食叶慢而艰。

2. 相类诗

> 参伍不调名曰涩，轻刀刮竹短而难；
> 微似秒芒微软甚，浮沉不别有无间。

细迟短散，时一止，曰涩；极细而软，重按若绝，曰微；浮而柔细，曰濡；沉而柔细，曰弱。

3. 主病诗

> 涩缘血少或伤精，反胃亡阳汗雨淋；
> 寒湿入营为血痹，女人非孕即无经。

4. 分部诗

> 寸涩心虚痛对胸，胃虚胁胀察关中；
> 尺为精血俱伤候，肠结溲淋或下红。

涩主血少精伤之病，女人有孕为胎病，无孕为败血。杜光庭云："涩脉独见尺中，形散同代为死脉。"

七、虚（阴）

虚脉：迟大而软，按之无力，隐指豁豁然空（《脉经》）。

崔紫虚云："形大力薄，其虚可知。"《脉诀》言"寻之不足，举之有余"，止言浮脉，不见虚状。杨仁斋言"状似柳絮，散漫而迟"，滑氏言"散大而软"，皆是散脉，非虚也。

1. 体状相类诗

> 举之迟大按之松，脉状无涯类谷空；
> 莫把芤虚为一例，芤来浮大似慈葱。

虚脉浮大而迟，按之无力。芤脉浮大，按之中空。芤为脱血，虚为血虚。浮散二脉见浮脉。

2. 主病诗

> 脉虚身热为伤暑，自汗怔忡惊悸多；

发热阴虚须早治，养营益气莫蹉跎。

3. 分部诗

血不荣心寸口虚，关中腹胀食难舒；

骨蒸痿痹伤精血，却在神门两部居。

经曰"血虚脉虚"，曰"气来虚微为不及，病在内"，曰"久病脉虚者死"。

八、实（阳）

实脉：浮沉皆得，脉大而长，微弦，应指愊愊然（《脉经》）。

愊愊，坚实貌。《脉诀》言"如绳，应指来"，乃紧脉，非实脉也。

1. 体状诗

浮沉皆得大而长，应指无虚愊愊强；

热蕴三焦成壮火，通肠发汗始安康。

2. 相类诗

实脉浮沉有力强，紧如弹索转无常；

须知牢脉帮筋骨，实大微弦更带长。

浮沉有力为实；弦急弹指为紧；沉而实大，微弦而长为牢。

3. 主病诗

实脉为阳火郁成，发狂谵语吐频频；

或为阳毒或伤食，大便不通或气疼。

4. 分部诗

寸实应知面热风，咽疼舌强气填胸；

当关脾热中宫满，尺实腰肠痛不通。

经曰"血实脉实"，曰"脉实者，水谷为病"，曰"气来实强，是谓太过"。《脉诀》言"尺实小便不禁"，与《脉经》"尺实小腹痛、小便难"之说何反？洁古不知其谬，诀为虚寒，药用姜附，愈误矣。

九、长（阳）

长脉：不小不大，迢迢自若（朱氏），如循长竿末梢，为平；如引绳，如循长竿，为病（《素问》）。

长有三部之长、一部之长，在时为春，在人为肝。心脉长，神强气壮；肾脉长，蒂固根深。《经》曰"长则气治"，皆言平脉也。

1. 体状相类诗

> 过于本位脉名长，弦则非然但满张；
> 弦脉与长争较远，良工尺度自能量。

实、牢、弦、紧，皆兼长脉。

2. 主病诗

> 长脉迢迢大小匀，反常为病似牵绳；
> 若非阳毒癫痫病，即是阳明热势深。

长主有余之病。

十、短（阴）

短脉：不及本位（《脉诀》），应指而回，不能满部（《脉经》）。

戴同父云："短脉只见尺寸，若关中见短，上不通寸，下不通尺，是阴阳绝脉，必死矣。故关不诊短。"黎居士云："长短未有定体，诸脉举按之，附过于本位者为长，不及本位者为短。长脉属肝宜于春，短脉属肺宜于秋。但诊肝肺，长短自见。"短脉两头无、中间有，不及本位，乃气不足以前导其血也。

1. 体状相类诗

> 两头缩缩名为短，涩短迟迟细且难；
> 短涩而浮秋喜见，三春为贼有邪干。

涩、微、动、结，皆兼短脉。

2. 主病诗

> 短脉惟于尺寸寻，短而滑数酒伤神；
> 浮为血涩沉为痞，寸主头疼尺腹疼。

经曰："短则气病。"短主不及之病。

十一、洪（阳）

洪脉：指下极大（《脉经》），来盛去衰（《素问》），来大去长（通真子）。

洪脉在卦为离，在时为夏，在人为心。《素问》谓之大，亦曰钩。滑氏曰："来盛去衰，如钩之曲，上而复下。应血脉来去之象，象万物敷布下垂之状。"詹炎举言"如环珠者"非。《脉诀》云"季夏宜之，秋季、冬季，发汗通肠，俱非洪脉所宜"。盖谬也。

1. 体状诗

> 脉来洪盛去还衰，满指滔滔应夏时；
> 若在春秋冬月分，升阳散火莫狐疑。

2. 相类诗

> 洪脉来时拍拍然，去衰来盛似波澜；
> 欲知实脉参差处，举按弦长愊愊坚。

洪而有力为实，实而无力为洪。

3. 主病诗

> 脉洪阳盛血应虚，相火炎炎热病居；
> 胀满胃翻须早治，阴虚泄痢可踌躇。

4. 分部诗

> 寸洪心火上焦炎，肺脉洪时金不堪；
> 肝火胃虚关内察，肾虚阴火尺中看。

洪主阳盛阴虚之病，泄痢、失血、久嗽者忌之。《经》曰"形瘦脉大多气者死"，曰"脉大则病进"。

十二、微（阴）

微脉：极细而软，按之如欲绝，若有若无（《脉经》），细而稍长（戴氏）。

《素问》谓之"小"。又曰："气血微则脉微。"

1. 体状相类诗

> 微脉轻微瞥瞥乎，按之欲绝有如无；
> 微为阳弱细阴弱，细比于微略较粗。

轻诊即见，重按如欲绝者，微也。往来如线而常有者，细也。仲景曰："脉瞥瞥如羹上肥者，阳气微；萦萦如蚕丝细者，阴气衰。长病得之死，卒病得之生。"

2. 主病诗

> 气血微兮脉亦微，恶寒发热汗淋漓；

男为劳极诸虚候，女作崩中带下医。

3. 分部诗

寸微气促或心惊，关脉微时胀满形；

尺部见之精血弱，恶寒消瘅痛呻吟。

微主久虚血弱之病，阳微恶寒，阴微发热。《脉诀》云："崩中日久肝阴竭，漏下多时骨髓枯。"

十三、紧（阳）

紧脉：来往有力，左右弹人手（《素问》），如转索无常（仲景），数如切绳（《脉经》），如纫箄线（丹溪）。

紧乃热为寒束之脉，故急数如此，要有神气。《素问》谓之"急"。《脉诀》言："寥寥入尺来。"崔氏言："如线，皆非紧状。或以浮紧为弦，沉紧为牢，亦近似耳。"

1. 体状诗

举如转索切如绳，脉象因之得紧名；

总是寒邪来作寇，内为腹痛外身疼。

2. 相类诗

见弦、实。

3. 主病诗

紧为诸痛主于寒，喘咳风痫吐冷痰；

浮紧表寒须发越，紧沉温散自然安。

4. 分部诗

寸紧人迎气口分，当关心腹痛沉沉；

尺中有紧为阴冷，定是奔豚与疝疼。

诸紧为寒为痛。人迎紧盛，伤于寒；气口紧盛，伤于食。尺紧，痛居其腹，况乃疾在其腹。中恶浮紧、咳嗽沉紧，皆主死。

十四、缓（阴）

缓脉：去来小快于迟（《脉经》），一息四至（戴氏），如丝在经，不卷其轴，应指和缓，往来甚匀（张太素），如初春杨柳舞风之象（杨玄操），如微风轻飐柳梢（滑伯仁）。

缓脉在卦为坤，在时为四季，在人为脾。阳寸阴尺，上下同等，浮大而软，无有偏胜者，平脉也。若非其时，即为有病。缓而和匀，不浮不沉，不疾不徐，不微不弱者，即为胃气，故杜光庭云："欲知死期何以取？古贤推定五般土。阳土须知不遇阴，阴土遇阴当细数。"详《玉函经》。

1. 体状诗

> 缓脉阿阿四至通，柳梢袅袅飐轻风；
>
> 欲从脉里求神气，只在从容和缓中。

2. 相类诗

见迟脉。

3. 主病诗

> 缓脉营衰卫有余，或风或湿或脾虚；
>
> 上为项强下痿痹，分别浮沉大小区。

4. 分部诗

> 寸缓风邪项背拘，关为风眩胃家虚；
>
> 神门濡泄或风秘，或是蹒跚足力迂。

浮缓为风，沉缓为湿，缓大风虚，缓细湿痹，缓涩脾虚，缓弱气虚。《脉诀》言"缓主脾热口臭、反胃、齿痛、梦鬼诸病"，出自杜撰，与缓无关。

十五、芤（阳中阴）

芤脉：浮大而软，按之中央空，两边实（《脉经》），中空外实，状如慈葱。

芤，慈葱也。《素问》无芤名。刘三点云："芤脉何似？绝类慈葱，指下成窟，有边无中。"戴同父云："营行脉中，脉以血为形，芤脉中空，脱血之象也。"《脉经》云："三部脉芤，长病得之生，卒病得之死。"《脉诀》言"两头有，中间无"，是脉断截矣；又言"主淋沥、气入小肠"，与失血之候相反，误世不小。

1. 体状诗

> 芤形浮大软如葱，边实须知内已空；
>
> 火犯阳经血上溢，热侵阴络下流红。

2. 相类诗

> 中空旁实乃为芤，浮大而迟虚脉呼；
> 芤更带弦名曰革，芤为失血革血虚。

3. 主病诗

> 寸芤积血在于胸，关里逢芤肠胃痈；
> 尺部见之多下血，赤淋红痢漏崩中。

十六、弦（阳中阴）

弦脉：端直以长（《素问》），如张弓弦（《脉经》），按之不移，绰绰如按琴瑟弦（巢氏），状若筝弦（《脉诀》），从中直过，挺然指下（《刊误》）。

弦脉，在卦为震，在时为春，在人为肝。轻虚以滑者平，实滑如循长竿者病，劲急如新张弓弦者死。池氏曰："弦紧而数劲，为太过；弦紧而细，为不及。"戴同父曰："弦而软，其病轻；弦而硬，其病重。"《脉诀》言"时时带数"，又言"脉紧状绳牵"，皆非弦象，今削之。

1. 体状诗

> 弦脉迢迢端直长，肝经木旺土应伤；
> 怒气满胸常欲叫，翳蒙瞳子泪淋浪。

2. 相类诗

> 弦来端直似丝弦，紧则如绳左右弹；
> 紧言其力弦言象，牢脉弦长沉伏间。

又见长脉。

3. 主病诗

> 弦应东方肝胆经，饮痰寒热疟缠身；
> 浮沉迟数须分别，大小单双有重轻。

4. 分部诗

> 寸弦头痛膈多痰，寒热癥瘕察左关；
> 关右胃寒心腹痛，尺中阴疝脚拘挛。

弦为木盛之病。浮弦支饮外溢，沉弦悬饮内痛。疟脉自弦，弦数多热，弦迟多寒。弦大主虚，弦细拘急。阳弦头痛，阴弦腹痛。单弦饮癖，双弦寒痼。若不食者，木来克土，必难治。

十七、革（阴）

革脉：弦而芤（仲景），如按鼓皮（丹溪）。

仲景曰："弦则为寒，芤则为虚，虚寒相搏，此名曰革。男子亡血失精，妇人半产漏下。"《脉经》曰："三部脉革，长病得之死，卒病得之生。"时珍曰："此即芤弦二脉相合，故均主失血之候。诸家脉书，皆以为牢脉，故或有革无牢，有牢无革，混淆不辨。不知革浮牢沉，革虚牢实，形证皆异也。"

又按：《甲乙经》曰："浑浑革革，至如涌泉，病进而危；弊弊绰绰，其去如弦绝者死。"谓脉来浑浊革变，急如涌泉，出而不返也。王贶以为溢脉，与此不同。

1. 体状主病诗

革脉形如按鼓皮，芤弦相合脉寒虚；

女人半产并崩漏，男子营虚或梦遗。

2. 相类诗

见芤、牢。

十八、牢（阴中阳）

牢脉：似沉似伏，实大而长，微弦（《脉经》）。

扁鹊曰："牢而长者，肝也。"仲景曰："寒则牢坚，有牢固之象。"沈氏曰："似沉似伏，牢之位也；实大弦长，牢之体也。"《脉诀》不言形状，但云"寻之则无，按之则有"，云"脉入皮肤辨息难"，又以牢为死脉，皆孟浪谬误。

1. 体状相类诗

弦长实大脉牢坚，牢位常居沉伏间；

革脉芤弦自浮起，革虚牢实要详看。

2. 主病诗

寒则牢坚里有余，腹心寒痛木乘脾；

疝癫癥瘕何愁也，失血阴虚却忌之。

牢主寒实之病，木实则为痛。扁鹊云："软为虚，牢为实。"失血者，脉宜沉细，反浮大而牢者死，虚病见实脉也。《脉诀》言"骨间疼痛，气居于表"，池氏以为肾传于脾，皆谬妄不经。

十九、濡（阴）

濡（即软字）脉：极软而浮细，如帛在水中，轻手相得，按之无有
（《脉经》），如水上浮沤。

帛浮水中，重手按之，随手而没之象。《脉诀》言"按之似有举还无"，
是微脉，非濡也。

1. 体状诗

濡形浮细按须轻，水面浮绵力不禁；
病后产中犹有药，平人若见是无根。

2. 相类诗

浮而柔细知为濡，沉细而柔作弱持；
微则浮微如欲绝，细来沉细近于微。

浮细如绵曰濡，沉细如绵曰弱，浮而极细如绝曰微，沉而极细不断曰细。

3. 主病诗

濡为亡血阴虚病，髓海丹田暗已亏；
汗雨夜来蒸入骨，血山崩倒湿侵脾。

4. 分部诗

寸濡阳微自汗多，关中其奈气虚何；
尺伤精血虚寒甚，温补真阴可起疴。

濡主血虚之病，又为伤湿。

二十、弱（阴）

弱脉：极软而沉细，按之乃得，举手无有（《脉经》）。

弱乃濡之沉者。《脉诀》言"轻手乃得"，黎氏譬如"浮沤"，皆是濡脉，
非弱也。《素问》曰"脉弱以滑"，是有胃气；"脉弱以涩"，是谓久病。病后
老弱见之顺，平人少年见之逆。

1. 体状诗

弱来无力按之柔，柔细而沉不见浮；
阳陷入阴精血弱，白头犹可少年愁。

2. 相类诗

见濡脉。

3. 主病诗

> 弱脉阴虚阳气衰，恶寒发热骨筋痿；
>
> 多惊多汗精神减，益气调营急早医。

4. 分部诗

> 寸弱阳虚病可知，关为胃弱与脾衰；
>
> 欲求阳陷阴虚病，须把神门两部推。

弱主气虚之病。仲景曰："阳陷入阴，故恶寒发热。"又云："弱主筋，沉主骨，阳浮阴弱，血虚筋急。"柳氏曰："气虚则脉弱，寸弱阳虚，尺弱阴虚，关弱胃虚。"

二十一、散（阴）

散脉：大而散，有表无里（《脉经》），涣漫不收（崔氏），无统纪，无拘束，至数不齐，或来多去少，或去多来少，涣散不收，如杨花散漫之象（柳氏）。

戴同父曰："心脉浮大而散，肺脉短涩而散，平脉也。心脉软散，怔忡；肺脉软散，汗出；肝脉软散，溢饮；脾脉软散，胕肿，病脉也。肾脉软散，诸病脉代散，死脉也。"《难经》曰："散脉独见则危。"柳氏曰："散为气血俱虚、根本脱离之脉，产妇得之生，孕妇得之堕。"

1. 体状诗

> 散似杨花散漫飞，去来无定至难齐；
>
> 产为生兆胎为堕，久病逢之不必医。

2. 相类诗

> 散脉无拘散漫然，濡来浮细水中绵；
>
> 浮而迟大为虚脉，芤脉中空有两边。

3. 主病分部诗

> 左寸怔忡右寸汗，溢饮左关应软散；
>
> 右关软散胕胕肿，散居两尺魂应断。

二十二、细（阴）

细脉：小大于微而常有，细直而软，若丝线之应指（《脉经》）。

《素问》谓之"小"。王启玄言："如莠蓬，状其柔细也。"《脉诀》言"往来极微"，是微反大于细矣，与《经》相背。

1. 体状诗

> 细来累累细如丝，应指沉沉无绝期；
> 春夏少年俱不利，秋冬老弱却相宜。

2. 相类诗

见微、濡。

3. 主病诗

> 细脉萦萦血气衰，诸虚劳损七情乖；
> 若非湿气侵腰肾，即是伤精汗泄来。

4. 分部诗

> 寸细应知呕吐频，入关腹胀胃虚形；
> 尺逢定是丹田冷，泄利遗精号脱阴。

《脉经》曰："细为血少气衰。"有此证则顺，否则逆。故吐衄得沉细者生。忧劳过度者，脉亦细。

二十三、伏（阴）

伏脉：重按着骨，指下裁动（《脉经》），脉行筋下（《刊误》）。
《脉诀》言"寻之似有，定息全无"，殊为舛谬。

1. 体状诗

> 伏脉推筋着骨寻，指间裁动隐然深；
> 伤寒欲汗阳将解，厥逆脐疼证属阴。

2. 相类诗

见沉脉。

3. 主病诗

> 伏为霍乱吐频频，腹痛多缘宿食停；
> 蓄饮老痰成积聚，散寒温里莫因循。

4. 分部诗

食郁胸中双寸伏，欲吐不吐常兀兀；

当关腹痛困沉沉，关后疝疼还破腹。

伤寒，一手脉伏曰单伏，两手脉伏曰双伏，不可以阳证见阴为诊，乃火邪内郁，不得发越，阳极似阴，故脉伏，必有大汗而解。正如久旱将雨，六合阴晦，雨后庶物皆苏之义。又有夹阴伤寒，先有伏阴在内，外复感寒，阴盛阳衰，四肢厥逆，六脉沉伏，须投姜附及灸关元，脉乃复出也。若太溪、冲阳皆无脉者，必死。《脉诀》言"徐徐发汗"，洁古以麻黄附子细辛汤主之，皆非也。刘玄宾曰："伏脉不可发汗。"

二十四、动（阳）

动乃数脉，见于关上下，无头尾，如豆大，厥厥动摇。

仲景曰："阴阳相搏，名曰动，阳动则汗出，阴动则发热，形冷恶寒，此三焦伤也。"成无己曰："阴阳相搏，则虚者动，故阳虚则阳动，阴虚则阴动。"庞安常曰："关前三分为阳，后三分为阴，关位半阴半阳，故动随虚见。"《脉诀》言"寻之似有，举之还无，不离其处，不往不来，三关沉沉"，含糊谬妄，殊非动脉。詹氏言其形鼓动如钩、如毛者，尤谬。

1. 体状诗

动脉摇摇数在关，无头无尾豆形团；

其原本是阴阳搏，虚者摇兮胜者安。

2. 主病诗

动脉专司痛与惊，汗因阳动热因阴；

或为泄利拘挛病，男子亡精女子崩。

仲景曰："动则为痛为惊。"《素问》曰"阴虚阳搏，谓之崩"，又曰"妇人手少阴脉动甚者，妊子也"。

二十五、促（阳）

促脉：来去数，时一止复来（《脉经》），如蹶之趣，徐疾不常（黎氏）。

《脉经》但言数而止为促，《脉诀》乃云"并居寸口"，不言时止者，谬矣。数止为促，缓止为结，何独寸口哉？

1. 体状诗

> 促脉数而时一止，此为阳极欲亡阴；
> 三焦郁火炎炎盛，进必无生退可生。

2. 相类诗

见代脉。

3. 主病诗

> 促脉惟将火病医，其因有五细推之；
> 时时喘咳皆痰积，或发狂斑与毒疽。

促主阳盛之病。促、结之因，皆有气、血、痰、饮、食五者之别。一有留滞，则脉必见止也。

二十六、结（阴）

结脉：往来缓，时一止，复来（《脉经》）。

《脉诀》言"或来或去，聚而却还"，与结无关。仲景有"累累如循长竿曰阴结，蔼蔼如车盖曰阳结"。《脉经》又有如"麻子动摇，旋引旋收，聚散不常者曰结，主死"。此三脉，名同实异也。

1. 体状诗

> 结脉缓而时一止，独阴偏盛欲亡阳；
> 浮为气滞沉为积，汗下分明在主张。

2. 相类诗

见代脉。

3. 主病诗

> 结脉皆因气血凝，老痰结滞苦沉吟；
> 内生积聚外痈肿，疝瘕为殃病属阴。

结主阴盛之病。越人曰："结甚则积甚，结微则气微，浮结外有痛积，伏结内有积聚。"

二十七、代（阴）

代脉：动而中止，不能自还，因而复动（仲景），脉至还入尺，良久方来（吴氏）。

脉一息五至，肺、心、脾、肝、肾五脏之气，皆足五十动而一息，合大衍之数，谓之平脉。反此则止乃见焉，肾气不能至，则四十动一止；肝气不能至，则三十动一止。盖一脏之气衰，而他脏之气代至也。《经》曰："代则气衰。"滑伯仁曰："若无病，羸瘦脉代者，危脉也。"有病而气血乍损，气不能续者，只为病脉。伤寒心悸脉代者，复脉汤主之。妊娠脉代者，其胎百日代之，生死不可不辨。

1. 体状诗

> 动而中止不能还，复动因而作代看；
> 病者得之犹可疗，平人却与寿相关。

2. 相类诗

> 数而时至名为促，缓止须将结脉呼；
> 止不能回方是代，结生代死自殊途。

促、结之止无常数，或二动、三动，一止即来。代脉之止有常数，必依数而止，还入尺中，良久方来也。

3. 主病诗

> 代脉元因脏气衰，腹痛泄利下元亏；
> 或为吐泻中宫病，女子怀胎三月兮。

4. 预后诗

> 五十不止身无病，数内有止皆知定；
> 四十一止一脏绝，四年之后多亡命；
> 三十一止即三年，二十一止二年应；
> 十动一止一年殂，更观气色兼形证；
> 两动一止三四日，三四动止应六七。
> 五六一止七八朝，次第推之自无失。

《脉经》曰："代散者死。主泄及便脓血。"戴同父曰："脉必满五十动，出自《难经》，而《脉诀》五脏歌，皆以四十五动为准，乖于经旨。"柳东阳曰："古以动数候脉，是吃紧语。须候五十动，乃知五脏缺失。今人指到腕臂，即云见了。夫五十动，岂弹指间事耶？故学者当诊脉、问证、听声、观色，斯备四诊而无失。"

卷二 四言举要

（宋南康紫虚隐君崔嘉彦希范著，明蕲州月池子李言闻子郁删补）

一、经脉与脉气

脉乃血派，气血之先；血之隧道，气息应焉。
其象法地，血之府也；心之合也，皮之部也。
资始于肾，资生于胃；阳中之阴，本乎营卫。
营者阴血，卫者阳气；营行脉中，卫行脉外。
脉不自行，随气而至；气动脉应，阴阳之义。
气如橐籥，血如波澜；血脉气息，上下循环。
十二经中，皆有动脉；惟手太阴，寸口取决。
此经属肺，上系吭嗌；脉之大会，息之出入。
一呼一吸，四至为息；日夜一万，三千五百。
一呼一吸，脉行六寸；日夜八百，十丈为准。

二、部位与诊法

初持脉时，令仰其掌；掌后高骨，是谓关上。
关前为阳，关后为阴；阳寸阴尺，先后推寻。
寸口无脉，求治臂外；是谓反关，本不足怪。
心肝居左，肺脾居右；肾与命门，居两尺部。
魂魄谷神，皆见寸口；左主司官，右主司府。
左大顺男，右大顺女；本命扶命，男左女右。
关前一分，人命之主；左为人迎，右为气口。
神门决断，两在关后；人无二脉，病死不愈。
男女脉同，惟尺则异；阳弱阴盛，反此病至。

脉有七诊，日浮中沉；上下左右，消息求寻。
又有九候，举按轻重；三部浮沉，各候五动。
寸候胸上，关候膈下；尺候于脐，下至跟踝。
左脉候左，右脉候右；病随所在，不病者否。

三、五脏平脉

浮为心肺，沉为肾肝；脾胃中州，浮沉之间。
心脉之浮，浮大而散；肺脉之浮，浮涩而短。
肝脉之沉，沉而弦长；肾脉之沉，沉实而濡。
脾胃属土，脉宜和缓；命为相火，左寸同断。

四、四时脉象

春弦夏洪，秋毛冬石；四季和缓，是谓平脉。
太过实强，病生于外；不及虚微，病生于内。
春得秋脉，死在金日；五脏准此，推之不失。
四时百病，胃气为本；脉贵有神，不可不审。

五、辨脉提纲

调停自气，呼吸定息；四至五至，平和之则。
三至为迟，迟则为冷；六至为数，数即热证。
转迟转冷，转数转热；迟数既明，浮沉当别。
浮沉迟数，辨内外因；外因于天，内因于人。
天有阴阳，风雨晦冥；人喜怒忧，思悲恐惊。
外因之浮，则为表证；沉里迟阴，数则阳盛。
内因之浮，虚风所为；沉气迟冷，数热何疑。
浮数表热，沉数里热；浮迟表虚，沉迟冷结。
表里阴阳，风气冷热；辨内外因，脉证参别。
脉理浩繁，总括于四；既得提纲，引申触类。

六、诸脉形态

浮脉法天，轻手可得；泛泛在上，如水漂木。
有力洪大，来盛去悠；无力虚大，迟而且柔。

虚甚则散，涣漫不收；有边无中，其名曰芤。

浮小为濡，绵浮水面；濡甚则微，不任寻按。

沉脉法地，近于筋骨；深深在下，沉极为伏。

有力为牢，实大弦长；牢甚则实，愊愊而强。

无力为弱，柔小如绵；弱甚则细，如蛛丝然。

迟脉属阴，一息三至；小驶于迟，缓不及四。

二损一败，病不可治；两息夺精，脉已无气。

浮大虚散，或见芤革；浮小濡微，沉小细弱。

迟细为涩，往来极难；易散一止，止而复还。

结则来缓，止而复来；代则来缓，止不能回。

数脉属阳，六至一息；七疾八极，九至为脱。

浮大者洪，沉大牢实；往来流利，是谓之滑。

有力为紧，弹如转索；数见寸口，有止为促。

数见关中，动脉可候；厥厥动摇，状如小豆。

长则气治，过于本位；长而端直，弦脉应指。

短则气病，不能满部；不见于关，惟尺寸候。

七、诸脉主病

一脉一形，各有主病；数脉相兼，则见诸证。

浮脉主表，里必不足；有力风热，无力血弱。

浮迟风虚，浮数风热；浮紧风寒，浮缓风湿。

浮虚伤暑，浮芤失血；浮洪虚火，浮微劳极。

浮濡阴虚，浮散虚剧；浮弦痰饮，浮滑痰热。

沉脉主里，主寒主积；有力痰食，无力气郁。

沉迟虚寒，沉数热伏；沉紧冷痛，沉缓水蓄。

沉牢痼冷，沉实热极；沉弱阴虚，沉细痹湿。

沉弦饮痛，沉滑宿食；沉伏吐利，阴毒聚积。

迟脉主脏，阳气伏潜；有力为痛，无力虚寒。

数脉主腑，主吐主狂；有力为热，无力为疮。

滑脉主痰，或伤于食；下为蓄血，上为吐逆。

涩脉少血，或中寒湿；反胃结肠，自汗厥逆。

弦脉主饮，病属胆肝；弦数多热，弦迟多寒。

浮弦支饮，沉弦悬痛；阳弦头痛，阴弦腹痛。

紧脉主寒，又主诸痛；浮紧表寒，沉紧里痛。

长脉气平，短脉气病；细则气少，大则病进。

浮长风痫，沉短宿食；血虚脉虚，气实脉实。

洪脉为热，其阴则虚；细脉为湿，其血则虚。

缓大者风，缓细者湿；缓涩血少，缓滑内热。

濡小阴虚，弱小阳竭；阳竭恶寒，阴虚发热。

阳微恶寒，阴微发热；男微虚损，女微泻血。

阳动汗出，阴动发热；为痛与惊，崩中失血。

虚寒相搏，其名为革；男子失精，女子失血。

阳盛则促，肺痈阳毒；阴盛则结，疝瘕积郁。

代则气衰，或泄脓血；伤寒心悸，女胎三月。

八、杂病脉象

脉之主病，有宜不宜；阴阳顺逆，凶吉可推。

中风浮缓，急实则忌；浮滑中痰，沉迟中气。

尸厥沉滑，卒不知人；入脏身冷，入腑身温。

风伤于卫，浮缓有汗；寒伤于营，浮紧无汗。

暑伤于气，脉虚身热；湿伤于血，脉缓细涩。

伤寒热病，脉喜浮洪；沉微涩小，证反必凶。

汗后脉静，身凉则安；汗后脉躁，热甚必难。

阳病见阴，病必危殆；阴病见阳，虽困无害。

上不至关，阴气已绝；下不至关，阳气已竭。

代脉止歇，脏绝倾危；散脉无根，形损难医。

饮食内伤，气口急滑；劳倦内伤，脾脉大弱。

欲知是气，下手脉沉；沉极则伏，涩弱久深。

火郁多沉，滑痰紧食；气涩血芤，数火细湿。

滑主多痰，弦主留饮；热则滑数，寒则弦紧。

浮滑兼风，沉滑兼气；食伤短疾，湿留濡细。

疟脉自弦，弦数者热；弦迟者寒，代散者折。

泄泻下痢，沉小滑弱；实大浮洪，发热则恶。

呕吐反胃，浮滑者昌；弦数紧涩，结肠者亡。

霍乱之候，脉代勿讶；厥逆迟微，是则可怕。

咳嗽多浮，聚肺关胃；沉紧小危，浮濡易治。

喘急息肩，浮滑者顺；沉涩肢寒，散脉逆证。

病热有火，洪数可医；沉微无火，无根者危。

骨蒸发热，脉数而虚；热而涩小，必殒其躯。

劳极诸虚，浮软微弱；土败双弦，火炎急数。

诸病失血，脉必见芤；缓小可喜，数大可忧。

瘀血内蓄，却宜牢大；沉小涩微，反成其害。

遗精白浊，微涩而弱；火盛阴虚，芤濡洪数。

三消之脉，浮大者生；细小微涩，形脱可惊。

小便淋閟，鼻头色黄；涩小无血，数大何妨。

大便燥结，须分气血；阳数而实，阴迟而涩。

癫乃重阴，狂乃重阳；浮洪吉兆，沉急凶殃。

痫脉宜虚，实急者恶；浮阳沉阴，滑痰数热。

喉痹之脉，数热迟寒；缠喉走马，微伏则难。

诸风眩晕，有火有痰；左涩死血，右大虚看。

头痛多弦，浮风紧寒；热洪湿细，缓滑厥痰。

气虚弦软，血虚微涩；肾厥弦坚，真痛短涩。

心腹之痛，其类有九；细迟从吉，浮大延久。

疝气弦急，积聚在里；牢急者生，弱急者死。

腰痛之脉，多沉而弦；兼浮者风，兼紧者寒。

弦滑痰饮，濡细肾着；大乃肾虚，沉实闪朒。

脚气有四，迟寒数热；浮滑者风，濡细者湿。

痿病肺虚，脉多微缓；或涩或紧，或细或濡。

风寒湿气，合而为痹；浮涩而紧，三脉乃备。

五疸实热，脉必洪数；涩微属虚，切忌发渴。

脉得诸沉，责其有水；浮气与风，沉石或里。

沉数为阳，沉迟为阴；浮大出厄，虚小可惊。

胀满脉弦，土制于木；湿热数洪，阴寒迟弱。

浮为虚满，紧则中实；浮大可治，虚小危极。

五脏为积，六腑为聚；实强者生，沉细者死。

中恶腹胀，紧细者生；脉若浮大，邪气已深。

痈疽浮散，恶寒发热；若有痛处，痈疽所发。

脉数发热，而痛者阳；不数不热，不疼阴疮。

未溃痈疽，不怕洪大；已溃痈疽，洪大可怕。

肺痈已成，寸数而实；肺痿之形，数而无力。

肺痈色白，脉宜短涩；不宜浮大，唾糊呕血。

肠痈实热，滑数可知；数而不热，关脉芤虚。

微涩而紧，未脓当下；紧数脓成，切不可下。

九、妇儿脉法

妇人之脉，以血为本；血旺易胎，气旺难孕。

少阴动甚，谓之有子；尺脉滑利，妊娠可喜。

滑疾不散，胎必三月；但疾不散，五月可别。

左疾为男，右疾为女；女腹如箕，男腹如釜。

欲产之脉，其至离经；水下乃产，未下勿惊。

新产之脉，缓滑为吉；实大弦牢，有证则逆。

小儿之脉，七至为平；更察色证，与虎口纹。

十、奇经八脉

奇经八脉，其诊又别；直上直下，浮则为督。

牢则为冲，紧则任脉；寸左右弹，阳跷可决。

尺左右弹，阴跷可别；关左右弹，带脉当决。

尺外斜上，至寸阴维；尺内斜上，至寸阳维。

督脉为病，脊强癫痫；任脉为病，七疝瘕坚。

冲脉为病，逆气里急；带主带下，脐痛精失。

阳维寒热，目眩僵仆；阴维心痛，胸胁刺筑。

阳跷为病，阳缓阴急；阴跷为病，阴缓阳急。

癫痫瘈疭，寒热恍惚；八脉脉证，各有所属。

十一、平人无脉

平人无脉，移于外络；兄位弟乘，阳溪列缺。

十二、真脏绝脉

病脉既明，吉凶当别；经脉之外，又有真脉。

肝绝之脉，循刀责责；心绝之脉，转豆躁疾。

脾则雀啄，如屋之漏；如水之流，如杯之覆。

肺绝如毛，无根萧索；麻子动摇，浮波之合。

肾脉将绝，至如省客；来如弹石，去如解索。

命脉将绝，虾游鱼翔；至如涌泉，绝在膀胱。

真脉既形，胃已无气；参察色证，断之以臆。

附：脉诀考证

一、《脉诀》非叔和书

晦庵朱子曰：古人察脉非一道，今世惟守寸关尺之法，所谓关者多不明。独俗传《脉诀》，词最鄙浅，非叔和本书，乃能直指高骨为关。然世之高医，以其书赝，遂委弃而羞言之。（《跋郭长阳书》）

东阳柳贯曰：王叔和撰《脉经》十卷，为医家一经。今《脉诀》熟在人口，直谓叔和所作，不知叔和西晋时尚未有歌括，此乃宋之中世人伪托，以便习肄尔。朱子取其高骨为关之说，不知其正出《脉经》也。庐陵谢缙翁曰：今称叔和《脉诀》，不知起于何时。宋熙宁初，校正《脉经》，尚未有此，陈孔硕始言《脉诀》出而《脉经》隐，则《脉诀》乃熙宁以后人作耳。惟陈无择《三因方》，言高阳生剽窃作歌诀，刘元宾从而和之，其说似深知《脉经》者，而又自著七表八里九道之名，则陈氏亦未尝详读《脉经》矣。

河东王世相曰：诊候之法，不易精也，轩岐微蕴，越人、叔和撰《难经》《脉经》，犹未尽泄其奥。五代高阳生著《脉诀》，假叔和之名，语多牴牾，辞语鄙俚，又被俗学妄注，世医家传户诵，茫然无所下手，不过藉此求食而已，于诊视何益哉！

云间钱溥曰：晋太医令王叔和著《脉经》，其言可守而不可变，及托叔和《脉诀》行，而医经之理遂微。盖叔和为世所信重，故假其名而得行耳。然医道之日浅，未必不由此而误之也。

二、七表、八里、九道之非

金陵戴起宗曰：脉不可以表里定名也。轩岐、越人、叔和，皆不言表里，《脉诀》窃叔和之名，而立七表、八里、九道，为世大惑。脉之变化，从阴阳生，但可以阴阳对待而言，各从其类，岂可以一浮二沉为定序，而分七八九之名乎？大抵因浮而见者皆为表，因沉而见者皆为里，何拘于七八九哉？庐山刘立之以浮、沉、迟、数为纲，以教学者，虽似捷径，然必博学反约，然后能入脉妙，若以此自足，亦画矣。

撄宁滑寿曰：脉之阴阳表里，以对待而为名象也。高阳生之七表、八里、九道，盖凿凿也。求脉之明，为脉之晦。

谢氏曰：《脉经》论脉二十四种，初无表里九道之目。其言芤脉云，中央空，两边实，云芤则为阴，而《脉诀》以芤为七表属阳，云中间有，两头无。仲景脉法云，浮、大、数、动、滑为阳，沉、涩、弱、弦、微为阴。而《脉诀》以动为阴，以弦为阳，似此背误颇多，则《脉诀》非叔和书，可推矣。

草庐吴澄曰：俗误以《脉诀》为《脉经》，而王氏《脉经》，知者或鲜。脉书往往混牢革为一。夫牢为寒实，革为虚寒，安可混乎？脉之浮、沉、虚、实、紧、缓、数、迟、滑、涩、长、短之相反，匹配自不容易，况有难辨，如洪散俱大，而洪有力，微细俱小，而微无力，芤类浮而边有中无，伏类沉而边无中有。若豆粒而摇摇不定者，动也；若鼓皮而如如不动者，革也。俱对待也。又有促、结、代，皆有止之脉，促疾结缓，故可为对，代则无对。总之凡二十七脉，不止于七表、八里、九道，二十四脉也。（详《文集》）

濒湖李时珍曰：《脉经》论脉，止有二十四种，无长短二脉。《脉诀》歌脉，亦有二十四种，增长短而去数散。皆非也。《素》《难》仲景论脉，只别阴阳，初无定数，如《素问》之鼓搏、喘横，仲景之憟平、荣章、纲损、纵横、逆顺之类是也。后世脉之精微失传，无所依准，因立名而为之归著耳。今之学者，按图索骥，犹若望洋，而况举其全旨乎？此草庐公说，独得要领也。

三、男女脉位

齐褚澄曰：男子阳顺，自下生上，故右尺为受命之根，万物从土而出，故右关为脾，生右寸肺，肺生左尺肾，肾生左关肝，肝生左寸心。女子阴逆，自上生下，故左寸为受命之根，万物从土而出，故左关为脾，生左尺肺，肺生右寸肾，肾生右关肝，肝生右尺心。（详《褚氏遗书》）

华谷储泳曰：《脉诀》以女人尺脉盛弱，与男子相反为背看。夫男女形体绝异，阴阳殊涂，男生而覆，女生而仰，男则左旋，女则右转，男主施，女主受，男之至命在肾，处脏腑之极下，女之至命在乳，处脏腑之极上。形气既异，脉行于形气之间，岂略不少异耶？此褚氏之说，为有理也。（详《祛疑说》）

戴起宗曰：《脉诀》，因男子左肾右命，女子左命右肾之别，遂言反此背看。而诸家以尺脉盛弱解之。褚氏又以女人心肺诊于尺，倒装五脏，其谬又甚。不知男女形气精血虽异，而十二经脉所行始终，五脏之定位则一也。安可以女人脉位为反耶？

丹溪朱震亨曰：昔轩辕使伶伦截嶰谷之竹，作黄钟律管，以候天地之节气，使岐伯取气口，作脉法，以候人之动气。故黄钟之数九分，气口之数亦九分，律管具而寸之数始形。故脉之动也，阳得九分，阴得一寸，吻合于黄钟。天不足西北，阳南而阴北，故男子寸盛而尺弱，肖乎天也。地不满东南，阳北而阴南，故女子尺盛而寸弱，肖乎地也。黄钟者，气之先兆，故能测天地之节候。气口者，脉之要会，故能知人命之死生。世之俗医，诵高阳生之妄作，欲以治病，其不杀人也几希。龙丘叶氏曰：脉者，天地之元性，故男女尺寸盛弱，肖乎天地。越人以为男生于寅，女生于申，三阳从天生，三阴从地长。谬之甚也。独丹溪推本律法，混合天人而辟之，使千载之误，一旦昭然，岂不韪哉！

四、脏腑部位

绍兴王宗正曰：诊脉之法，当从心肺俱浮，肝肾俱沉，脾在中州之说。王叔和独守寸关尺分部位，以测五脏六腑之脉者，非也。

慈溪赵继宗曰：《脉诀》言"左心小肠肝胆肾，右肺大肠脾胃命"者，非也。心肺居上，为阳为浮；肝肾居下，为阴为沉；脾居中州，半阴半阳，半浮半沉。当以左寸为心，右寸为肺，左尺为肝，右尺为肾，两关为脾。关者，阴阳之界限，前取阳三分，后取阴三分，所谓土居金、木、水、火之中，寄旺于四时，不独右关为脾也。肝既为阴，岂宜在半阴半阳、半浮半沉之左关耶？命门即是肾，不宜以右尺为诊。（详《儒医精要》）

吴草庐曰：医者于寸关尺，辄名之曰：此心脉，此肺脉，此肝脉，此脾脉，此肾脉者，非也。五脏六腑，凡十二经，两手寸关尺者，手太阴肺经之一脉也。分其部位，以候他脏之气耳。脉行始于肺，终于肝，而复会于肺。肺为气所出之门户，故名曰气口，而为脉之大会，以占一身焉。（详《文集》）

李时珍曰：两手六部，皆肺之经脉也，特取此以候五脏六腑之气耳，非五脏六腑所居之处也。凡诊察皆以肺、心、脾、肝、肾各候一动，五十动不止者，五脏皆足。内有一止，则知一脏之脉不至。据此推之，则以肺经一脉，候五脏六腑之气者，可心解矣。褚、储、赵氏不知脉随五脏之气行于经隧之间，欲以男女脏腑，颠倒部位，执泥不通。戴同父言：褚氏倒装五脏，丹溪别男女尺寸，草庐明三部皆肺，三说皆有真见，学者所当宗师。若夫赵氏所云，盖本于宋人王宗正《难经图解》，岂知脉分两手，出于《素问·脉要精微论》，而越人推明关脉及一脉十变于《难经》，非始于叔和也。若如其说，则一脉十变，何从推之？可谓凿而任矣。命门即肾之说，乃越人之误也。予尝著《命门考》《三焦客难》二说，凡二千余言云。

药 性 赋

元·李东垣　著

内 容 简 介

本书为中医四小经典之一，为元代著名脾胃学家李东垣所著。李氏在遣方用药上，深受其师张元素影响，遂在张氏《珍珠囊》基础上，加以深入研究和不断完善，著成《珍珠囊补遗药性赋》一书。全书主要遵循《神农本草经》理论，结合作者多年的临床经验，在药物的气味、补泻、归经等方面进行了有针对性的探讨，颇具实用价值。书中的总赋部分，流传极广，民间抑或学堂，家弦户诵，经久不衰。书末附《药性歌括四百味》，以补充《药性赋》之不足。

整理说明

《药性赋》是中医古代入门的最经典读物之一，也是现代学习中医的必读必背入门经典。《药性赋》在古代中医的传承中，发挥了巨大的作用。现存《药性赋》全本，全名《珍珠囊指掌补遗药性赋》，又名《珍珠囊补遗药性赋》《雷公炮制药性赋》《药性赋珍珠囊》，刻本较多，现存明刻本1种，清刻本40余种，近代铅印本、石印本10余种，现代出版版本不计其数。

据考证，本书原是元代医家李杲所著，李氏在其师张元素《珍珠囊》的基础上发挥撰写而成，故书名中冠以"珍珠囊"三字。内容包括总赋（包括寒、热、温、平四赋）；用药发明（总论用药大法）；主治指掌（记90种常用药的功用和主治）；用药须知；本草（分别将玉石、草、木、人、禽兽、虫鱼、果品、米谷、蔬菜等9部中主要药物的性味、功能和主治编成歌赋，便于习诵）。此书一出，深受众多医家及初学者喜爱，故版本较多、流传较广，是一部适用于初学药性的名著。

本次整理，以《中国医学大成》为底本，在不失古风古貌、原汁原味的基础上，按照现代人的阅读习惯，以及现代传播学的需要，进行了详细点校及精细编排，具体如下：①原著为繁体竖排，今按照简体横排，凡异体字、通假字，一律按现代通行字径改。②原著层次不够清楚，本次整理厘清全书脉络，对全书按照现代出版的相关要求，进行了编码。③把需要背诵的部分用仿宋标注，用宋体字的皆为必读或原书作者的自注。④总赋及本草中的中药名用黑体予以标注。⑤原著中有象牙、熊胆、犀角、虎骨等国家禁捕动物的药用成分，尊重原著，不做修改，但用药处方时，应用其他药效与之类似的代替。⑥书末附有《药性歌括四百味》（又称《药性歌括》《药性四百味》），为明代著名医学家龚廷贤所著；原载于遐迩闻名的养生巨著《寿世保元》中，部分歌诀亦见于流传甚广的医学巨著《万病回春》中，对中药的启蒙也有着巨大的作用。本次据清刻本《寿世保元》辑录，原著中歌诀之中夹有随文注，为了方便诵读，故将随文注去之。

整理者

乙未仲秋于北京

序

　　往尝向学，以未博医为欠事。一日，思取古人，既目医道类为小道，又谓人不可以不知医。噫嘻！医不可以不知医也，亦不必于尽知也，非尽知不可也。顾吾所事者大，其余所谓医者，精神有分数，日月不长居也。君子于医，苟知其概，以知之者付之专之者，斯固不害为知也。此吾有取于《药性赋》也。虽然，吾为专于大者言也。苟有奇世之人，小大而无不知者，奚必尽守乎吾言。或曰，斯人也，吾见亦罕矣。此吾有取于《药性赋》也。

元山道人识

目录

卷一　药性发蒙

一、药性总赋

（一）寒性

诸药赋性，此类最寒。

犀角解乎心热，羚羊清乎肺肝。

泽泻利水通淋而补阴不足，海藻散瘿破气而治疝何难。

闻之菊花能明目而清头风，射干疗咽闭而消痈毒。

薏苡理脚气而除风湿，藕节消瘀血而止吐衄。

瓜蒌子下气润肺喘兮，又且宽中；车前子止泻利小便兮，尤能明目。

是以黄柏疮用，兜铃嗽医。

地骨皮有退热除蒸之效，薄荷叶宜消风清肿之施。

宽中下气，枳壳缓而枳实速也；疗肌解表，干葛先而柴胡次之。

百部治肺热，咳嗽可止；栀子凉心肾，鼻衄最宜。

玄参治热结毒痈，清利咽膈；升麻消风热肿毒，发散疮痍。

尝闻腻粉抑肺而敛肛门，金箔镇心而安魂魄。

茵陈主黄疸而利水，瞿麦治热淋之有血。

朴硝通大肠，破血而止痰癖；石膏治头疼，解肌而消烦渴。

前胡除内外之痰实；滑石利六腑之涩结。

天门冬止嗽，补血涸而润肝心；麦门冬清心，解烦渴而除肺热。

又闻治虚烦，除哕呕，须用竹茹；通秘结，导瘀血，必资大黄；

宣黄连治冷热之痢，又厚肠胃而止泻；淫羊藿疗风寒之痹，且补阴虚而助阳。

茅根止血与吐衄；石韦通淋于小肠。

熟地黄补血，且疗虚损；生地黄宣血，更医眼疮。

赤芍药破血而疗腹疼，烦热亦解；**白芍药**补虚而生新血，退热尤良。

若乃消肿满，逐水于**牵牛**；除毒热、杀虫于**贯众**。

金铃子治疝气而补精血，**萱草根**治五淋而消乳肿。

侧柏叶治血山崩漏之疾，**香附子**理血气妇人之用。

地肤子利膀胱，可洗皮肤之风；**山豆根**解热毒，能止咽喉之痛。

白鲜皮去风、治筋弱，而疗足顽痹；**旋覆花**明目、治头风，而消痰嗽壅。

又况**荆芥穗**清头目便血，疏风散疮之用；**栝楼根**疗黄疸毒痈，消渴解痰之忧。

地榆疗崩漏，止血止痢；**昆布**破疝气，散瘿散瘤。

疗伤寒，解虚烦，**淡竹叶**之功倍；除结气，破瘀血，**牡丹皮**之用同。

知母止嗽而骨蒸退，**牡蛎**涩精而虚汗收。

贝母清痰，止咳嗽而利心肺；**桔梗**下气，利胸膈而治咽喉。

若夫**黄芩**治诸热，兼主五淋；**槐花**治肠风，亦医痔痢。

常山理痰结而治温疟，**葶苈**泻肺喘而通水气。

此六十六种药性之寒，又当考《图经》以博其所治。

观夫方书以参其所用焉，其庶几矣。

（二）热性

药有温热，又当审详。

欲温中以**荜茇**，用发散以**生姜**。

五味子止嗽痰，且滋肾水；**腽肭脐**疗劳瘵，更壮元阳。

原夫**川芎**祛风湿，补血清头；**续断**治崩漏，益筋强脚。

麻黄表汗以疗咳逆，**韭子**助阳而医白浊。

川乌破积，有消痰治风痹之功；**天雄**散寒，为祛湿助精阳之药。

观夫**川椒**达下；**干姜**暖中。

胡芦巴治虚冷之疝气；**生卷柏**破癥瘕而血通。

白术消痰壅，温胃兼止吐泻；**菖蒲**开心气，散冷更治耳聋。

丁香快脾胃而止吐逆，**良姜**止心气痛之攻冲。

肉苁蓉填精益肾，**石硫黄**暖胃驱虫。

胡椒主去痰而除冷，**秦椒**主攻痛而治风。

吴茱萸疗心腹之冷气，**灵砂**定心脏之怔忡。

盖夫散肾冷，助脾胃，须**荜澄茄**；疗心痛，破积聚，用**蓬莪术**。

缩砂止吐泻安胎，化酒食之剂；**附子**疗虚寒翻胃，壮元阳之力。

白豆蔻治冷泻，疗痛止疼于**乳香**；**红豆蔻**止吐酸，消血杀虫于**干漆**。

岂不知**鹿茸**生精血，腰脊崩漏之均补；**虎骨**壮筋骨，寒湿毒风之并祛。

檀香定霍乱，而心气之痛愈；**鹿角**秘精髓，而腰脊之疼除。

消肿益血于**米醋**；下气散寒于**紫苏**。

扁豆助脾，则**酒**有行药破结之用；**麝香**开窍，则**葱**为通中发汗之需。

尝观**五灵脂**治崩漏，理血气之刺痛；**麒麟竭**止血出，疗金疮之伤折。

麋茸壮阳以助肾；**当归**补虚而养血。

乌贼骨止带下，且除崩漏目翳；**鹿角胶**住血崩，能补虚赢劳绝。

白花蛇治瘫痪，除风痒之癣疹；**乌梢蛇**疗不仁，去疮疡之风热。

《图经》云：**乌药**有治冷气之理，**禹余粮**乃疗崩漏之因。

巴豆利痰水，能破寒积；**独活**疗诸风，不论久新。

山茱萸治头晕遗精之药；**白石英**医咳嗽吐脓之人。

厚朴温胃而去呕胀，消痰亦验；**肉桂**行血而疗心痛，止汗如神。

是则**鲫鱼**有温胃之功；**代赭**乃镇肝之剂。

沉香下气补肾，定霍乱之心疼；**橘皮**开胃去痰，导壅滞之逆气。

此六十种药性之热，又当博《本草》而取治焉。

（三）温性

温药总括，医家素谙。

木香理乎气滞；**半夏**主于风痰。

苍术治目盲，燥脾去湿宜用；**萝卜**去膨胀，下气制面尤堪。

况夫**钟乳粉**补肺气，兼疗肺虚；**青盐**治腹疼，且滋肾水。

山药而腰湿能医；**阿胶**而痢嗽皆止。

赤石脂治精浊而止泻，兼补崩中；**阳起石**暖子宫以壮阳，更疗阴痿。

诚以**紫菀**治嗽；**防风**祛风。

苍耳子透脑止涕；**威灵仙**宣风通气。

细辛去头风，止嗽而疗齿痛；**艾叶**治崩漏，安胎而医痢红。

羌活明目祛风，除湿毒肿痛；**白芷**止崩治肿，疗痔漏疮痈。

若乃**红蓝花**通经，治产后恶血之余；**刘寄奴**散血，疗烫火金疮之苦。

减风湿之痛，则**茵芋叶**；疗折伤之证，则**骨碎补**。

藿香叶辟恶气而定霍乱；**草果仁**温脾胃而止呕吐。

巴戟天治阴疝白浊，补肾尤滋；**玄胡索**理气痛血凝，调经有助。

尝闻**款冬花**润肺，祛痰嗽以定喘；**肉豆蔻**温中，止霍乱而助脾。

抚芎走经络之痛；**何首乌**治疮疥之资。

姜黄能下气，破恶血之积；**防己**宜消肿，去风湿之施。

藁本除风，主妇人阴痛之用；**仙茅**益肾，扶元气虚弱之衰。

乃若**破故纸**温肾，补精髓与劳伤；**宣木瓜**入肝，疗脚气并水肿。

杏仁润肺燥，止嗽之剂；**茴香**治疝气，肾痛之用。

诃子生精止渴，兼疗滑泄之疴；**秦艽**攻风逐水，又除肢节之痛。

槟榔豁痰而逐水，杀寸白虫；**杜仲**益肾而添精，去腰膝重。

当知**紫石英**疗惊悸崩中之疾；**橘核仁**治腰疼疝气之癀。

金樱子兮涩遗精；**紫苏子**兮下气涎。

淡豆豉发伤寒之表；**大小蓟**除诸血之鲜。

益智安神，治小便之频数；**麻子仁**润肺，利六腑之燥坚。

抑又闻补虚弱，排疮脓，莫若**黄芪**；强腰脚，壮筋骨，无如**狗脊**；

菟丝子补肾以明目，**马蔺花**治疝而有益。

此五十四种药性之温，更宜参《图经》而默识也。

（四）平性

详论药性，平和惟在。

以**硇砂**而去积；用**龙齿**以安魂。

青皮快膈除膨胀，且利脾胃；**芡实**益精治白浊，兼补真元。

原夫**木贼草**去目翳，崩漏亦医；**花蕊石**治金疮，血行即却。

决明和肝气，治眼之剂，**天麻**主头眩，祛风之药。

甘草和诸药而解百毒，盖以性平；**石斛**平胃气而补肾虚，更医脚弱。

观夫**商陆**治肿；**覆盆**益精。

琥珀安神而破血；**朱砂**镇心而有灵。

牛膝强足补精，兼疗腰痛；**龙骨**止汗住泄，更治血崩。

甘松理风气而痛止；**蒺藜**疗风疮而目明。

人参润肺宁心，开脾助胃；**蒲黄**止崩治衄，消瘀调经。

岂不以**南星**醒脾，去惊风痰吐之忧；**三棱**破积，除血块气滞之证。

没食主泄泻而神效；**皂角**治风痰而响应。

桑螵蛸疗遗精之泄；**鸭头血**医水肿之盛。

蛤蚧治劳嗽，**牛蒡子**疏风壅之痰；**全蝎**主风瘫，**酸枣仁**去怔忡之病。

尝闻**桑寄生**益血安胎，且止腰痛；**大腹子**去膨下气，亦令胃和。

小草、远志，俱有宁心之妙；**木通、猪苓**，尤为利水之多。

莲肉有清心醒脾之用；**没药**乃治疮散血之科。

郁李仁润肠宣水，去浮肿之疾；**茯神**宁心益智，除惊悸之疴。

白茯苓补虚劳，多在心脾之有眚；**赤茯苓**破结血，独利水道以无毒。

因知**麦芽**有助脾化食之功；**小麦**有止汗养心之力。

白附子去面风之游走；**大腹皮**治水肿之泛溢。

椿根白皮主泻血；**桑根白皮**主喘息。

桃仁破瘀血，兼治腰痛；**神曲**健脾胃，而进饮食。

五加皮坚筋骨以立行；**柏子仁**养心神而有益。

抑又闻**安息香**辟恶，且止心腹之痛；**冬瓜仁**醒脾，实为饮食之资。

僵蚕治诸风之喉闭；**百合**敛肺劳之嗽萎。

赤小豆解热毒，疮肿宜用；**枇杷叶**下逆气，哕呕可医。

连翘排疮脓与肿毒；**石楠叶**利筋骨与毛皮。

谷芽养脾，**阿魏**除邪气而破积；**紫河车**补血，**大枣**和药性以开脾。

然而**鳖甲**治劳疟，兼破癥瘕；**龟甲**坚筋骨，更疗崩疾。

乌梅主便血疟痢之用；**竹沥**治中风声音之失。

此六十八种平和之药，更宜参《本草》而求其详悉也。

二、用药发明

（一）药性阴阳论

夫药有寒热温凉之性，酸苦辛咸甘淡之味，升降浮沉之能，厚薄轻重之用。或气一而味殊，或味同而气异，合而言之，不可混用，分而言之，各有所能。本乎天者亲上，本乎地者亲下。轻清成象，重浊成形。清阳发腠理，浊阴走五脏。清中清者，营养精神。浊中浊者，坚强骨髓。辛甘发散为阳，酸苦涌泄为阴。气为阳，气厚为阳中之阳，气薄为阳中之阴。薄则发泄，厚则发热。味为阴，味厚为阴中之阴，味薄为阴中之阳。薄则疏通，厚则滋润。升降浮沉之辨，豁然贯通，始可以言医，而司人命矣。人徒知药之神者，乃药之力也，殊不知乃用药之力也。人徒知辨真伪识药之为难，殊不知分阴阳用药之为尤难也。

（二）标本论

夫用药者，当知标本。以身论之，外为标，内为本；气为标，血为本；阳为标，阴为本；六腑属阳为标，五脏属阴为本。以病论之，先受病为本，后传变为标。凡治病者，先治其本，后治其标。虽有数病，靡弗去矣。若先治其标，后治其本，邪气滋甚，其病益坚。若有中满，无问标本，先治其满，谓其急也。若中满后有大小便不利，亦无问标本，先治大小便，次治中满，谓尤急也。又如先病发热，后病吐泻，饮食不下，则先定呕吐，后进饮食，方兼治泻。待元气稍复，乃攻热耳。此所谓缓则治其本，急则治其标也。除大小便不利及中满吐泻之外，皆先治其本，不可不知也。假令肝受心火之邪，是从前来者为实邪，实则泻其子，然非直泻其火，入肝经药为之引。用泻火为君，是治实邪之病也。假令肝受肾邪，是从后来者为虚邪，虚则补其母，入肾经药为之引，用补肝药为君是也。标本已得，邪气乃服。医之神良，莫越乎此。

（三）用药法

夫用药之法，贵乎明变。如风会有古今之异，地气有南北之分，天时有寒暑之更，禀赋有厚薄之别，受病有新旧之差，年寿有老少之殊，居养有贵贱之别。用药之际，勿好奇，勿执一，勿轻妄，勿迅速。须慎重精详，圆融活变。不妨沉会以期必妥，药于是乎功成。昔先贤未有发明，后学因而弗讲，其误世也不既多乎！

夫病有宜补，以泻之之道补之。病有宜泻，以补之之道泻之。病有宜寒剂者，以热剂为　向导之兵。病有宜热剂者，以寒剂为类从之引。病在上者治下，病在下者治上。病同也而药异，病异也而药同。其义至微，学者最宜深究。

用药之忌，在乎欲速。欲速则寒热温凉行散补泻未免过当。功未获奏，害已随之。药无次序，如兵无纪律，虽有勇将，适以勇而偾事。又如理丝，缓则可清其绪，急则愈坚其结矣。

药有君臣佐使，味有轻重厚薄，人尽知之矣。及其用药也，令人复煎其渣，不知既经煎沸，则轻且薄者，业已无味。重且厚者，不减初煎。君臣佐使之宜，果安在哉。病浅者犹无大害，病深者切勿为之。

凡修丸剂，须每种各为细末，以末之轻重合之，则分两方准。不然，易细者一磨无遗，难碎者三复不尽。鲁莽若此，何怪其无功哉。

凡药苦者直行而泄，辛者横行而散，酸者束而收敛，咸者止而软坚。独是甘之一味，可升可降，可浮可沉，可内可外，有和有缓，有补有泻。盖土味作甘，土位居中，而能兼乎五行也。

凡药之在土者，中半以上为根，其气上行，病在中上焦者用之。中半以下为梢，其气下行，病在下焦者用之。药之出土者，中半以上为苗，其气味上升。中半以下为身为干，其气味中守下达咸宜。因其病而酌之，使弗悖乎阴阳也。

凡药在上者，不厌频而少。在下者，不厌顿而多。少服则滋荣于上，多服则峻补于下。

凡病在上者，先食而后药。病在下者，先药而后食。病在四肢者，宜饥食而在昼。病在骨髓者，宜饱食而在夜。

凡煎药用水，也各有宜。如治湿肿浮胀之疾，而欲使利水道，则取长流水。以流长源远，其性通达，直引四肢之间也。如治二便不通，及足胫以下风湿，则取急流水，以其湍纵峻急，其性速下也。如治痰饮郁滞，而欲吐发升散，则取逆流水，以其性逆倒流，洄澜涌决也。如治中气不足，则取春雨水，有阳道发生之意也。如治下元不足，则取井水；盖清晨井中天一之气，浮结于面，以瓷器轻取之，殊有补阴之功也。如治火热阳证，则取雪水，能大退热也。如治伤寒阴证奔豚等疾，则取甘澜水；盖盛之于缸，扬过千遍，水珠沫液，盈溢于面，其性柔顺，其味甘温，大能和气也。如治脾胃虚弱、泄泻不食等疾，则取池潦水；盖土池中停蓄既久，不流不动，殊有土气，能助脾元也。如治阴不升、阳不降，乖隔诸疾，则取阴阳水，河井各半，阴阳相成，可升可降，而使气平者也。

古人用药如羿之射的，不第谙其理，尤贵择其道地者制之尽善。不然，欲以滥恶之剂，冀其功验，虽扁鹊再起，其可得乎。

凡药有畏恶相反。所谓畏者，畏其制我，不得自纵。如半夏畏生姜之类是也。所谓恶者，恶其异我，不得自尽。如生姜恶黄芩之类是也。统而论之，彼所畏者，我必恶之；我所恶者，彼亦畏我。相畏相恶之中，亦有相成者。在因病制方，轻重多寡之间耳。若所谓相反，则各怀酷毒，两仇不共，共则必害事也。然有大毒之疾，又须用大毒之药以劫之，如古方感应丸，用巴豆、牵牛同剂，以为攻坚破积之用。四物汤加人参、五灵脂以治血块。二陈汤加藜芦、细辛以吐风痰。丹溪治尸瘵莲心散，以甘草、芫花同剂，而谓妙处在此。顾良工用之何如耳。

（四）药性升降浮沉补泻法

（足厥阴肝经、足少阳胆经）味辛补酸泻（所以制金），气温补凉泻。

（手少阴心经、手太阳小肠）味咸补甘泻（所以制水），气热补寒泻。

（足太阴脾经、足阳明胃经）味甘补苦泻（所以制土），气温凉寒热补泻，各从其宜。

（手太阴肺经、手阳明大肠）味酸补辛泻（所以制木），气凉补温泻。

（足少阴肾经、足太阳膀胱）味苦补咸泻（所以制火），气寒补热泻。

五脏更相平也，一脏不平病。故曰：安谷则昌，绝谷则亡。仲景云：水入于经，其血乃成，谷入于胃，脉道乃行。故血不可不养，卫不可不温。血温卫和，荣卫将行，常有天命矣。

（五）五脏所欲

肝欲散，急食辛以散之，以辛补之，以酸泻之。

心欲耎，急食咸以耎之，以咸补之，以甘泻之。

脾欲缓，急食甘以缓之，以甘补之，以苦泻之。

肺欲收，急食酸以收之，以酸补之，以辛泻之。

肾欲坚，急食苦以坚之，以苦补之，以咸泻之。

（六）五脏所苦

肝苦急，急食甘以缓之。

脾苦湿，急食苦以燥之。

心苦缓，急食酸以收之。

肾苦燥，急食辛以润之。

肺苦气上逆，急食苦以泄之。

（七）五气凑五脏例

燥气入肝。

腥气入肺。

香气入脾。

焦气入心。

腐气入肾。

（八）五行五色五味走五脏主禁例

东方之木，其色青，其味酸，其脏肝。肝主筋，木曰曲直，作酸，酸走肝，筋病人无多食酸。

南方之火，其色赤，其味苦，其脏心。心主血，火曰炎上，作苦，苦走心，血病人无多食苦。

西方之金，其色白，其味辛，其脏肺。肺主气，金曰从革，作辛，辛走肺，气病人无多食辛。

中央之土，其色黄，其味甘，其脏脾。脾主肉，土曰稼穑，作甘，甘走脾，肉病人无多食甘。

北方之水，其色黑，其味咸，其脏肾。肾主骨，水曰润下，作咸，咸走肾，骨病人无多食咸。

（九）手足三阳表里引经主治例

太阳（足膀胱、手小肠）上羌活，下黄柏。

少阴（足肾、手心）上黄连，下知母。

少阳（足胆、手三焦）上柴胡，下青皮。

厥阴（足肝、手包络）上青皮，下柴胡。

阳明（足胃、手大肠）上升麻、白芷，下石膏。

太阴（足脾、手肺）上白芍，下桔梗。

（十）诸药泻诸经之火邪

黄连泻心火。栀子、黄芩泻肺火。白芍泻脾火。柴胡、黄连泻肝胆火。知母泻肾火。木通泻小肠火。黄芩泻大肠火。柴胡、黄芩泻三焦火。黄柏泻膀胱火。

（十一）诸药相反例

甘草反大戟、芫花、甘遂、海藻；乌头反半夏、瓜蒌、贝母、白蔹、白及；藜芦反细辛、芍药、人参、沙参、苦参、丹参、元参。

（十二）十八反歌

本草名言十八反，半蒌贝蔹及攻乌；

藻戟遂芫俱战草，诸参辛芍叛藜芦。

（十三）十九畏歌

硫黄原是火中精，朴硝一见便相争。

水银莫与砒霜见，狼毒最怕密佗僧。

巴豆性烈最为上，偏与牵牛不顺情。

丁香莫与郁金见，牙硝难合京三棱。

川乌草乌不顺犀，人参最怕五灵脂。

官桂善能调冷气，若逢石脂便相欺。

大凡修合看顺逆，炮爁炙煿莫相依。

（十四）六陈歌

枳壳陈皮半夏齐，麻黄狼毒及茱萸。

六般之药宜陈久，入药方知奏效奇。

（十五）五脏补泻主治例

肝虚者，陈皮、生姜之类补之。虚者补其母，肾者肝之母也。熟地、地黄、黄柏补之，如无他症，钱氏地黄丸主之。实则白芍药泻之，如无他症，钱氏泻青丸主之。实则泻其子，以甘草泻心。心者肝之子也。

心虚者，炒盐补之。虚则补其母，肝者心之母也。以生姜补肝，如无他症，钱氏安神丸主之。实则甘草泻之，如无他症，钱氏方中重则泻心汤，轻则导赤散。

脾虚者，甘草、大枣之类补之。实则黄连、枳实泻之，如无他症，钱氏益元散主之。虚则补其母，心乃脾之母，以炒盐补心。实则泻其子，肺乃脾之子，以桑白皮泻肺。

肺虚者，五味子补之，实则桑白皮泻之。如无他症，钱氏阿胶散主之。虚则补其母，脾乃肺之母。以甘草、大枣补脾。实则泻其子，肾者肺之子，以泽泻泻肾。

肾虚者，熟地黄、黄柏补之。肾无实不可泻。钱氏只有补肾地黄丸，无泻肾药。虚则补其母，肺乃肾之母，以五味子补肺。

以上五脏补泻，《素问·脏气法时论》备有之矣。欲究其详，再著本论。

（十六）用药凡例

头角痛，须用川芎，血枯亦用。巅顶痛，须用藁本。遍身肢节痛，须用羌活，风湿亦用。腹中痛，须用白芍、厚朴。脐下痛，须用黄柏、青皮。心下痛，须用吴茱萸。胃脘痛，须用草豆蔻。胁下痛，须用柴胡，日晡潮热、寒热往来亦用。茎中痛，须用生甘草梢。气刺痛，须用枳壳；血刺痛，须用当归。心下痞，须用枳实。胸中寒痞，须用去白陈皮。腹中窄，须用苍术。破血须用桃仁；活血须用当归；补血须用川芎；调血须用玄胡索。补元气须用人参；调诸气须用木香；破滞气须用枳壳、青皮。肌表热须用黄芩，去痰亦用。去痰用半夏。去风痰须用南星。诸虚热须用黄芪，盗汗亦用。脾胃受湿用白术，去痰亦用。下焦湿肿用汉防己、草龙胆；中焦湿热用黄连；下焦湿热用黄芩。烦渴须用白茯苓、葛根。嗽者用五味子，咳有声无痰者，用生姜、杏仁、防风。咳有声有痰者，用半夏、枳壳、防风。喘者须用阿胶、天门冬、麦门冬。诸泄泻须用白芍、白术。诸水泻用白术、茯苓、泽泻。诸痢疾须用当归、白芍药。上部见血用防风，中部见血用黄连，下部见血用地榆。眼暴发，须用当归、黄连、防风。眼久昏暗用熟地黄、当归、细辛。解利伤风，须用防风为君，白术、甘草为佐。解利伤寒，甘草为君，防风、白术为佐。凡诸风须用防风、天麻。诸疮疡须用黄柏、知母为君，茯苓、泽泻为佐。疟疾须用柴胡为君，随所发之时，所属经部分以引经药导之。

以上诸药，此大略言之，以为处方之阶。欲究其精，于第二卷主治指掌中求之。

卷二 中药真传

一、主治指掌

羌活（君，羌活气雄，独活气细）

羌活，味苦甘平，性微温，无毒。升也，阴中之阳也。其用有四：散肌表八风之邪；利周身八节之痛；排阴阳肉腐之疽；除新旧风湿之证。乃手足太阳表里引经药也。

升麻（形细而黑极坚者佳，形大者味薄不堪用）

升麻，味苦平，性微寒，无毒。升也，阴中之阳也。其用有四：引葱白散手阳明之风邪；引石膏止足阳明之齿痛；引诸药游行四经；升阳气于阴之下。因名之曰升麻。

柴胡（半夏为之使，恶石英，畏女菀、藜芦）

柴胡，味苦平，性微寒，无毒。升也，阴中之阳也。其用有四：左右两旁胁下痛；日晡潮热往来生；在脏调经内主血；在肌主气上行经。手足少阳表里四经之药也。

白芷（臣，当归为之使，恶旋覆花）

白芷，味辛，性温，无毒。升也，阳也。其用有四：去头面皮肤之风；除皮肤燥痒之痹；止足阳明头痛之邪；为手太阴引经之剂。

防风（臣，恶干姜、藜芦、白蔹、芫花，制附子毒）

防风，味甘辛，性温，无毒。升也，阳也。其用有二：以气味能泻肺金；以体用通疗诸风。

当归（臣，畏菖蒲、海藻，恶热麸）

当归，味甘辛，性温，无毒。可升可降，阳也。其用有四：头止血而上行；身养血而中守；梢破血而下流；全活血而不走。

独活 （蠡实为之使）

独活，味苦甘平，性微温，无毒。升也，阴中之阳也。其用有二：诸风掉眩，颈项难伸；风寒湿痹，两足不用。乃为足少阴之引经。

木香 （君）

木香，味苦辛，性温，无毒。降也，阴也。其用有二：调诸气不可无；泻肺气不可缺。

槟榔 （君）

槟榔，味苦辛，性温，无毒。降也，阴也。其用有二：坠诸药，性若铁石；治后重，验如奔马。

吴茱萸 （恶丹参、硝石、紫石英，先以汤浸去辛味凡六七次，然后可用）

吴茱萸，味苦辛，性热，有小毒。可升可降，阳也。其用有四：咽嗌寒气噎塞而不通；胸中冷气闭塞而不利；脾胃停冷腹痛而不住；心气刺疼成阵而不止。

藿香叶

藿香叶，味甘，性温，无毒，可升可降，阳也。其用有二：开胃口，能进饮食；止霍乱，仍除呕逆。

川芎

川芎，味辛，性温，无毒。升也，阳也。其用有二：上行头角，助元阳之气而止痛；下行血海，养新生之血以调经。

黄连 （臣，恶菊花、芫花、玄参，畏款冬，胜乌头、巴豆毒）

黄连，味苦，性寒，无毒。沉也，阴也。其用有四：泻心火，消心下痞满之状；主肠澼，除肠中混杂之物；治目疾暴发宜用；疗疮疡首尾俱同。

黄芩 （臣，恶葱实，畏丹砂、牡丹、藜芦）

黄芩，味苦平，性寒，无毒。可升可降，阴也。其用有四：中枯而飘者，泻肺火，消痰利气；细实而坚者，泻大肠火，养阴退阳；中枯而飘者，除风湿留热于肌表；细实而坚者，滋化源退热于膀胱。

大黄 （使，黄芩为之使，无所畏之）

大黄，味苦，性寒，无毒。其性沉而不浮，其用走而不守。夺土郁而通壅滞，定祸乱而致太平，因名之曰将军。

黄柏

黄柏，味苦，性寒，无毒。沉也，阴也。其用有五：泻下焦隐伏之龙火；安上焦虚哕之蛔虫；脐下痛则单制而能除；肾不足必炒用而能补；痿厥除热药中，诚不可缺。

玄明粉

玄明粉，味辛甘酸，性微温，无毒。沉也，阴也。其用有二：去胃中之实热；荡肠中之宿垢，其效不可尽述。大抵用此而代盆硝也。

白术（君，苍者米泔水浸，白者陈壁土炒，服二术忌食桃、李、雀、蛤）

白术，味甘，性温，无毒。可升可降，阳也。其用有四：利水道有除湿之功；强脾胃有进食之效；佐黄芩有安胎之能；君枳实有消痞之妙。

人参（君，茯苓为之使，反藜芦，恶咸卤，凡使去净芦头）

人参，味甘，性温，无毒。升也，阳也。其用有三：止渴生津液；和中益元气；肺寒则可服，肺热还伤肺。

黄芪（恶龟甲、白鲜皮、蜜炒用）

黄芪，味甘，性温，无毒。升也，阳也。其用有四：温分肉而实腠理；益元气而补三焦；内托阴证之疮疡；外固表虚之盗汗。

甘草（君，恶远志，反大戟、芫花、甘遂、海藻，用宜去节，服此忌猪）

甘草，味甘平，无毒。生之则寒，炙之则温。生则分身梢而泻火，炙则健脾胃而和中。解百毒而有效，协诸药而无争，以其甘能缓急，故有国老之称。

半夏（使，畏皂荚，恶雄黄、生姜、干姜、秦皮、龟甲，反乌头）

半夏，味辛平。生寒熟温，有毒。降也，阳也。其用有四：除湿化痰涎；大和脾胃气；痰厥及头痛，非此莫能治。

陈皮

陈皮，味辛苦，性温，无毒。可升可降，阳中之阴也。其用有二：留白补胃和中；去白消痰泄气。

青皮

青皮，味苦，性寒，无毒。沉也，阴也。其用有四：破滞气愈低而愈效；削坚积愈下而愈良；引诸药至厥阴之分；下饮食入太阴之仓。

枳壳（使，去瓤麸炒，令熟用）

枳壳，味酸苦，性微寒，无毒。沉也，阴也。其用有四：消心下痞塞之痰；泄腹中滞塞之气；推胃中隔宿之食；削腹内连年之积。

枳实（臣，凡用先去囊，陈久者佳）

枳实，味苦酸，性微寒，无毒。沉也，阴也。其用有四：消胸中之虚痞；逐心下之停水；化日久之稠痰；削年深之坚积。

桔梗（臣，畏白及、龙眼、龙胆）

桔梗，味苦，性微寒，有小毒。升也，阴中之阳也。其用有四：止咽痛，兼除鼻塞；利膈气，仍治肺痈；一为诸药之舟楫；一为肺部之引经。

知母（君，勿犯铁器，行经上颈酒炒用）

知母，味苦，性寒，无毒。沉也，阴中之阴也。其用有四：泻无根之实火；疗有汗之骨蒸；止虚劳之阳胜；滋化源之阴生。

藁本（臣，恶芦茹，畏青葙子）

藁本，味苦辛，性微温，无毒。升也，阴中之阳也。其用有二：大寒气客于巨阳之经；苦头疼流于颠顶之上，非此味不除。

生地黄

生地黄，味甘苦，性寒，无毒。沉也，阴也。其用有四：凉心火之血热；泻脾土之湿热；止鼻中之衄热；除五心之烦热。

熟地黄（君，恶贝母，畏芜荑，忌铁器，犯之令人肾消，亦忌食莱菔）

熟地黄，味甘苦，性温，无毒。沉也，阴也。其用有四：活血气，封填骨髓；滋肾水，补益真阴；伤寒后腰骨最痛；新产后脐腹难禁。

五味子（君，苁蓉为之使，恶葳蕤，胜乌头）

五味子，味酸，性温，无毒。降也，阴也。其用有四：滋肾经不足之水；收肺气耗散之金；除烦热，生津止渴；补虚劳，益气强阴。

川乌

川乌，味辛，性热，有毒。浮也，阳中之阳也。其用有二：散诸风之寒邪；破诸积之冷痛。

白芍药（臣，恶石斛，畏硝石、大小蓟，反藜芦）

白芍药，味酸平，性寒，有小毒。可升可降，阴也。其用有四：扶阳气、大除腹痛；收阴气、陡健脾经；堕其胎能逐其血；损其肝能缓其中。

白茯苓（臣，恶白蔹、密蒙、地榆、雄黄、秦艽、龟甲，忌醋酸之物中

白茯苓，味甘淡，性温，无毒。降也，阳中之阴也。其用有六：利窍而除湿；益气而和中；小便多而能止；大便结而能通；心惊悸而能保；津液少而能生；白者入壬癸，赤者入丙丁。

泽泻（君）

泽泻，味甘咸，性寒，无毒。降也，阳中之阴也。其用有四：去胞垢而生新水；退阴汗而止虚烦；主小便淋涩为仙药；疗水病湿肿为灵丹。

薄荷叶（使）

薄荷叶，味辛，性凉，无毒。升也，阳也。其用有二：清利六阳之会首；祛除诸热之风邪。

麻黄（臣，恶辛夷、石韦，凡用先煮三沸，去黄沫，否则令人烦闷）

麻黄，味苦甘，性温，无毒。升也，阴中之阳也。其用有二：其形中空，散寒邪而发表；其节中闭，止盗汗而固虚。

厚朴（臣，恶泽泻、寒水石、硝石，入药去粗皮、生姜汁炒用）

厚朴，味苦辛，性温，无毒。可升可降，阳中之阳也。其用有二；苦能下气，去实满而消腹胀；温能益气，除湿满散结调中。

杏仁（恶黄芩、黄芪、葛根，凡用去皮尖、麸炒）

杏仁，味苦甘，性温，有毒。可升可降，阴中之阳也。其用有二：利胸中逆气而喘促；润大肠气闭而难通。

巴豆（使，恶甘草，畏大黄、黄连，用之去皮心）

巴豆，味辛，性热，有大毒。浮也，阳中之阳也。其用有二：削坚积，荡脏腑之沉寒；通闭塞，利水谷之道路。斩关夺门之将，不可轻用。

黑附子（地胆为之使，恶蜈蚣，畏防风、黑豆、甘草、黄芪、人参、韭）

黑附子，味辛，性热，有大毒。浮也，阳中之阳也。其性浮而不沉，其用走而不息。除六腑之沉寒，定三阳之厥逆。

苍术

苍术，气味主治与白术同。补中除湿，力不及白；宽中发汗，功过于白。

秦艽（菖蒲为之使）

秦艽，味苦辛平，性微温，无毒。可升可降，阴中之阳也。其用有二：除四肢风湿若神；疗遍体骨疽如金。

白僵蚕

白僵蚕，味咸辛平，性微温，无毒。升也，阴中之阳也。其用有二：去皮肤风动如虫行；主面部黯生如漆点。

白豆蔻

白豆蔻，味辛，性温，无毒。升也，阳也。其用有四：破肺中滞气；退口中臭气；散胸中冷气；补上焦元气。

地榆

地榆，味苦甘酸，性微寒，无毒。沉也，阴也。其用有二：主下部积热之血痢；止下焦不禁之月经。

连翘（使）

连翘，味苦平，性微寒，无毒。升也，阴也。其用有二：泻诸经之客热；散诸肿之疮疡。

阿胶（君，畏大黄）

阿胶，味甘平，性微温，无毒。降也，阳也。其用有四：保肺益金之气；止嗽蠲咳之脓；补虚而安妊胎；治痿而强骨力。

桃仁

桃仁，味苦甘平，性寒，无毒。降也，阴也。其用有二：润大肠血闭之便难；破大肠久蓄之血结。

生姜（使，恶黄芩、黄连、鼠粪，去皮则热，留皮则冷，制半夏毒）

生姜，味辛，性温，无毒。升也，阳也。其用有四：制半夏有解毒之功；佐大枣有厚肠之益；温经散表邪之风；益气止翻胃之哕。

石膏

石膏，味辛甘，性大寒，无毒。沉也，阴也。其用有二：制火邪，清肺气，仲景有白虎之名；除胃热，夺甘食，易老有大寒之剂。

桂（君，忌生葱，凡用刮去外皮）

桂，味辛，性热，有毒。浮也，阳中之阳也。气之薄者，桂枝也；气之厚者,肉桂也。气薄则发泄,桂枝上行而发表;气厚则发热,肉桂下行而补肾。此天地亲上亲下之道也。

细辛(臣,恶狼毒、山茱萸、黄芪,畏硝石、滑石,反藜芦)

细辛,味辛,性温,无毒。升也,阳也。其用有二:止少阴合病之首痛;散三阳数变之风邪。

栀子

栀子,味苦,性大寒,无毒。沉也,阴也。其用有二:疗心中懊侬颠倒而不得眠;治脐下血滞小便而不得利。易老有云:轻飘而象肺,色赤而象火,又能泻肺中之火。

葛根(臣,制野葛、巴豆、白药)

葛根,味甘平,性寒,无毒。可升可降,阳中之阴也。其用有四:发伤寒之表邪;止胃虚之消渴;解中酒之奇毒;治往来之温疟。

栝楼根(枸杞为之使,恶干姜,畏牛膝,反乌头)

栝楼根,味苦,性寒,无毒。沉也,阴也。其用有二:止渴退烦热;补虚通月经。

猪苓

猪苓,味淡甘平,性温,无毒。降也,阳中之阴也。其用有二:除湿肿体用兼备;利小水气味俱长。

干姜(臣,恶黄芩、黄连)

干姜,生则味辛,炮则味苦。可升可降,阳也。其用有二:生则逐寒邪而发表;炮则除胃冷而温中。

草龙胆(贯众为之使,恶防葵、地黄)

草龙胆,味苦,性寒,无毒。沉也,阴也。其用有二:退肝经之邪热;除下焦之湿肿。

苏木

苏木,味甘咸平,性寒,无毒。可升可降,阴也。其用有二:破疮疡死血,非此无功;除产后败血,用之立验。

杜仲(恶蛇蜕、玄参,凡用炒去丝)

杜仲,味辛甘平,性温,无毒。降也,阳也。其用有二:强志壮筋骨;

滋肾止腰痛。酥炙去其丝，功能如神应。

天门冬（君，畏曾青，凡用去皮心，忌食鲤鱼）

天门冬，味苦平，性大寒，无毒。降也，阴也。其用有二：保肺气不被热扰；定喘促陡然康宁。

麦门冬（君，恶款冬花、苦瓠，畏苦参，凡用抽去心，不令人烦）

麦门冬，味甘平，性寒，无毒。降也，阳中之阴也。其用有四：退肺中隐伏之火；生肺中不足之金；止烦躁，阴得其养；补虚劳，热不能侵。

木通

木通，味甘平，性寒，无毒。降也，阳中之阴也。其用有二：泻小肠火积而不散；利小便热闭而不通。泻小肠火，无他药可比；利小便闭，与琥珀同功。

地骨皮（去骨，用根皮）

地骨皮，味苦平，性寒，无毒。升也，阴也。其用有二：疗在表无定之风邪；主传尸有汗之骨蒸。

桑白皮

桑白皮，味甘，性寒，无毒。可升可降，阳中之阴也。其用有二：益元气不足而补虚劳；泻肺气有余而止咳嗽。

甘菊花（野菊花，味苦者，名苦薏，大伤胃，不宜用。又白菊花，亦入药）

甘菊花，味苦甘平，性微寒，无毒。可升可降，阴中之阳也。其用有二：散八风上注之头眩；止两目欲脱之泪出。

红花

红花，味辛，性温，无毒。阳也，其用有四：逐腹中恶血，而补血虚之血；除产后败血，而止血晕之晕。

赤石脂

赤石脂，味甘酸，性温，无毒。降也，阳中之阴也。其用有二：固肠胃有收敛之能；下胎衣无推荡之峻。

通草（臣）

通草，味甘平，性微寒，无毒。降也，阳中之阴也。其用有二：阴窍涩而不利；水肿闭而不行。涩闭两俱立验，因有通草之名。

乌梅

乌梅，味酸平，性温，无毒，可升可降，阴也。其用有二：收肺气除烦止渴；主泄痢调胃和中。

川椒

川椒，味辛，性大热，有毒。浮也，阳中之阳也。其用有二：用之于上，退两目之翳膜；用之于下，除六腑之沉寒。

葳蕤

葳蕤，味甘平，性温，无毒。降也，阳中之阴也。其用有四：风淫四肢不用；泪出两目皆烂；男子湿注腰痛；女子面黑黯点，皆能疗治。

秦皮（大戟为之使，恶吴茱萸）

秦皮，味苦，性寒，无毒。沉也，阴也。其用有四：风寒邪合湿成痹；青白色幻翳遮睛；女子崩中带下；小儿风热惊痫。

白头翁

白头翁，味苦，性温，无毒。可升可降，阴中之阳也。其用有四：消男子阴疝偏肿；治小儿头秃膻腥；鼻衄非此不效；痢疾全赖收功。

牡蛎

牡蛎，味咸平，性寒，无毒。可升可降，阴也。其用有四：男子梦寐遗精；女子赤白崩中；荣卫往来虚热；便滑大小肠同。

干漆（臣，畏鸡子，又忌油脂，见蟹黄则化水，凡入药捣碎炒用）

干漆，味辛平，性温，有毒。降也，阳中之阴也。其用有二：削年深坚结之沉积；破日久秘结之瘀血。

南星

南星，味苦辛，性温，有毒。可升可降，阴中之阳也。其用有二：坠中风不省之痰毒；主破伤如尸之身强。

商陆（使，忌犬肉）

商陆，味酸辛平，性寒，有毒。降也，阳中之阴也。其味酸辛，其形类人。其用疗水，其效如神。

葶苈

葶苈，味苦，性寒，无毒。沉也，阴中之阴也。其用有四：除周身之浮肿；逐膀胱之留热；定肺气之喘促；疗积饮之痰厥。

海藻（臣，反甘草）

海藻，味苦咸，性寒，无毒。沉也，阴中之阴也。其用有二：利水道，通闭结之便；泄水气，消遍身之肿。

竹叶（篁竹、淡竹为上，苦竹次之，余不入药）

竹叶，味苦辛平，性寒，无毒。可升可降，阳中之阴也。其用有二：辟除新旧风邪之烦热；能止喘促气胜之上冲。

葱白（忌与蜜同食）

葱白，味辛，性温，无毒。升也，阳也。其用有二：散伤风阳明头痛之邪；主伤寒阳明下痢之苦。

天麻（其苗名定风草）

天麻，味辛平，性温，无毒。降也，阳也。其用有四：疗大人风热头眩；治小儿风痫惊悸；祛诸风麻痹不仁；主瘫痪语言不遂。

大枣

大枣，味甘平，性温，无毒。降也，阳也。其用有二：助脉强神；大和脾胃。

威灵仙（忌茗）

威灵仙，味苦，性温，无毒。可升可降，阴中之阳也。其用有四：推腹中新旧之滞；消胸中痰涎之痞；散疴痒皮肤之风；利冷疼腰膝之气。

鼠粘子

鼠粘子，味辛平，性微寒，无毒。降也，阳也。其用有四：主风湿瘾疹盈肌；退寒热咽喉不利；散诸种疮疡之毒；利腰膝凝滞之气。

草豆蔻（面包煨熟用）

草豆蔻，味辛，性温，无毒。浮也，阳也。其用有二：去脾胃积滞之寒邪；止心腹新旧之疼痛。

玄胡索

玄胡索，味苦辛，性温，无毒。可升可降，阴中之阳也。其用有二：活精血，能疗产后之疾；调月水，亦主胎前之症。

以上凡药九十品，品各赋以短章。既明以升降浮沉，复主以君臣佐使，或一味而内外兼攻，名系阴阳表里；或一物而生熟互异，更分暑湿风寒。辞简意周，几无余义。诚发前篇之所未尽也。其可不熟读而详记之乎。

二、用药须知

（一）用药法象

天有阴阳，风寒暑湿燥火。三阴三阳上奉之，温凉寒热四气是也。温热者，天之阳也；寒凉者，天之阴也。此乃天之阴阳也。地有阴阳，金木水火土，生长化收藏下应之。辛甘淡酸苦咸五味是也。辛甘淡者，地之阳也；酸苦咸者，地之阴也。此乃地之阴阳也。阴中有阳，阳中有阴。平旦至日中，天之阳，阳中之阳也。日中至黄昏，天之阳，阳中之阴也。合夜至鸡鸣，天之阴，阴中之阴也。鸡鸣至平旦，天之阴，阴中之阳也。故人亦应之，人身之阴阳，外为阳，内为阴；背为阳，腹为阴；脏为阴，腑为阳；心、肝、脾、肺、肾五脏为阴，胆、胃、大肠、小肠、膀胱、三焦六腑为阳。所以知阳中之阴、阴中之阳者，何也？如冬病在阴，夏病在阳，春病在阳，秋病在阴。知其所在，则施针药也。背为阳，阳中之阳，心也；背为阳，阳中之阴，肺也；腹为阴，阴中之阴，肾也；腹为阴，阴中之阳，肝也；腹为阴，阴中之至阴，脾也。此系阴阳表里内外雌雄相输应也。

（二）四时用药法

不问所病或温或凉或热或寒。如春时有疾，于所用药内加清凉之药。夏月有疾，加大寒之药。秋月有疾，加温气之药。冬月有疾，加大热之药。是不绝生化之源也。《内经》曰"必先岁气，无伐天和，是为至治"；又曰"无违时，无伐化"。又曰"无伐生生之气，此皆常道用药之法"。若反其常道而变生异症，则当从权施治。

（三）用药丸散

仲景云：锉如麻豆大，与㕮咀同意。夫㕮咀者，古之制也。古无铁刃，以口咬细，令如麻豆，为粗药煎之。使药水清饮于腹中，则易升易散也，此所谓㕮咀也。今人以刀器锉如麻豆大，此㕮咀之易成也。若一概为细末，不分清浊矣。经云：清阳发腠理，浊阴走五脏，果何谓也。又曰：清阳实四肢，浊阴归六腑，是也。㕮咀之法，取汁清易循行经络故也。若治至高之病加酒煎，去湿加生姜煎，补元气以大枣煎，发散风寒以葱白煎，去膈上病以蜜煎。

　　散者，细末也，不循经络，只去膈上病及脏腑之病。气味厚者，白汤调服。气味薄者，煎以和渣服。去下部之疾，其丸极大而光且圆，治中焦者次之，治上焦者则极小。稠糊面丸者，取其迟化直至下焦。或酒或醋丸者，取其收散之意也。用半夏、南星，或去湿者，以生姜汁煮糊为丸，制其毒也。稀糊丸者，取其易化也。水浸一宿，蒸饼为丸，及滴水为丸者，皆取易化也。炼蜜为丸者，取其迟化而气循经络也。用蜡为丸者，取其难化而旋旋收功也。大抵汤者荡也，去久病者用之。散者散也，去急病者用之。丸者缓也，不能速去其病，用药徐缓而治之也。

（四）药本五味歌

　　　　酸为木化气本温，能收能涩利肝经；

　　　　苦为火化气终热，能燥能坚心脏平；

　　　　甘始土生气化湿，能开缓渗从脾行；

　　　　辛自金生气带燥，能散润濡通肺窍；

　　　　咸从水化气生寒，下走软坚足肾道；

　　　　淡味方为五行本，运用须知造化要。

（五）炮制药歌

　　　　芫花本利水，非醋不能通。

　　　　绿豆本解毒，带壳不见功。

　　　　草果消膨效，连壳反胀胸。

　　　　黑丑生利水，远志苗毒逢。

　　　　蒲黄生通血，熟补血运通。

　　　　地榆医血药，连梢不住红。

　　　　陈皮专理气，留白补胃中。

　　　　附子救阴证，生用走皮风。

　　　　草乌解风痹，生用使人蒙。

　　　　人言烧煅用，诸石火恒红。

　　　　入醋堪研末，制度必须工。

　　　　川芎炒去油，生用痹痛攻。

　　　　炮煴当依法，方能专化工。

　　　　知母桑白天麦门，首乌生熟地黄分；

偏宜竹片铜刀切，铁器临之便不驯。

乌药门冬巴戟天，莲心远志五般全；

并宜剔去心方妙，否则令人烦躁添。

厚朴猪苓与茯苓，桑皮更有外皮生；

四般最忌连皮用，去净方能不耗神。

益智麻仁柏子仁，更加草果四般论；

并宜去壳方为效，不去令人心痞增。

何物还须汤泡之，苍术半夏与陈皮；

更宜酒洗亦三味，苁蓉地黄及当归。

（六）妊娠服药禁歌

蚖斑水蛭及虻虫，乌头附子配天雄；

野葛水银并巴豆，牛膝薏苡与蜈蚣；

三棱芫花代赭麝，大戟蝉蜕黄雌雄；

牙硝芒硝牡丹桂，槐花牵牛皂角同；

半夏南星与通草，瞿麦干姜桃仁通；

硇砂干漆蟹爪甲，地胆茅根都失中。

卷三　本草钩玄

一、玉石部

药能治病，医乃传方，当明药品贵贱良毒之异，须尝气味酸咸苦辣辛甘。

窃以金银珠玉之贵，白垩石灰之贱，药性之良则丹砂钟乳，气毒则信石硼砂。至于五味，酸入肝，咸入肾，苦入心，辛入肺，甘入脾，辣则有温凉寒热之异。

功力有急缓，性本有温凉。

且如朴硝之性急，若煎作芒硝，性乃缓矣。

本草之作，肇始炎皇。

肇，即始也；炎皇，神农氏也。本草之为书，由神农尝百草，一日而遇七十毒，始兴医药相救之本草。

未言草木之品汇，且提玉石之纪纲。

仿《本草》《图经》，以玉石部为先，而草木之品次之。

金屑、**玉屑**、**辰砂**、**石床**，能驱邪而逼鬼祟，可定魄而制癫狂，止渴除烦，安镇灵台，明耳目补精益气，依经炼服寿延长。

金屑，味辛平，有毒，处处有之，梁益宁州最多，出水砂中得屑，谓之生金，若不炼，服之杀人。玉屑，味甘平，无毒，生蓝田。丹砂，一名朱砂，味甘微寒，无毒；惟辰州者最胜，故谓之辰砂。生深山石崖间，穴地数十尺，始见其苗，乃白石耳，谓之朱砂床，即石床也。砂生石床上，亦有淘土石中得之，非生于石者。又按：《本草》石床，自有本条，味甘温，无毒，谓钟乳，水下凝积，生如笋状，渐长久，与上乳相接为柱，出钟乳堂中，谓之石床。人心谓之灵台。金屑、玉屑、辰砂、石床，四品之性主治相同，皆可依《图经》法炼服食，则延年不老。

生银屑镇惊安五脏；**钟乳粉**补虚而助阳。

银屑，味辛平，有毒，生银屑当取见成银箔，以水银消之为泥，合硝石及盐研为粉，烧出水银，淘去盐石，为粉极细用之。石钟乳，味甘温，无毒，道州者最佳，须炼服之，不然，使人病淋，治咳嗽，行乳道，补髓添精，强阳道，益肺家，宜慎用之。

代赭石能坠胎，而可攻崩漏；**伏龙肝**治产难，而吐血尤良。

代赭石，用火煅醋淬七遍，研水飞，味甘寒，无毒，出代州，其色赤，故名代赭石，养血气，强精辟邪，畏天雄、附子。伏龙肝，即灶中土也，味辛温，微毒，消痈肿，催生下胎，止血崩。

云母补劳伤兼明目；**水银**除疥虱与疮疡。

云母石，味甘平，无毒，安五脏，坚肌止痢，《局方》有法煎云母膏，治瘫疽恶毒等疮。

水银，即朱砂液，能消化金银使成泥，味辛寒，有毒，一名汞，畏磁石，难产可用催生。

治风喉，理鼻息，功全**矾石**；止漏下，破癥结，用**禹余粮**。

矾石，味酸寒，无毒，出晋州者佳，化痰止痢，攻阴蚀诸疮漏，煅过谓之枯矾，亦可生用。

禹余粮，火煅醋淬七次，捣细水飞，味甘寒平，无毒，出潞州，形如鹅鸭卵，外有壳重叠者是，其中有黄细末如蒲黄者，谓之石中黄。

朴硝开积聚，化停痰，煎作**芒硝**功却缓；**硝石**止烦躁，除热毒，炼之须扫地边霜。

朴硝，味苦辛大寒，无毒，生益州，初采扫得，一煎而成，故曰朴硝；再取朴硝淋汁炼之，有细芒者谓之芒硝，专治伤寒。硝石，味辛苦寒，无毒，即扫地霜淋汁炼成者。

打破瞳神，得**空青**而依然复旧；胎宫乏孕，**紫石英**有再弄之璋。

空青，味甘酸寒，无毒，生于有铜处，铜精气熏则生，今信州时有之，其腹中空破之有浆者，绝难得，大者如鸡子，小者如豆子，治眼翳障为最要。又有曾青铜，出处色理亦无异，但其彩累累连珠相缀，其中不空，与空青功效不相上下。紫石英，味甘辛温，无毒，治女子风寒在子宫，绝孕十年无子，服之。又，白石英，治风湿痹，安魂魄，强阴道，黄赤黑色皆不入药。

热渴急求**寒水石**；壮阳须索**石硫黄**。

寒水石，一名凝水石，味甘寒，无毒，出汾州及邯郸，即盐之精也，治火烧丹毒，能解巴豆毒，畏地榆。硫黄，味酸性温大热，有毒，出广州，治疥虫䘌疮，坚筋，疗老风秘。

肾脏即衰，**煅磁石**而强阳道；膀胱不利，**炒食盐**以熨脐旁。

磁石，味辛咸寒，无毒，有铁处则生，恶牡丹，畏黄石脂，能吸铁，补益劳伤，兼治耳聋。

食盐，味咸温，无毒，解州者胜，治霍乱痰癖，可用吐之。

水银飞炼成**轻粉**，杀诸疥癣，善治儿疳；**石灰**风化方为胜，不堪服食，可疗金疮。

轻粉，即水银粉，味辛冷，无毒，畏磁石，忌一切血。风化石灰，五月五日采百草捣汁，调煅过石灰末作团阴干，专治金疮刀斧伤处，不堪入药。

石膏发汗解肌，去风寒热；**滑石**除烦止渴，快利小肠。

石膏，味甘辛大寒，无毒，与方解石相类，须用细理白泽者为真，治头痛，解肌发汗，黄色者，服之使人淋。滑石，味甘寒，无毒，用白色软嫩者佳，能益精除热，疗女人产难。

杀三虫，破癥结，**胡粉**一名为**粉锡**；敛金疮，治眼暗，**铜青**、**铜绿**竟无双。

胡粉，一名粉锡，一名定粉，俗名光粉，即今化铅所作妇人容面者，味辛寒，无毒。

铜青、铜绿，以醋沃铜上即生，乃铜之精华也，微有毒，不可入汤药。

吐痰抵痔**密陀僧**，兼抹黢斑随手没；生肌止痛**无名异**，折伤可理并金伤。

密陀僧，即煅银炉底也，味酸辛，有毒。无名异，味甘平，无毒，金伤谓刀斧伤也。

硼砂攻喉痹，止嗽消痰直有理；**胆矾**除热毒，诸痫痰气尽消详。

硼砂，一名蓬砂，味苦辛暖，无毒，出南番者色重褐，其味和，其效速，出西戎者其色白，其味杂，其功缓，不堪入药，作金银铎药用之。胆矾，《图经》作石胆，味酸辛寒，有毒，信州有之，生于铜坑中，采得煎炼而成，消热毒，疗诸风瘫痪，可吐风痰。

伏火**灵砂**，辟鬼邪，安魂魄，明目镇心通血脉；藏泥**白垩**，除泄利，破癥痕，涩精止漏又为良。

灵砂，一名二气砂，用水银一两，硫黄六铢，研细，二味先同炒作青砂头，后入水火既济炉中抽之，如束针纹者成就也，恶磁石，畏酸水。白垩，即善土，味苦辛温，无毒，处处有之，采无时。

石燕治淋催难产；**黑铅**安镇熨蛇疮。

石燕，产零陵州，形似蚶，其实石也，性凉，无毒，女人产难，两手各握一枚，胎立出。黑铅，味甘，无毒，有银坑处皆有。粉锡、胡粉、光粉，皆化铅所作。又，铅白霜，以铅杂水银炼作片，置醋酿中密封，经久成霜，谓之铅白霜，性极冷。

黄丹乃是熬铅作，生肌止痛；**矾石**特生非常热，养就丹房。

黄丹，《图经》作铅丹，又名虢丹，用时炒令赤色，研细，味辛微温，无毒，止吐逆，疗癫痫，敷金疮良。矾石，俗呼镇风石，味辛甘大热，有毒，严寒置水中，水令不冰，性坚硬而拒火，烧之一日夜方解散，攻击积聚痼冷之病最良，须真者，必取鹳巢中团卵而助暖气者方真，乃修真炼丹之药品。

血晕昏迷，法炼广生**花蕊石**；折伤排脓，火煅醋淬**自然铜**。

花蕊石，出陕州阌乡，性至坚硬，保金疮止血，《局方》以硫黄合和花蕊石，如法炼成，专治产后血晕去恶血。自然铜，味辛平，无毒，出铜处有之，形方而大小不等，似铜实石也，不从矿炼，自然而生，故曰自然铜也。

硇砂能破癥瘕积聚，若还生用烂心肠；**信石**可吐膈内风痰，倘中其毒促人亡。

硇砂，味咸苦辛温，有毒，能消五金，入口腐人肠胃，生服之化人心为血。信石，《图经》名砒霜，信州者佳，故名信石，味苦酸，有大毒，主诸疟风痰在胸膈，可作吐药用，不宜多服，能伤人命。若误中硇砂、砒霜二毒，急宜冷水调绿豆汁饮之可解。

梁上尘消软疖，通喉喑，横生立产；**井泉石**性寒凉，攻火热，除翳神方。

梁上尘，一名乌龙尾，性微寒，无毒，凡使须去烟火远，高堂佛殿上者，拂下筛而用之。井泉石，性大寒，无毒，处处有之，以饶阳郡者为胜，得菊花、栀子最良。

除痼冷，止头痛，无遗太阴**玄精石**；安心志，制癫狂，谁知**铁粉**和**铁浆**。

玄精石，出解州解县，今解地积盐仓中方有之，其色青白龟背者良，味咸温，无毒。铁，味甘，无毒，取铁浸之，经久色青沫出可染皂者为铁浆，治癫狂。铁拍作片段，置醋糟中，积久生衣，刮取为铁粉，能安心志。

雄黄能杀虺蛇毒，妊娠佩带，转生男子，炼之久服自身轻，要生女子，佩带**雌黄**。

雄黄、雌黄同山所生，山阳处生雄黄，山阴有金处，金精熏则生雌黄，妇人觉有孕，以雄黄二两，绛囊盛带之，可转女为男，以雌黄半两，素囊盛带之，可转男为女。雌黄炼服，久则轻身，可入仙家。

备金石之品味，治病得以推详。

总括上文诸药，悉可对证而施治也。

二、草部（上）

观夫天生蒸民，地生百草。人生不无札瘥之常，以致病于寿夭；草有治病之功，用别花苗实脑。

蒸，众也。实即子，脑即根，各有所宜也。

菖蒲开心明耳目，去湿痹风寒；**菊花**消湿散痹风，主头眩痛扰。

菖蒲，一名昌阳，须用生石碛上一寸九节者良，味辛温，无毒。菊花，味苦甘平，无毒，主胸中烦热，明目聪耳。

治渴补虚安五脏，快觅**人参**；温中解毒性平和，无如**国老**。

人参，一曰人薓，味甘微寒，无毒，反藜芦。甘草，味甘平，无毒，主解百毒，为众药之王，故号国老，反大戟、芫花、甘遂、海藻。

白术益脾止泻呕，若动气不宜；**苍术**平胃压山岚，用米泔浸炒。

白术，味甘辛，无毒，主风寒湿痹，益脾胃，补虚劳，消肿，伤寒有动气者不宜服。苍术，用米泔浸一宿，换泔浸，炒干去皮，味苦甘辛，无毒，治伤寒痹痛，除温疟，可发散。

生地黄能行血，兼止吐衄折伤；**熟地黄**能补血，更治虚劳焦躁。

生地黄，大寒，亦治产后血攻心及女人经水闭绝。熟地黄，净洗酒浸，蒸两三次焙干，味甘温，无毒；熟干则温补，生干则平宣；熟者止崩漏，安魂魄，治惊悸，补内伤。

天门冬镇心止吐血衄血，性寒而能补大虚；**麦门冬**解渴开结益心肠，劳热可除烦可保。

天门冬，味苦甘平大寒，无毒，悦人颜色。麦门冬，味甘平微寒，无毒。二味并去心，焙干用。

地肤子、**车前子**除热去风明眼目，能使膀胱水谷分；**菟丝子**、**巴戟天**添精补髓主延年，解去腰疼诚有效。

地肤子，即落蒂子，味苦寒，无毒。车前子，味甘咸寒，无毒，能滑胎，止泻痢。菟丝子，味辛平，无毒，水洗澄去砂土，酒浸一宿，蒸过乘热捣成膏，焙干再入药，方可研末。巴戟天须连珠者，去心酒浸焙干，味辛甘微温，无毒，除风强筋益力，治梦与鬼交。

牛膝补虚孪膝痛，月经若闭亦能通；**柴胡**去热治劳伤，主疗伤寒功力到。

牛膝，为君，味苦酸平，无毒。柴胡，味苦平，性微寒，无毒，治湿痹拘挛，可用煎汤浴之，下气消痰止嗽，伤寒为要药。

草决明泄肝热，明目祛风兼鼻渊；**草龙胆**益肝虚，惊惕无忧疳虫塌。

草决明，味咸苦甘平微寒，无毒。草龙胆，味苦寒，无毒，益肝明目，最治疳。

菴䕡子性苦寒，风寒湿痹水皆宽；**茵陈蒿**性苦冷，时气发黄淋可导。

菴䕡，处处有之，味苦微寒，无毒，久服轻身明目。茵陈蒿，味苦平微寒，无毒，治淋难小便闭涩不通。

远志一名**小草**，堪收梦里遗精；**黄精**俗字**山姜**，久服延年不老。

远志用去骨，以甘草汤浸煮炒干，味苦温，无毒，苗名小草，一似麻黄，但无节，令人生智慧，定心惊。黄精俗呼为山姜，味甘平，无毒，然与钩吻相似，但一善一恶，要仔细辨认，切勿误用钩吻，则伤人至死。

北五味补虚下气，止嗽强筋；**南木香**止痢健脾，气疼是宝。

五味子，味酸甘咸苦辛，故名五味，性温，无毒，止渴，消酒毒。木香形如枯骨者佳，不见火，味辛温，无毒，去膀胱冷气，除癥瘕，止泻痢。

金疮止血，**王不留行**，是名**剪金花**；风疹赤丹，本草**景天**，即是**慎火草**。

王不留行，味苦平，无毒，可催生产，利月经。景天，味苦酸平，无毒，主劳烦大热疮，女人漏下，用花良。

络石治痈疮，消热毒，苗似龙鳞；**川芎**医头痛，主筋挛，形如雀脑。

络石，为君，即石鳞，又名龙鳞薜荔，味苦温微寒，无毒，畏贝母、菖蒲。川芎，一名川劳，明目，疮家止痛，味辛温，无毒，蘼芜即其苗也，白芷为之使。

金钗**石斛**，解使元阳壮，腰疼膝痛并皆驱；鬼脸**升麻**，能教百毒消，疹痘斑疮宁可较。

石斛草，味甘平，无毒，入肾壮阳，平胃气。升麻，味苦平微寒，无毒，能解一切毒，除热祛风，为伤寒时气之要药也。

烟尘**续断**，安胎产、疗金疮，速不可迟；染绛**茜根**，理风寒、止吐血，须宜乎早。

续断，味苦辛微寒，无毒，最能接骨，因名续断。茜根，一作蒨，即今染绛茜草根也，味苦微寒，解中蛊毒。

蚯床、**蛇床**同一种，治风湿痒及阴疮；**羌活**、**独活**本来同，头痛筋挛风气挠。

蚯床，即蛇床，味苦辛甘平，无毒。羌活、独活本同类，但紫色而节密者为羌活，黄色而作块者为独活，味苦甘平微温，无毒。

细辛、**薯蓣**，能温中下气，仍主脑腰疼；**薏苡**、**葳蕤**，治痹弱筋挛，并医风湿证。

细辛，味辛温，无毒，主拘挛风痹，明目疗疮，治妇人血闭。薯蓣，俗名山药，味甘温平，无毒，补心气不足，镇心神。薏苡仁，味甘寒，无毒，主肺气肺痈。葳蕤，叶似黄精，味甘平，无毒，切勿误用钩吻，误用则伤人。

止泻补虚收盗汗，**黄芪**奏莫大之功；消痈散肿有高能，**忍冬**是至贱之草。

黄芪，味甘微温，无毒，主虚劳，强筋，治耳聋，止痛排脓。忍冬草，即鹭鸶藤，又名金银花，其蔓左缠，亦名左缠藤，味甘温，无毒，今处处有之。

泽泻会除诸般泻，弭渴疏淋；**防风**主治一切风，仍蠲痛脑。

泽泻，味甘咸寒，无毒，止泄精，逐膀胱水，多服令人眼病。防风，味甘辛温，无毒，能解附子毒，明目止汗疗崩。

蒺藜阴痛煎汤，头痛煎酒；**蒲黄**行血用生，止血用炒。

蒺藜，味苦辛温微寒，无毒，破血催生，若风疮阴疮，煎汤作浴，头痛煎酒服。蒲黄，味甘平，无毒，生则味滑，炒熟则味涩。

苁蓉扶女子阴绝，兴男子阳绝，补精养肾，生自马精；**黄连**理大人诸热，却小儿疳热，止痢厚肠，贵称鹰爪。

肉苁蓉，味甘酸咸微寒，无毒，言是马精落地所生，生时似肉，作羹补虚最佳。黄连，味苦寒，无毒，点眼可除热，更治消中、口疮良。

漏芦行乳汁，消瘰疬肠风；**丹参**补胎气，利月经为吉。

漏芦，味苦咸寒，无毒，医疮疡，疗眼，理损伤，续筋骨。丹参（一名赤参），味苦微寒，无毒，除积聚，破癥瘕，益气去烦满。

更分佐使君臣，是曰神圣工巧。

望而知之谓神，闻而知之谓圣，问而知之谓工，切而知之谓巧。望闻问切，是谓医家之四知。

三、草部（中）

抑又闻**芍药**苦平，赤者破血通经，而白者可安胎止痛；辛**姜**大热，生则呕家圣药，而干者除霍乱肚疼。

芍药，为臣，味苦酸平微寒，有小毒，恶石斛、芒硝，畏硝石，反藜芦。芍有赤白二种，白者补虚止汗，赤者除热明目。姜，为使，有生用，有干用，干者味辛温，大热无毒，温中止血，逐痹风湿；生者味辛，微温无毒，处处有之；用熟即去皮，用生即留皮；发散伤寒下气，为呕家圣药。

葛根止渴解酲，发散伤寒消热毒；**瞿麦**开通关格，宣癃堕子更催生。

葛根，味甘寒，无毒。瞿麦，只用实壳，不用茎叶，味苦寒，无毒。

瓜蒌曰天瓜，实治乳痈，根可止渴；**苍耳**即枲耳，子能明目，叶解风缠。

栝楼根，名天花粉，味苦寒，无毒，实即瓜蒌。苍耳，味甘温，有小毒，今处处有之，主挛痹湿风寒。

玄参攻喉痛，**苦参**攻肠风，并可消痹破癥结；**贝母**人面疮，**知母**润心肺，皆能止嗽理伤寒。

玄参，即山麻，味苦咸微寒，无毒，今处处有之，除风热，明眼目。苦参，味苦寒，无毒，杀疳虫治疮毒。贝母，味辛苦平微寒，无毒，专治腿膝人面疮，及诸痈毒。知母，味苦寒，无毒，除热止渴。

白薇本消淋露，更治风狂，并除温疟；**白芷**能除血崩，专攻头痛，亦用排脓。

白薇，味苦咸平大寒，无毒，如葱管者佳。白芷，味辛温，无毒，专治蛇咬，研末掺咬处，或捣汁浸伤处，并效。

当归主血补虚劳，止血用头，破血用尾；**麻黄**发散攻头痛，发汗用茎，止汗用根。

当归，酒浸焙，味苦辛温，无毒。麻黄，味苦温，无毒。

大蓟功同**小蓟**，治痈肿血崩吐衄；**小青**不如**大青**，疗伤寒热毒时行。

大蓟、小蓟，味甘温，今处处有之。大青、小青，味苦大寒，无毒，处处有之，古方只用大青。

京三棱、**蓬莪术**，破血消癥，宁心脾腹痛；**白豆蔻**、**荜澄茄**，温脾健胃，能消食宽膨。

三棱，味苦平，无毒。莪术，又曰莪莰，味苦平温，无毒。白豆蔻，味辛大温。荜澄茄，味辛温，无毒。

郁金胜似**姜黄**，行经下气；**川芎**贵乎**藁本**，头痛皆瘥。

郁金，须用蜀中如蝉肚者佳，味苦辛寒，无毒。姜黄，说见下文。川芎，解见草部上芎藭下。藁本，俗曰土芎，味辛微寒，无毒，主风入四肢，畏青葙子。

前胡、**柴胡**，功无优劣，通医热病，主疗伤寒。

前胡，味苦微寒无毒，下气消痰，推陈致新，安胎止嗽。柴胡，见草部上。

姜黄烈似**郁金**功，下气消痈，通经破血；**荜茇**味如**良姜**辣，转筋霍乱，心痛连巅。

姜黄处处有之，味辛苦大寒，无毒。郁金解见前。荜茇，味辛大寒，无毒，温中下气。高良姜，味辛温大热，无毒。

剪草入疥疮之气；**王瓜**导乳汁之泉。

剪草，味苦平，无毒，婺州产者最良，根名白药，治金疮，古方以剪草末蜜和，九蒸九晒成膏，可医一切失血。王瓜，一名落鸦瓜，一名土瓜，结子如弹丸，生青熟赤，可啖，闽俗称之为毛桃，其根止渴，散痈除疸，消癥下血。

通草原来即**木通**，治淋退肿；**蠡实**一名**马蔺子**，去湿医崩。

通草，味辛甘平，无毒，除寒热，出音声，治耳聋。马蔺子，味甘平，无毒，去风寒湿痹，除喉痹。

百合宁心，可除咳痰有血；**秦艽**治疸，时行劳热犹能。

百合，味甘平，无毒，除热咳，攻发背疮痈，消胀，利大小便。秦艽，味苦平微温，无毒，消浮肿，利小便。

黄芩解热通淋，女子崩因热者；**紫菀**化痰定喘，咳嗽吐有红涎。

黄芩，味苦平大寒，无毒，治黄疸，止痢，女子血崩，本性热者用良，虚寒者不可用。紫菀，味苦辛温，无毒，补虚止渴，安五脏，通结气滞胸中。红涎，痰中有血脓也。

泽兰行损伤之血；**紫草**制痘疹之偏。

泽兰，味苦甘微温，无毒，消四肢浮肿，攻痈肿排脓。紫草，味苦寒，无毒，通九窍，退肿通淋。

石韦透膀胱小便；**防己**治风热拘挛。

石韦，味苦甘平，无毒，去热除邪，临用刷去毛，不然令人咳嗽不已。防己，味辛苦平温，无毒，治水肿风肿，去湿止嗽。

肉豆蔻补脾止痢，犹调冷泻；**款冬花**洗肝明目，劳嗽宜遵。

肉豆蔻，用面裹煨熟，味辛温，无毒，解酒消食调中，兼治霍乱。款冬花，味辛甘温，无毒，定喘消痰。

淫羊藿即**仙灵脾**，补肾虚，兴阳绝不起；**补骨脂**名**破故纸**，扶肾冷，绝梦泄精残。

淫羊藿，味辛寒，无毒，主治冷风劳气。补骨脂，味辛大温，无毒，主血气劳伤。

禁惊热、杀疳虫，**芦荟**俗呼为**象胆**；解风缠、宣痘毒，**牛蒡**原来号**鼠粘**。

芦荟，味苦寒，无毒，以其味苦故名象胆，主癫痫痔疮。牛蒡，一名恶实，又名鼠粘，明目消疮毒，手足拘挛，味辛平，处处有之。

海藻、**海带**一般，疝气瘿瘤同有效；**水萍**虽分三种，热风瘾疹并权衡。

海藻洗去咸水焙干用，味苦咸寒，无毒。水萍有三种，止渴治火疮，通小便消水气，味辛咸寒，无毒。

艾叶可生可熟，漏血安胎，呕吐衄红还可止；**阿魏**有真有假，杀虫破积，传尸亦可保天年。

艾叶，处处有之，味苦温无毒，生者治下痢，止呕血，取汁用之；熟者治漏血，可为丸灸百病。阿魏，味辛平，无毒，难得真者，气极臭而能止臭气。

败酱妇人产后用；**酸浆**催产易于生。

败酱，味苦咸平，无毒，因作败腐豆酱气，故名败酱，陈良甫作妇人科方，说是苦荬菜；仲景方治腹痛。酸浆，味酸平寒，无毒，处处有之，即酸浆草也，主热除烦，通淋止崩，产难胎衣不下者，若吞其实即出。

茴香治霍乱转筋，更通肾气；**昆布**消瘿瘤结硬，水肿为先。

茴香一名蘹香子，味辛平，无毒，开胃调中，得酒良。昆布，味咸酸性冷，无毒，与海藻同科，治瘿瘤。

百部除肺热久年劳嗽；**天麻**逐诸风湿痹拘挛。

百部，味苦微寒，无毒，治疥癣去风。天麻，味辛平，无毒，益气强筋，苗名赤箭。

牡丹可行经下血；**地榆**止血痢宜然。

牡丹，味辛苦寒，无毒，止痛除邪气，疗惊痫中风，续筋骨，破痈脓。地榆，味苦甘酸微寒，无毒，恶麦门冬，止痛排脓治金疮，女人带下良。

香附、**缩砂**，消食化气，暖胃温脾，皆妇人要药；**狗脊**、**萆薢**，扶老补虚，腰疼脚弱，与湿痹牵缠。

香附子，即莎草根，味甘微寒，无毒，处处有之。缩砂，去皮取仁用，味辛温，无毒，止泻痢炒过，除妊娠妇腹痛。狗脊，味苦甘平微温，无毒。萆薢，川中者为道地，味苦甘平，无毒。

红花本能行血；**白鲜**疮疥利便。

红花本草作红蓝花，味辛温，无毒，主产后血晕昏迷，可作胭脂，治小儿聤耳。白鲜皮，味苦咸寒，无毒，除疸通淋，主风痹手足不仁，调经水，疗阴痛。

风寒湿痹，肾冷与遗精，当知**石龙芮**；劳热骨蒸，兼儿疳惊痫，须用**胡黄连**。

石龙芮，味苦平，无毒，畏蛇蜕、茱萸，平胃气，主关节不通。胡黄连，味苦平，无毒，折断起烟尘者是。

白茅花能止吐衄血；**玄胡索**可治腹心疼。

白茅根，味甘寒，无毒，处处有之，通血除烦渴，治淋利小便；花，止吐衄血；茅针，捣敷金疮良。玄胡索，味辛温，无毒，治女人月水不下，行肾气。

甘松青浴体令香，专辟恶气；**使君子**乃医虫药，疳泻如仙。

甘松，味甘温，无毒，善除恶气，浴体香肌，治心腹痛。使君子，用热灰中和壳煨，去皮壳取肉用，味甘温，无毒，消疳积，治泻痢，除诸虫，因郭使君用此，因名使君子。

斯乃称为中品，是诚药性钩玄。

四、草部（下）

因知性甘大热，**附子、乌、雄**，可回阳而逐冷，祛风湿而建中。

附子，团圆平正重一两以上者佳，主心腹冷痛，攻咳逆，破癥结，堕胎止痢，除风寒湿痹，强阴道。乌头，与附子同种，以原种之母为乌头，破积除寒湿，及中风邪恶风，堕胎，攻腹痛，消积饮。天雄，似附子，但广身长三四寸许，有须，性烈一如乌附，逐痹除风助阳。附子、乌、雄，味并辛甘大热，有毒。

半夏止吐去痰，有毒必须姜制；**大黄**通肠涤热，快峻因号将军。

半夏，味辛平，生微寒，熟温，并有毒，五月夏至生，故名半夏，健脾止呕去痰涎，熟令人下，生令人吐，合生姜和煎，方制其毒。大黄，味苦寒，无毒，黄芩为之使，无所畏，宣气消痈，除结热，通瘀血，荡燥屎，推陈致新，性至快。

木贼、青葙开眼翳；**羊蹄、鹤虱**杀三虫。

木贼，味甘微苦，无毒，攻积块肠风下痢，止女人赤白带。青葙子，味苦微寒，无毒，即白鸡冠花子，主皮肤热，泄肝热祛风，除瘙痒杀虫。羊蹄，俗呼为秃菜根，味苦寒，无毒，攻疥癣，治女人阴蚀疮痔，杀诸虫。鹤虱，味苦寒，有毒，即火枚草，主蛔虫咬心痛。

与**甘草**相刑，**甘遂**能消肿破癥，**大戟**利水道，兼除虫毒；与**乌头**相反，**白蔹**治肠风痈肿，**白及**破痈疽，并合跟靫。

甘遂、大戟，味并苦甘寒，有毒，治病之功，不相上下，故并反甘草。白蔹、白及，味并苦辛甘平，无毒，同反乌头，疗疾大同小异。

风攻皮肤**羊踯躅**；热主咳喘**马兜铃**。

羊踯躅，味辛，有毒，羊误食其苗叶，则踯躅而死，故得名，消虫毒，攻诸痹贼风。马兜铃，味苦寒，无毒，治肺热咳嗽喘促，兼瘘疮血痔；根名土木香，又曰青木香；结子如铃状，故名兜铃。

刘寄奴破血行经，金疮最妙；**续随子**消癥荡滞，虫毒尤攻。

刘寄奴，味苦温，治汤火伤及金疮最妙，因刘裕小名寄奴，取此草以疗金疮得效，故名。

续随子，即联步，味辛温，有毒，最治蛇伤。

祛风逐痰**白附子**；刮磨肠垢**白头翁**。

白附子，味甘平温，无毒，能行药势，主心疼腹痛。白头翁，处处有之，谓之老翁须，因其根有白茸，故名，仲景以此治温疟，又治金疮衄血。

何首乌久服延年，可消疮肿；**骨碎补**折伤克效，及耳鸣聋。

何首乌，味苦涩微温，无毒，昔有老人姓何，见藤夜交，遂采其根食之，白发变黑，因此名之。骨碎补，味苦温，无毒，一名猢狲姜，根生缘树上，能补骨碎折伤，因名之。

泻肺消痰，下气去浮**葶苈子**；通经散肿，开喉明目**射干**功。

葶苈，味辛苦寒，无毒，生道旁处处有之，有甜苦二种。射干，味苦平微温，无毒，一名乌扇，俗曰仙人掌。

常山吐涎截疟；**莨菪**止擂拦风。

常山，味苦辛，有毒，形如鸡骨者佳，苗名蜀漆。莨菪子，处处有之，味苦辛，有毒，一名天仙子，虽云有毒，得甘草升麻即解。

连翘除心热，破瘿瘤，堪行月水；**桔梗**泻肺痈，清喉痛，止嗽宽胸。

连翘，味苦平，无毒，分大小二种，利小便，专治痈疽发背。桔梗，味辛苦微寒，有小毒，又有一种名苦桔梗，药性相同。

海金沙用日中收，攻伤寒热病；**谷精草**从田中采，破翳膜遮睛。

海金沙，俗名竹园荽，处处有之，收金法，以纸摊之，日中晒热，以枝击之，其枝叶自然有沙落纸上，旋收之，专利小便，得蓬砂、栀子、马牙硝最良。谷精草，一名鼓槌草，又曰戴星草，生田中，味辛温无毒，治咽喉痹，止齿痛。

草河车即蚤休，痈疮至圣；**商陆根**名樟柳，退肿之宗。

草河车，名金线重楼，味苦微寒，无毒，主治癫痫惊热。商陆，味辛酸平，有毒，分赤白二种，白者消水肿，根如人形者有神，赤者不入药。

藜芦为疮疥之药；**贯众**杀寸白诸虫。

藜芦，味辛苦寒，有毒，俗名山稷，反细辛、芍药，可吐风痰，不入汤药，专主疥疮疡虫。贯众，味苦微寒，有毒，治金疮，破癥结，止鼻红。

草蒿一本作青蒿，灭骨蒸劳热；**旋覆花**草名金沸，钝痰嗽之锋。

草蒿，味苦寒，无毒，处处有之，根苗子叶皆入药，但各自使用，用子勿用叶，用根勿用苗，四者若齐用，则有损无益，得童便浸尤良，亦可煎汤洗疮，除疥虱。旋覆花，味咸甘温微冷，有小毒，通膀胱水，去风湿，利痰止呕。

蓖麻子善主催生，捣膏敷脚板；**威灵仙**能消骨鲠，熬汁灌喉咙。

蓖麻子，味甘辛，有小毒，疮痒研麻油搽敷，水疮研服良。威灵仙，味苦温，无毒，主宣气，去冷消痰，疗折伤，治诸风。

马鞭草能通月水不行，破癥痕之癖；**胡芦巴**好补元阳肾冷，蠲疝气之癃。

马鞭草，味甘苦寒，有小毒，其草穗类鞭梢，因名之，俗谓之铁扫帚，治温疟阴疮。胡芦巴，得茴香、桃仁同用，逐膀胱疝气，得硫黄，附子同用，专补肾经。

萱草治淋，孕带其花生男子；**灯心**去热，烧灰善止夜啼童。

萱草，一名鹿葱，其性凉而无毒，处处有之，孕妇佩带其花，即生男子，故又名宜男草。

灯心，性凉，破伤处捣敷良。

山豆根疗咽痛头疮五痔；**金沸草**治丹毒发背诸痈。

山豆根，味甘寒，无毒，消肿毒，止热嗽。金沸草，至冬时则皆有黄星，点点成行，味苦寒，无毒，解硫黄毒。

狼毒驱九种心痛；**豨莶**扫湿痹诸风。

狼毒，味辛平，有大毒，陆而沉水者良。主咳逆，治虫疽瘰疬结痰。豨莶，即火炊草，味苦寒有小毒，形似鹤虱，昔有知州张咏尝进此方，治诸风。

夏枯草最治头疮，瘰疬瘿瘤同可觅；**天南星**专能下气，风痰脑痛止怔忡。

夏枯草，至夏即枯，故名，味苦辛寒，无毒。天南星处处有之，味苦辛，有毒，散血堕胎，消痈肿。

退肿消风，**牵牛子**第一；诸疮解毒，**山慈菇**最良。

牵牛子，炒过用，味苦寒，有毒，处处有之，下气通肠，利大小便，堕胎，专治腰疼脚痛。山慈菇，即鬼檠灯，又名金灯花，疮肿痈疽瘰疬消毒良。

仙茅伸风者之脚挛，补虚坚骨；**苎根**凉小儿之丹毒，安护胎宫。

仙茅，味辛温，无毒，治虚劳，逐冷气，益阳坚骨，生长精神。苎根，补血安胎止渴，兼治小儿丹毒。

茵芋理寒热似疟；**屋游**断齿衄之踪。

茵芋，味苦温，有毒，止心腹痛，通关节，主风寒湿痹。屋游，即瓦上青苔，味苦寒，无毒，逐膀胱水，止皮肤寒热。

本草编成斯赋，医家初学童蒙。

五、木部

岂不以劳伤须**桂肉**，敛汗用**桂枝**，俱可行经破癖，炒过免堕胎儿。

桂，味甘辛大热，有小毒，得人参、熟地黄、紫石英良，畏生葱。

五痔伤风称**槐角**；疮疡杀疥羡**松脂**。

槐角实，味酸咸寒，无毒，今处处有之，除热气，主火烧疮；皮，灌漱风疳齿。松脂，味苦甘温，无毒，处处有之，道家服饵，轻身延年；松子，味甘温，无毒，可供果品；叶与根白皮，味苦温，无毒，主辟谷不饥；松节，渍酒治历节风。

柏叶止血吐崩，要安脏镇惊，去壳取仁于**柏子**；**枸杞**益阳明目，退虚劳寒热，须用其根**地骨皮**。

柏叶，味苦微温，无毒，四时各依方向采取阴干用；柏白皮，主火烧烂疮。枸杞，味苦寒，根大寒，子微寒，无毒，处处有之，惟陕西四川出者最佳。

茯苓有赤白二种，赤者通利小便，白者可补虚定悸；**干漆**有生熟两般，生则损人肠胃，熟者通月水愆期。

茯苓，味甘平，无毒，多年松根之气熏灼而生，有赤白二种，并除寒热，止渴消痰，而赤者专主利小便，分水谷，白者专补虚定悸。干漆，味辛温，有毒，须炒熟用，则无毒，去癥续骨杀虫，除心气止痛。

茯神则健志收惊，开心益智；**琥珀**则镇心定魄，淋病偏宜。

茯神，即茯苓抱根所生者，用须去心中木，味甘平，无毒，多益心脾，主风虚。琥珀，味苦平，无毒，是松脂入地中多年则化成。

职掌虚烦，敛汗必须**酸枣**；性行通利，消浮当用**榆皮**。

酸枣仁，味酸平，无毒，安五脏，除风痹，能坚骨补中，宁心定志。榆皮，味甘平，无毒，性滑，通行大小便，消浮肿，治小儿白秃，下妇人胎衣。

攻赤目，清头风，坚齿轻身**蔓荆子**；敛金疮，除腰痛，治风桑上**寄生**枝。

蔓荆子，味苦辛，微寒，无毒，通关窍，去寸白虫，除筋骨中寒热。桑寄生，一名寓木，味苦甘平，无毒，并治崩中补内伤，胎前产后皆宜用。

泻痢有功，**诃黎勒**同名**诃子**；头眩鼻塞，**木笔花**乃是**辛夷**。

诃子，味苦温，无毒，开胃进食消痰，治崩漏及肠风下血，兼主奔豚冷气。辛夷，味苦辛温，无毒，处处有之，南人谓之迎春木，久服轻身耐老，二月开花，色白带紫，花落无子，至夏复开花，初出如笔，故北人呼为木笔花，主头眩鼻塞最良。

乌药主宽膨顺气，**没药**主跌扑金疮，血气相攻，诸疼共理；**秦椒**能明目通喉，**蜀椒**能涩精疗癣，温中下气，风痹同医。

乌药，味辛温，无毒，处处有之，惟天台产者为胜，俗名旁箕，主心腹痛，补中益气，攻翻胃，利小便。没药，味苦平，无毒（按：徐表南州记，生波斯国，是彼处松脂也），破血止痛，为产后最宜，推陈致新，理内伤良。秦椒，味辛，生温熟寒，有毒，攻腹痛，祛风邪，温中除痹，醋煎灌漱牙疼。蜀椒，去闭口者，味辛大热，有毒，出成都，逐冷风，核名椒目，利水道。

牙痛乳痛求**莽草**；肠风崩带索**棕榈**。

莽草，为臣，性有毒，味辛温，善开喉痹，理诸疮瘰疬。棕榈，性平，无毒，止痢养血治鼻衄，用烧存性入药。

巴豆破结宣肠，理心膨水胀；**芫花**消浮逐水，系瘤痔当知。

巴豆，味辛温，生温熟寒，有毒，生巴郡，故名巴豆，性急通利，因名江子，用去皮心膜及油，然后可，畏大黄、黄连。芫花，味辛苦温，有小毒，治咳逆喉鸣痰唾，腰腹心痛。

木鳖治疥疮腰痛有准；**雷丸**杀三虫寸白无疑。

木鳖子，其形似鳖，故名，味甘温，无毒，治乳痈肛门肿及折伤。雷丸，味苦咸寒，有小毒，白者良，赤者有毒能杀人。

养肾除风**石楠叶**；漱牙洗目**海桐皮**。

石楠叶，味辛苦平，有毒，利皮毛筋骨病。海桐皮，味苦平，无毒，主痢，除疥虱，治风痹痛。

牡荆子治雷头乳肿；**郁李仁**荡浮肿四肢。

牡荆子，味苦辛，无毒，即黄荆，今官司用作笞杖，处处有之，主头风目眩。郁李仁，味酸平，无毒，俗名唐棣，通关格，去浮肿；根皮治齿痛风蛀。

密蒙花总为眼科之要领；**苏方木**专调产后之血迷。

密蒙花，味甘平微寒，无毒。苏方木，味甘咸平，无毒，专能破血消痈及扑损。

楮实补虚明目，叶洗疹风，树汁涂癣疥；**竹皮**刮下止呕，叶解烦躁，烧沥御风痰。

楮实，味甘寒，无毒，主治水肿，及阴痿不起。竹皮，多种取皮，止呕吐者，南人呼为江南竹，味辛平甘寒，无毒，肉薄，今人取作竹沥者，又谓之淡竹，其叶解烦除咳逆；今方中用淡竹叶，又是一种丛小叶，柔微有毛，其根生子如麦门冬。

樗白皮止痢断疳，叶汁洗疮除疥虱；**胡桐泪**杀风牙蛀，腹膨胀满吐堪施。

樗白皮，与椿白皮性同良，但樗木臭，椿木香，味苦，有毒，樗木根叶俱良，南北皆有之，两木最为无异，俗呼作虎目树。胡桐泪，味咸寒，无毒，形似黄矾，得水便消，如硝石也。

结胸散痞宽膨，逐水调风宜**枳壳**；烦闷通淋解热，赤眸黄疸用**山栀**。

枳壳，味苦酸，微寒，无毒，能攻痔瘘、消癥癖。山栀，味苦寒，无毒，生于山间者为山栀，人家园圃种莳者为黄栀，形肥壮可染物，惟紧小者为山栀，方可入药。

槟榔攻脚气杀三虫，宣通脏腑；**厚朴**乃温中除霍乱，膨胀堪调。

槟榔，味辛温，无毒，生海南，向日曰槟榔，形尖如鸡心者良；向阴曰大腹子，平坐如馒头。槟榔下气除风，宜利脏腑，逐水消痰破结。厚朴，去粗皮姜汁炒过，味苦温，无毒，须用中厚有紫油者佳，通经下气，厚肠胃，消谷食，安腹中虫。

猪苓消渴利水，治伤寒中暑；**龙脑**清头明目，主惊搐小儿。

猪苓，味甘苦平，无毒，生土底皮黑作块似猪粪，故名，治咳疟，消肿利水，止遗精。龙脑，味辛苦微寒（一云温平），无毒，其香透顶，攻耳聋，消风气，通九窍，即梅花片脑，若服饵过多至两许，则身冷如醉，气绝而非中毒，盖性寒故也。

明目凉肝解热，毋遗**黄柏**；磨癥下浮行经，休缺**紫葳**。

黄檗，俗名黄柏，味苦寒，无毒，除血痢，去黄疸，治痈疮，祛脾胃热，治女人热崩。紫葳花，一名凌霄花，味咸微寒无毒，处处有之，治风热毒及痫证。

杜仲坚筋补损伤，兼主肾虚腰脊痛；**卫茅**杀鬼决经闭，阴人崩带也能医。

杜仲，味辛甘平，无毒，折断多白丝，用姜汁和炒去丝良，除风冷，强心志。卫茅，即鬼箭羽，味苦，无毒，攻腹痛破癥结。

痈肿癥瘤凭**虎杖**；杀虫砥痔问**芜荑**。

虎杖，俗名斑杖根，味甘平微温，无毒，治伤损，消疮毒。芜荑，味辛平，无毒，逐冷除心痛，兼治皮肤骨节风，杀疥虫治癣，攻肠风。

蕤仁捣膏点眼科，辄除热赤；**皂荚**为末搐鼻嚏，应释妖迷。

蕤仁，味甘温微寒，无毒，通结气、鼻红。皂荚，味辛咸温，有小毒，亦有数种，或长至一二尺，惟如猪牙者良，消痰除嗽，散肿痛，去头风。

没石子主痢生肌，染乌黑髭发；**益智子**涩精益气，止小便多遗。

没石子，即无食子，味苦温，无毒，出西番，用有窍者良，治阴疮阴汗。益智子，味辛温，无毒，安神定志，故谓之益智。

川楝子号金铃，冷气膀胱能作主；**五倍子**名**文蛤**，肠气五痔效端殊。

川楝子，味苦寒，有小毒，处处有之，蜀中者良，根皮最杀蛇虫。五倍子，味酸平，无毒，除齿䘌及疮脓，亦可洗眼去风热。

吴茱萸下气消痰，提转筋霍乱；**山茱萸**添精益肾，治风痹无疑。

吴茱萸，味辛温大热，有小毒，处处有之，除咳逆，逐邪风，主脚气攻心。山茱萸，一名石枣，味酸平微温，无毒，疗耳聋，调女人月水。

桑白皮泻肺补虚益气；**大腹皮**通肠开胃健脾。

桑白皮，味甘寒，无毒，即桑树根皮，利水道，消浮肿，杀寸白虫。大腹皮，即槟榔、大腹子之皮，微温，无毒，专下气分冷热，攻心痛。

金樱子、**冬青子**养精益肾轻身，调和五脏；**苏合香**、**安息香**辟恶去鬼杀虫，蛊毒消除。

金樱子，味酸涩平温，无毒，采实捣汁熬膏，久服轻身耐老。冬青子，又名女贞实，味苦平，无毒，治病与金樱子同功。苏合香，味甘温，无毒，油能辟恶除温疟，久服令人不生梦。安息香，味辛苦平，无毒，辟邪暖肾止遗泄。

秦皮洗眼除昏，男子添精，妇人收带下；**黄药**通喉豁痹，蛇伤取效，医马是神枢。

秦皮，味苦寒，无毒，治风寒湿痹。黄药，味苦平，无毒，治恶肿。

苦菜主头疼，痢生腹痛，同姜煎服；**钩藤**蠲癜疯，儿生客忤，胜祷神祇。

苦菜，即苦茶茗，味甘苦微寒，无毒，除痰下气消宿食。钩藤，味甘苦平微寒，无毒，其形如钩，故得名，舒筋活血。

止痛生肌**麒麟竭**；舒筋展痹**五加皮**。

麒麟竭一名血竭，味咸平，无毒，除血晕。五加皮，味辛苦温微寒，无毒，治风寒湿痹，止心痛，益精神，通疝气，治阴疮，小儿幼小不能行，服之良。

丁香下气温中，能益脾止吐；**沉香**调中顺气，疗痛绞心腹。

丁香，味辛温，无毒，散肿除风毒，更治齿痛风牙。沉香，味辛温，无毒，疗肿除风去水，止霍乱转筋，壮元阳，辟恶气。

檀香、**藿香**，止霍乱吐呕，痛连心腹；**乳香**、**枫香**，专消风止痛，疮毒流离。

檀香，性热，无毒，消风肿，肾气攻心。藿香，味辛微温，去恶消肿，治吐逆。乳香，味辛热，无毒，辟恶除邪，补精益肾，治诸疮，攻血气。枫香，是枫树脂，即白胶香也，治瘾疹风，擦齿痛，去虚浮水气，味辛平，微有毒。

竺黄理天吊止惊风，更使清心明目；**胡椒**能下气逐风冷，兼除霍乱昏迷。

天竺黄，味甘寒，无毒，生天竺国，故名。胡椒，味辛温，无毒，去痰止痢，治心腹卒然作痛。

此木部之药性，为后学之绳规。

六、人部

看方犹看律，意在精详；用药如用兵，机毋轻发。草木之性既陈，人物犹宜立诀。

律，法度也，齐之以刑，用药犹用兵，谓医者乃人之司命。

天灵盖最主传尸，久病虚劳，热蒸在骨。

天灵盖，乃死人顶骨十字解者，此骨是天生盖压一身之骨节。阳人用阴，阴人用阳。味咸平无毒，主传尸鬼疰人。

热病乃阳毒发狂，当求**人粪汁**；打扑损伤并新产，快索**童男溺**。

人粪，一名人中黄，性寒，无毒，专治天行大热，劳气骨蒸，烧末调服；解诸毒，为末汤调；治热病发狂，绞粪汁饮之。童男溺，童子小便也，女子者不宜用，主寒热虚劳，头疼湿气。

乳汁有点眼之功；**裈裆**救阴阳之易。

妇人乳汁，味甘平，无毒，能安五脏悦皮肤。昔张仓常服，享寿百余岁。《衍义》云：乳汁治眼之功何多，盖人心主血，肝藏血，肝受血则能视。妇人之血，上为乳汁，下为月水，用以治目，不亦宜乎？裈裆，即裈裤之当阴处，剪取方圆六七寸许，烧为末服，男子病新瘥，而妇人与之交，则男病阴易；女人病新瘥，而男子与之交，则女病阳易。小腹绞痛，手足挛，目中生花，头重不能举，若不急治则死。男子病用妇人裈裆，女人病用男子裈裆，以水调服。

调诸淋，破瘀血，**乱发**原来即**血余**；止吐衄，理肺痿，**溺垢**便是**人中白**。

血余，乃常人乱发烧灰，味苦微温，无毒，治痈疽及转胞。人中白，即尿桶中澄底垢积之结白者，火上烧灰，最治紧唇，及劳热传尸。

《图经》《衍义》无虚，医者可知端的。

七、禽兽部

盖言走者属兽，飞者属禽。

禽属阳身轻，故能飞而上；兽属阴身重，故能走而不能上飞。

鹿角煎胶补瘦羸，又安胎止痛；**麝香**辟邪而通窍，安客忤痫惊。

鹿角，味苦辛，依法煎炼成胶及霜入药用，止泄精遗尿。麝香，味辛温，无毒，攻风痓堕胎救产难。

安魂定魄，**牛黄**治风痫惊热；生肌止汗，**龙骨**止泻痢遗精。

牛黄，味苦平，有小毒，除狂躁，治天行时气。龙骨，味甘平微温，无毒，治女子崩，止小便遗沥，疗阴疮。龙齿，镇惊治癫痫。

牛乳补诸虚，益气通肠，须求**羊酪**；**獭肝**开热胀，传尸劳嗽，有验堪凭。

牛乳，味微寒性平，无毒，止渴。獭肝，为君，味辛温，有毒，凡人素有冷气虚膨者，此二味皆不宜服。

象牙出肉中之刺；**熊胆**医痔痢之灵。

象牙，味甘平，无毒，生煮汁饮之，利小便；烧末止遗精；磨屑敷肉中刺，凡骨鲠者，磨水服即下，更祛劳热止头痛。熊胆，味苦寒，无毒，然难分真伪，取一粟许滴水中，一道如线不散者为真，治天行热证诸疳，恶防风、地黄。

羚羊角明目去风，可保惊狂心错乱；**腽肭脐**温中补肾，何忧梦与鬼交情。

羚羊角，味咸性寒，无毒，可活胎易产，益气安心辟邪。腽肭脐，味咸性热，无毒，主惊痫，消宿血，除疬癖气。

阿胶止血安胎，兼除嗽痢；**犀角**凉心解毒，杀鬼闻名。

阿胶，味甘平微温，无毒，出阿县城北，井水煮取乌驴皮，以阿井水煎成胶为真，须用一片鹿角同煮，不尔不能成胶也。养肝虚劳极，止四肢酸疼。犀角，味苦酸咸寒，无毒，祛风明目，除心热狂言，又治时行疫疬。

鹿茸益气补虚，男治泄精，女止崩漏；**虎骨**驱邪辟恶，男去风毒，女保胎惊。

鹿茸，用茄形连顶骨者，味甘酸温，无毒，一云味苦辛。虎骨，性平味辛微热，无毒，治恶病及风痹拘挛。

兔头骨主头疼，和水烧灰催产难；**牛角腮**治崩带，烧灰入药效如神。

兔头骨，味甘平寒，无毒，治头昏痛，兔骨治热中消渴；肉不可多食，损人阳气，孕妇食兔肉，生子缺唇；不可与鸡肉及生姜同食。牛角腮，味苦甘，无毒，消血闭便血，攻冷痢。

瓦雀肉则益气，卵则强阴，**白丁香**疗痈疗肿目，**雄鸡**乌者补中，赤者止血，**黄脯胫**，止遗尿难禁。

瓦雀肉，味甘温，无毒，雀粪直立者，名白丁香。雄鸡肉，味温，无毒，乌者补中止痛，赤者止血治崩。诸雄鸡胆微寒，主目不明；心主五邪；血主损伤；肺主耳聋；肠主小便数不禁；肝及左翅毛主阴痿不起；冠血能行乳汁。

蝙蝠经名**伏翼**；能开黑暗目瞑。

伏翼，即蝙蝠别名，味咸，无毒，主淋目昏，久服则忘忧。粪名夜明砂，可治疳。

药是伐病之斤，医实司人之命。

言医药之治病，犹斧斤之伐木也。

八、虫鱼部

抑又闻蠢者为虫，潜者为鱼，堪行入药，贵贱何拘。

蠢，动也；潜，登藏也。

全蝎有毒须当去，能透耳聋，疗诸风惊搐；**盘蝥**熟炒不宜生，通淋堕孕，宣瘰疬之疵。

全蝎，宜紧小者佳，味甘辛，须去毒方可用。盘蝥，即斑蝥也，去足翅，以米同炒，至米黄色去米，若生用即令人吐泻，味辛寒，有大毒。

消水气，去瘿瘤，无如**海蛤**；安心志，磨翳障，大喜**珍珠**。

海蛤，味苦咸平，无毒，治浮肿，除咳逆，定喘消烦。珍珠，味寒，无毒，出廉州，主润泽皮肤，悦人颜色，绵包塞耳可治聋。

水蛭治痈疽，通经破血；**田螺**去目热，反胃堪除。

水蛭，即蚂蟥蜞，生水中名水蛭，生草中名草蛭，生泥中名泥蛭，并能着人及牛马股胫间咂血，入药当用水蛭之小者佳，此物极难得死，虽炙过经年，得水犹可活，必炒令极黄熟，不尔入人腹生子为害。田螺，性大寒，无毒，不可多食，其肉敷热疮；壳主反胃；汁能醒酒止渴，田中取者为佳。

鼠妇通月闭，利便癃，仲景将来医久疟；**虻虫**破坚癥，磨血积，伤寒方内不曾无。

鼠妇，味酸温，无毒，生人家地上，处处有之。虻虫，名土鳖，味咸寒，有毒，处处有之。

搜瘾疹惊风，明目催生称**蛇蜕**；止喎斜口眼，堕胎点翳捉**衣鱼**。

蛇蜕，味咸苦平，无毒，主缠喉风，攻头疮瘰疬。衣鱼，味咸温，无毒，处处有之，多见于书卷中，小儿淋闭，用以摩脐及小腹，尿即通，仍可摩疮。

出箭头入肉，医附骨鼠瘘，**蛴螬**便是**推车客**；补打扑损伤，疗儿疳昏眼，**蛤蟆**本草即**蟾蜍**。

蛴螬，味咸寒，有毒，疗儿惊瘛疭风痫，临用当炙过，勿置水中，令人吐，入药去足翅。

蛤蟆肉，味辛寒，无毒，主邪气坚瘕，恶疮鼠漏。

杀伏尸鬼疰三虫，**地龙**俗名**蚯蚓**；正风贼斜喎肛脱，**蜗牛**本是**蛞蝓**。

地龙，味苦，无毒，须用白颈者良，伤寒狂热须用汁，治痢消丹毒用粪。蜗牛，俗名蜻螺，处处有之，生砂石垣墙下湿处，亦治背疽，用涎涂抹。

蛴螬点眼翳杂科，割金疮出肉中刺；**蛤蚧**传尸堪止嗽，兼补肺邪鬼咸驱。

蛴螬，味咸甘，有小毒，处处有之，以背行反驳于脚，即朽木中蠹虫，但洁白者佳。蛤蚧，一名守宫，功力全在尾梢，人捕之即自咬断其尾，用以法取之，行常一雌一雄相随，入药亦当用成对者良。

牡蛎固漏血遗精，补虚止汗；**虻虫**破癥痕血积，经闭通渠。

牡蛎，味咸平微寒，无毒，主疟疾寒热，除惊恐。虻虫，味苦微寒，有毒，咂食牛马背血者用，须炒熟，除去足翅，方可入药。

鳗鲡鱼退劳热骨蒸，杀虫愈痔；**石龙子**除热淋止血，蜥蜴殊途。

鳗鲡鱼，味甘，有毒，处处有之，虽有毒而能补五脏虚损，消项腮白驳风热，煨骨熏蚊虱则灭。石龙子，与蜥蜴、蝘蜓、蝾螈、守宫五种相近。

乌贼骨是**海螵蛸**，退翳杀虫，治崩攻痢；**鲮鲤鳞**为**穿山甲**，堪医疥癣，鬼魅遭锄。

海螵蛸，味咸微温，无毒，疗阴疮，治耳聋，其血似墨，能吸波喷墨以浑水，所以自卫，有八足聚生口旁，浮泛于水面，乌见谓其必死，欲啄之，则聚足抱乌，拖入水中食之，故名乌贼鱼。穿山甲，性凉，有毒，主邪惊治痹。

劳热骨蒸专**鳖甲**；脱肛狐臭尚**蜘蛛**。

鳖甲，味咸平，无毒，处处有之，治崩疗疟，主癥瘕痃癖，不可与鸡子同食，合苋菜食则伤人。蜘蛛，性冷，无毒，处处有之，然多种，身有毛刺及五色并薄小者，并不可用，瘰疬背疮蛀牙，兼治口斜喎僻，喜忘者取网着衣领中。

蝉蜕消风，断小儿夜哭之鬼；**猬皮**生痔，提肠风下血之徒。

蝉蜕，味咸甘寒，无毒，亦治妇人产难，小儿惊痫。猬皮，味苦甘，无毒，治疝气阴蚀疮。

鲤鱼宽胎胀，骨止赤白之崩，胆抹青盲赤目；**蟹**主热结胸，黄能化漆为水，壳烧集鼠招鼩。

鲤鱼，味苦甘寒，无毒，止渴消肿，腹有癥瘕之人不可食。蟹，味咸寒，有毒，爪能破血堕胎。

鲫治肠风下血，宜作脍又宜作羹，治痢无分赤白；**蛙**能补损祛劳，一种水鸡为美馔，专补产妇之虚。

鲫，味甘温，无毒，烧灰治诸疮，补胃和中。蛙，味甘寒，无毒，杀疰邪。

蜈蚣开小儿口噤，堕孕妇之胎，更制蛇毒；**土狗**催胎产难生，罢肉中之刺，退肿须臾。

蜈蚣，味辛温，有毒，用当炒熟，主杀三虫，生则令人吐泻，不堪入汤药。土狗，即蝼蛄，味咸寒，无毒，处处有之，下肿利大小便，解毒溃痈。

石决明泻肝，黑障青盲终可决；**桑螵蛸**补肾，泄精遗溺竟无虞。

石决明，味咸平凉，无毒，除肝经风热。桑螵蛸，味咸甘平，无毒，即螳螂子也，用炒黄色，不尔令人泄泻。

原蚕蛾主泄精，好强阴道；**白僵蚕**治诸风，口噤难呼。

蚕蛾，雄者，有小毒，炒去翅足，补肾疗血，风痹瘾疹用蚕砂。僵蚕，炒去丝嘴，味咸平辛，无毒，疗惊痫崩漏病，又除口噤及喉风。

白花蛇主诸风，湿痹拘挛兼疥癞；**五灵脂**行经闭，昏迷产妇早来沽。

白花蛇，味甘温咸，有毒，主诸风喝斜口眼，并大风疮，与乌梢蛇同功。五灵脂，即寒号虫粪也，治肠风并冷气，炒之治崩。

着意要行斯道，潜心细下工夫。

九、果品部

且如果品数端，亦分优劣。

以果品言之，如柿有数种，红者只可生啖；乌者可焙干入药用，其蒂功力且优；白者力薄而功亦劣。

入药当知刑反忌宜；性情要辨苦甘冷热。

大枣与生葱相刑，不宜合食。乌梅与黄精相反，岂可同餐。如桃杏双仁者，有毒能杀人。安石榴味酸者，方可入药，苦甘者不宜多食，主损齿伤肺。又如橘味辛温，柚味苦冷，枣味甘热，柿味甘寒之类。

橘皮则理气宽中，消痰止咳，更可止呕定吐；**大枣**则养脾扶胃，助药成功，又能补气调脉。

陈皮，味辛温，无毒，主温脾，青者破积聚。大枣，味甘平温，无毒。

鸡豆肉名为**芡实**，轻身长志，好止腰疼；**覆盆子**即是**蓬蔂**，益气强阴，养精最利。

芡实，味甘平，无毒，补中治痹，煎和金樱子，最益人。覆盆子，味酸平咸，无毒，处处有之，补中益肾，调和脏腑，治虚损风。

柿干止痢涩肠，生宜解酒渴，止哕须教用蒂良；**梨**实除烦引饮，浆可吐风痰，乳妇金疮如仇贼。

柿干，味甘寒，无毒，最润喉，通耳鼻。梨实，味甘微酸寒，无毒，可止嗽，不宜多食，致成冷痢，乳妇金疮，尤不可多食。

橄榄止渴生津，口唇干燥，研敷核中仁；**石榴**舒筋止痢，去腹中虫，根皮煎汁啜。

橄榄，味酸甘温，无毒，消酒毒。安石榴，味甘酸，无毒，壳入药，治筋挛脚痛，攻痢良。

藕实止痢补心垣，节除呕衄，叶堪止渴安胎；**桃仁**通经破癥结，仍辍腰疼，花主下痢脓血。

藕实，味甘平寒，无毒，处处有之。桃仁，去皮尖，味苦甘平，无毒，其花通利小便更捷。

杏仁不用双仁，通肠润肺，治咳清音；**乌梅**即是梅实，止渴化痰，痢中莫缺。

杏仁，去皮尖及双仁者，味酸甘，无毒，治惊痫腹痹，及产乳金疮。乌梅，味酸平，无毒，下气调中止渴，治骨蒸劳热，咳嗽痰涎。

宣木瓜治霍乱转筋，调理脚气，湿痹伸舒；**枇杷叶**能止呕和胃，专降肺气，功痊口渴。

宣木瓜，味酸温，无毒，消肿强筋骨，止渴，并脚气攻心。枇杷叶，用布拭去毛，炙用，味苦平，无毒，主肺风。

胡桃肉肥肌润肉，扑伤和酒捣来尝；**草果仁**益气温中，好伴常山攻疟发。

胡桃肉，味甘平，无毒，去痔疮，消瘰疬。草果仁，味辛温，无毒，温脾胃，消宿食，解酒毒，攻冷气。

若能熟此作筌蹄，可洗下工之陋拙。

十、米谷部

精明米谷，豆麦粟麻，虽民生之日用，充药料于医家。

谷入脾，豆入肾，麦入肝，粟入肺，麻入心。

粳米温中和胃，**秫米**能解漆疮，止渴除烦，须**陈仓米**；**黄豆**杀鬼辟邪，**黑豆**乃堪入药，若问**黄卷**，便是**豆芽**。

米，味甘温，无毒。粳，即常时所食之米。秫，即造酒之糯米。其种数甚多，不可尽述，主除烦断痢。豆，惟黑者入药，宜炒熟用，味甘平，无毒，其他俱不堪用。

祛胃热，养肾虚，**米粟**可长生；填精髓利小肠，**巨胜**即**胡麻**。

粟，味微寒，无毒，治消中。巨胜子，久服之，可长生不老，利大小肠，坚筋快产，主心惊，味甘平，无毒，处处有之，即黑麻子。

赤小豆消水肿虚浮，研涂痈疽消热毒；**白扁豆**治筋转霍乱，叶敷蛇虫咬最佳。

赤小豆，炒过用，味甘酸平，无毒，治消渴，攻脚气。白扁豆，味甘微寒，无毒，消暑解毒，下气和中。

小麦止汗养肝，堪除燥热；**大麦**生肌消渴，长胃荣华。

大、小麦，味甘微寒，无毒。

麦蘖入汤药，真个温中，可知消食；**麦麸**若调醋，敷扑损处，愈后无瑕。

麦蘖，即麦芽也。麸，皮也。

去丹风，解一切之毒，霍乱吐翻，取粉于**绿豆**；除浮疽，吐一切痰涎，开胸膈病，摘蒂于**甜瓜**。

绿豆，味甘寒，无毒，除热气，主头疼目暗。甜瓜，味苦寒，有毒，处处有之；蒂入药，瓜有赤白二种，入药当用赤者。

言之有准，用之无差。

十一、蔬菜部

既已言之五谷，又当取用菜蔬。

葱主头疼堪发散，通大小肠，白可安胎止痛；**韭**补肾虚益元阳，温中下气，子收梦泄遗精。

葱，味辛温，无毒。韭，味辛温微酸，无毒。葱、韭皆不可多食，昏人精神，又不可与蜜同食。

捣汁止头疼，喘嗽风痰**莱菔子**；酒煎喷痘体，自然红润说**胡荽**。

莱菔，即萝卜也，味甘辛，无毒，根脑及嫩叶俱可食；煮熟消食和中下气，去痰癖，肥健人。

胡荽，味辛温，无毒，消谷通心窍，补五脏不足，利大小便，辟邪秽。

白冬瓜去躁烦止渴；**白芥子**宽胸膈痰拘。

冬瓜，味甘微寒，无毒，治淋利小便，除热散痛，通小肠醒脾，用子中仁尤良。白芥子，味辛温，无毒，青白紫数种，惟芥子粗大色白者入药，除冷气，攻反胃，治上气。

妇人产难好催生，滑脏利泄**冬葵子**；霍乱转筋心腹痛，减烦却暑羡**香薷**。

冬葵子，味甘寒，无毒，处处有之，其子是秋种覆养，经冬至春作子，故谓冬之葵子，除寒热，治疳用根。香薷，味辛微寒，无毒，下气除烦热，消肿止渴。

发病生虫又败阳，便是**芸薹菜**；生疮长瘤精神损，少吃**茄子儿**。

芸薹菜，味辛温，有毒，不宜多食，败损阳气，生腹中长虫，主破癥瘕，通血除丹毒，消乳痈。茄子，有紫白二种，味甘寒，性冷不宜多食。茄根煎汤，洗冻疮；蒂烧灰，治肠风。

妇人恶血能令下，湿痹筋挛，取**豆芽（黄卷）**；疮疥伤寒最得宜，血风血晕，用**荆芥（假苏）**。

大豆黄卷，以黑豆大者为芽蘖，生便晒干，名黄卷，入药用，味甘平，无毒。假苏，即荆芥，味辛温，无毒，下气除劳，兼治头痛。

马齿苋散血敷疮敷火丹，杀虫磨翳；**草繁缕**发背疮疡丹风起，烂捣堪涂。

马齿苋，处处有之，味酸寒，无毒，止渴攻血痢，磨眼翳，利便难。草繁缕，味酸平，无毒，名鸡肠菜。

消痰定喘宽膨，当求**苏叶**；风气头疼发散，切要**薄荷**。

紫苏，味辛温，无毒，叶紫色而气香者佳，消痰下气开胃用叶；风气头疼发散用茎；宽喘急治咳嗽用子。薄荷，味辛苦温，无毒，发汗消食宽胀，除霍乱伤寒，可发散。

饴糖敛汗建中，补虚羸不小；**神曲**养脾进食，使胃气有余。

饴糖，味甘微温，无毒，以糯米煮粥，候冷入麦蘖，澄清再熬成饴糖，以净器盛贮，夏天澄沉井中，免令酸，诸米可作饴，惟糯米者入药，止渴消痰治嗽。神曲，味甘大暖，消食下气。

调理产人，去瘀生新犹用**醋**；通行血脉，助添药势**酒**同涂。

醋，一名苦酒，治痈除癥，消疽退肿。酒，味苦甘辛大热，有毒，辟恶除邪破癥结。

香豉本食中之物，医伤寒切不可无。

淡豆豉，味苦寒，无毒，治头痛发汗，止痢解热，以酒浸捣烂，患脚敷之良。

不揣愚衷而作赋，是为药性之斤铢。

揣，量度也。

附：药性歌括四百味

（明·龚廷贤撰）

诸药之性，各有奇功，温凉寒热，补泻宣通。

君臣佐使，运用于衷，相反畏恶，立见吉凶。

人参味甘，大补元气，止渴生津，调荣养卫。

黄芪性温，收汗固表，托疮生肌，气虚莫少。

白术甘温，健脾强胃，止泻除湿，兼祛痰痞。

茯苓味淡，渗湿利窍，白化痰涎，赤通水道。

甘草甘温，调和诸药，炙则温中，生则泻火。

当归甘温，生血补心，扶虚益损，逐瘀生新。

白芍酸寒，能收能补，泻痢腹痛，虚寒勿与。

赤芍酸寒，能泻能散，破血通经，产后勿犯。

生地微寒，能消温热，骨蒸烦劳，兼消破血。

熟地微温，滋肾补血，益髓填精，乌须黑发。

麦门甘寒，解渴祛烦，补心清肺，虚热自安。

天门甘寒，肺痿肺痈，消痰止嗽，喘热有功。

黄连味苦，泻心除痞，清热明眸，厚肠止痢。

黄芩苦寒，枯泻肺火，子清大肠，湿热皆可。

黄柏苦寒，降火滋阴，骨蒸湿热，下血堪任。

栀子性寒，解郁除烦，吐衄胃痛，火降小便。

连翘苦寒，能消痈毒，气聚血凝，湿热堪逐。

石膏大寒，能泻胃火，发渴头疼，解肌立妥。

滑石沉寒，滑能利窍，解渴除烦，湿热可疗。

贝母微寒，止嗽化痰，肺痈肺痿，开郁除烦。

大黄苦寒，实热积聚，蠲痰润燥，疏通便闭。

柴胡味甘，能泻肝火，寒热往来，疟疾均可。

前胡微寒，宁嗽化痰，寒热头痛，痞闷能安。

升麻性寒，清胃解毒，升提下陷，牙痛可逐。

桔梗味苦，疗咽肿痛，载药上升，开胸利壅。

紫苏叶辛，风寒发表，梗下诸气，消除胀满。

麻黄味辛，解表出汗，身热头痛，风寒发散。

葛根味甘，祛风发散，温疟往来，止渴解酒。

薄荷味辛，最清头目，祛风化痰，骨蒸宜服。

防风甘温，能除头晕，骨节痹疼，诸风口噤。

荆芥味辛，能清头目，表汗祛风，治疮消瘀。

细辛辛温，少阴头痛，利窍通关，风湿皆用。

羌活微温，祛风除湿，身痛头疼，舒筋活络。

独活甘苦，颈项难舒，两足湿痹，诸风能除。

知母味苦，热渴能除，骨蒸有汗，痰咳皆舒。

白芷辛温，阳明头痛，风热瘙痒，排脓通用。

藁本气温，除头巅顶，寒湿可祛，风邪可屏。

香附味甘，快气开郁，止痛调经，更消宿食。

乌药辛温，心腹胀痛，小便滑数，顺气通用。

枳实味苦，消食除痞，破积化痰，冲墙倒壁。

枳壳微温，快气宽肠，胸中气结，胀满堪尝。

白蔻辛温，能去瘴翳，益气调元，止呕和胃。

青皮苦寒，能攻气滞，削坚平肝，安胃下食。

陈皮甘温，顺气宽膈，留白和胃，消痰去白。

苍术甘温，健脾燥湿，发汗宽中，更祛瘴疫。

厚朴苦温，消胀泄满，痰气泻痢，其功不缓。

南星性热，能治风痰，破伤强直，风搐自安。

半夏味辛，健脾燥湿，痰厥头疼，嗽呕堪入。

藿香辛温，能止呕吐，发散风寒，霍乱为主。

槟榔辛温，破气杀虫，祛痰逐水，专除后重。

腹皮微温，能下膈气，安胃健脾，浮肿消去。

香薷味辛，伤暑便涩，霍乱水肿，除烦解热。

扁豆微凉，转筋吐泻，下气和中，酒毒能化。

猪苓味淡，利水通淋，消肿除湿，多服损肾。

泽泻苦寒，消肿止渴，除湿通淋，阴汗自遏。

木通性寒，小肠热闭，利窍通经，最能导滞。

车前子寒，溺涩眼赤，小便能通，大便能实。

地骨皮寒，解肌退热，有汗骨蒸，强阴凉血。

木瓜味酸，湿肿脚气，霍乱转筋，足膝无力。

威灵苦温，腰膝冷痛，消痰痃癖，风湿皆用。

牡丹苦寒，破血通经，血分有热，无汗骨蒸。

玄参苦寒，清无根火，消肿骨蒸，补肾亦可。

沙参味苦，消肿排脓，补肝益肺，退热除风。

丹参味苦，破积调经，生新去恶，祛除带崩。

苦参味苦，痈肿疮疥，下血肠风，眉脱赤癞。

龙胆苦寒，疗眼赤疼，下焦湿肿，肝经热烦。

五加皮寒，祛痛风痹，健步坚筋，益精止沥。

防己气寒，风湿脚痛，热积膀胱，消痈散肿。

地榆沉寒，血热堪用，血痢带崩，金疮止痛。

茯神补心，善镇惊悸，恍惚健忘，兼除怒恚。

远志气温，能驱惊悸，安神镇心，令人多记。

酸枣味酸，敛汗驱烦，多眠用生，不眠用炒。

菖蒲性温，开心利窍，去痹除风，出声至妙。

柏子味甘，补心益气，敛汗扶阳，更疗惊悸。

益智辛温，安神益气，遗溺遗精，呕逆皆治。

甘松味香，善除恶气，治体香肌，心腹痛已。

小茴性温，能除疝气，腹痛腰疼，调中暖胃。

大茴味辛，疝气脚气，肿痛膀胱，止呕开胃。

干姜味辛，表解风寒，炮苦逐冷，虚热尤堪。

附子辛热，性走不守，四肢厥冷，回阳功有。

川乌大热，搜风入骨，湿痹寒疼，破积之物。

木香微温，散滞和胃，诸风能调，行肝泻肺。

沉香降气，暖胃追邪，通天彻地，卫气为佳。

丁香辛热，能除寒呕，心腹疼痛，温胃可晓。

砂仁性温，养胃进食，止痛安胎，通经破滞。

荜澄茄辛，除胀化食，消痰止哕，能逐邪气。

肉桂辛热，善通血脉，腹痛虚寒，温补可得。

桂枝小梗，横行手臂，止汗舒筋，治手足痹。

吴萸辛热，能调疝气，脐腹寒疼，酸水能治。

延胡气温，心腹卒痛，通经活血，跌扑血崩。

薏苡味甘，专除湿痹，筋节拘挛，肺痈肺痿。

肉蔻辛温，脾胃虚冷，泻痢不休，功可立等。

草蔻辛温，治寒犯胃，作痛吐呕，不食能食。

诃子味苦，涩肠止痢，痰嗽喘急，降火敛肺。

草果味辛，消食除胀，截疟逐痰，解瘟辟瘴。

常山苦寒，截疟除痰，解伤寒热，水胀能宽。

良姜性热，下气温中，转筋霍乱，酒食能攻。

山楂味甘，磨消肉食，疗疝催疮，消膨健胃。

神曲味甘，开胃进食，破积逐痰，调中下气。

麦芽甘温，能消宿食，心腹膨胀，行血散滞。

苏子味辛，驱痰降气，止咳定喘，更润心肺。

白芥子辛，专化胁痰，疟蒸痞块，服之能安。

甘遂苦寒，破癥消痰，面浮蛊胀，利水能安。

大戟甘寒，消水利便，腹胀癥坚，其功瞑眩。

芫花寒苦，能消胀蛊，利水泻湿，止咳痰吐。

商陆辛甘，赤白各异，赤者消风，白利水气。

海藻咸寒，消瘿散疬，除胀破癥，利水通闭。

牵牛苦寒，利水消肿，蛊胀痃癖，散滞除壅。

葶苈辛苦，利水消肿，痰咳癥瘕，治喘肺痈。

瞿麦辛寒，专治淋病，且能堕胎，通经立应。

三棱味苦，利血消癖，气滞作痛，虚者当忌。

五灵味甘，血利腹痛，止血用炒，行血用生。

莪术温苦，善破痃癖，止渴消瘀，通经最宜。

干漆辛温，通经破瘕，追积杀虫，效如奔马。

蒲黄味甘，逐瘀止崩，补血须炒，破血用生。

苏木甘咸，能行积血，产后月经，兼治扑跌。

桃仁甘寒，能润大肠，通经破瘀，血瘕堪尝。

姜黄味辛，消痈破血，心腹结痛，下气最捷。

郁金味苦，破血生肌，血淋溺血，郁结能舒。

金银花甘，疗痈无对，未成则散，已成则溃。

漏芦性温，祛恶疮毒，补血排脓，生肌长肉。

蒺藜味苦，疗疮瘙痒，白癜头疮，翳除目朗。

白及味苦，功专收敛，肿毒疮疡，外科最善。

蛇床辛苦，下气温中，恶疮疥癞，逐瘀祛风。

天麻味辛，能驱头眩，小儿惊痫，拘挛瘫痪。

白附辛温，治面百病，血痹风疮，中风痰症。

全蝎味辛，却风痰毒，口眼㖞斜，风痫发搐。

蝉蜕甘平，消风定惊，杀疳除热，退翳侵睛。

僵蚕味咸，诸风惊痫，湿痰喉痹，疮毒瘢痕。

蜈蚣味辛，蛇虺恶毒，止痉除邪，堕胎逐瘀。

木鳖甘寒，能追疮毒，乳痈腰疼，消肿最速。

蜂房咸苦，惊痫瘛疭，牙疼肿毒，瘰疬肠痈。

花蛇温毒，瘫痪㖞斜，大风疥癞，诸毒称佳。

蛇蜕辟恶，能除翳膜，肠痔蛊毒，惊痫搐搦。

槐花味苦，痔漏肠风，大肠热痢，更杀蛔虫。

鼠粘子辛，能除疮毒，瘾疹风热，咽疼可逐。

茵陈味苦，退疸除黄，泻湿利水，清热为凉。

红花辛温，最消瘀热，多则通经，少则养血。

蔓荆子苦，头疼能医，拘挛湿痹，泪眼堪除。

兜铃苦寒，能熏痔漏，定喘消痰，肺热久嗽。

百合味甘，安心定胆，止嗽消浮，痈疽可啖。

秦艽微寒，除湿荣筋，肢节风痛，下血骨蒸。

紫菀苦辛，痰喘咳逆，肺痈吐脓，寒热并济。

款花甘温，理肺消痰，肺痈喘咳，补劳除烦。

金沸草寒，消痰止嗽，明目祛风，逐水尤妙。

桑皮甘辛，止嗽定喘，泻肺火邪，其功不浅。

杏仁温苦，风寒喘嗽，大肠气闭，便难切要。

乌梅酸温，收敛肺气，止渴生津，能安泻痢。

天花粉寒，止渴祛烦，排脓消毒，善除热痰。

瓜蒌仁寒，宁嗽化痰，伤寒结胸，解渴止烦。

密蒙花甘，主能明目，虚翳青盲，服之效速。

菊花味甘，除热祛风，头晕目赤，收泪殊功。

木贼味甘，益肝退翳，能止月经，更消积聚。

决明子甘，能祛肝热，目疼收泪，仍止鼻血。

犀角酸寒，化毒辟邪，解热止血，消肿毒蛇。

羚羊角寒，明目清肝，却惊解毒，神志能安。

龟甲味甘，滋阴补肾，逐瘀续筋，更医颅囟。

鳖甲酸平，劳嗽骨蒸，散瘀消肿，去痞除崩。

海蛤味咸，清热化痰，胸痛水肿，坚软结散。

桑上寄生，风湿腰痛，安胎止崩，疮疡亦用。

火麻味甘，下乳催生，润肠通结，小水能行。

山豆根苦，疗咽肿痛，敷蛇虫伤，可救急用。

益母草甘，女科为主，产后胎前，生新去瘀。

紫草苦寒，能通九窍，利水消膨，痘疹最要。

紫葳味酸，调经止痛，崩中带下，癥瘕通用。

地肤子寒，去膀胱热，皮肤瘙痒，除热甚捷。

楝根性寒，能追诸虫，疼痛立止，积聚立通。

樗根味苦，泻痢带崩，肠风痔漏，燥湿涩精。

泽兰甘苦，痈肿能消，打扑伤损，肢体虚浮。

牙皂味辛，通关利窍，敷肿痛消，吐风痰妙。

芜荑味辛，驱邪杀虫，痔瘘癣疥，化食除风。

雷丸味苦，善杀诸虫，癫痫蛊毒，治儿有功。

胡麻仁甘，疗肿恶疮，熟补虚损，筋壮力强。

苍耳子苦，疥癣细疮，驱风湿痹，瘙痒堪尝。

蕤仁味甘，风肿烂弦，热胀胬肉，眼泪立痊。

青葙子苦，肝脏热毒，暴发赤瘴，青盲可服。

谷精草辛，牙齿风痛，口疮咽痹，眼翳通用。

白薇大寒，疗风治疟，人事不知，鬼邪堪却。

白蔹微寒，儿疟惊痫，女阴肿痛，痈疔可啖。

青蒿气寒，童便熬膏，虚寒盗汗，除骨蒸劳。

茅根味甘，通关逐瘀，止吐衄血，客热可去。

大小蓟苦，消肿破血，吐衄咯唾，崩漏可啜。

枇杷叶苦，偏理肺脏，吐哕不已，解酒清上。

木律大寒，口齿圣药，瘰疬能治，心烦可却。

射干味苦，逐瘀通经，喉痹口臭，痈毒堪凭。

鬼箭羽苦，通经堕胎，杀虫祛结，驱邪除乖。

夏枯草苦，瘰疬瘿瘤，破癥散结，湿痹能瘳。

卷柏味苦，癥瘕血闭，风眩痿躄，更驱鬼疰。

马鞭甘苦，破血通经，癥瘕痞块，服之最灵。

鹤虱味苦，杀虫追毒，心腹卒痛，蛔虫堪逐。

白头翁温，散癥逐血，瘰疬疟疝，止痛百节。

旱莲草甘，生须黑发，赤痢堪止，血流可截。

慈菇辛苦，疗肿痈疽，恶疮瘾疹，蛇虺并施。

榆皮味甘，通水除淋，能利关节，敷肿痛定。

钩藤微寒，疗儿惊痫，手足瘛疭，抽搐口眼。

豨莶味甘，追风除湿，聪耳明目，乌须黑发。

葵花味甘，带痢两功，赤治赤者，白治白同。

辛夷味辛，鼻塞流涕，香臭不闻，通窍之剂。

续随子辛，恶疮蛊毒，通经消积，不可过服。

海桐皮苦，霍乱久痢，疳蜃疥癣，牙疼亦治。

石楠藤辛，肾衰脚弱，风淫湿痹，堪为妙药。

鬼臼有毒，辟瘟除恶，虫毒鬼疰，风邪可却。

大青气寒，伤寒热毒，黄汗黄疸，时疫宜服。

侧柏叶苦，吐衄崩痢，能生须眉，除湿之剂。

槐实味苦，阴疮湿痒，五痔肿痛，止涎极莽。

瓦楞子咸，妇人血块，男子痰癖，癥瘕可瘥。

棕榈子苦，禁泄涩痢，带下崩中，肠风堪治。

冬葵子寒，滑胎易产，癃利小便，善通乳难。

淫羊藿辛，阴起阳兴，坚筋益骨，志强力增。

松脂味甘，滋阴补阳，驱风安脏，膏可贴疮。

覆盆子甘，肾损精竭，黑须明眸，补虚续绝。

合欢味甘，利人心志，安脏明目，快乐无虑。

金樱子甘，梦遗精滑，禁止遗尿，寸白虫杀。

楮实味甘，壮筋明目，益气补虚，阴痿当服。

郁李仁酸，破血润燥，消肿利便，关格通导。

没食子苦，益血生精，染须最妙，禁痢极灵。

空青气寒，治眼通灵，青盲赤肿，去暗回明。

密陀僧咸，止痢医痔，能除白癜，诸疮可治。

伏龙肝温，治疫安胎，吐气咳逆，心烦妙哉。

石灰味辛，性烈有毒，辟虫立死，堕胎甚速。

穿山甲毒，痔癣恶疮，吹奶肿痛，鬼魅潜藏。

蚯蚓气寒，伤寒瘟病，大热狂言，投之立应。

蜘蛛气寒，狐疝偏痛，蛇虺咬涂，疔肿敷用。

蟾蜍气凉，杀疳蚀癖，瘟疫能辟，疮毒可祛。

刺猬皮苦，主医五痔，阴肿疝痛，能开胃气。

蛤蚧味咸，肺痿血咯，传尸劳疰，服之可却。

蝼蛄味咸，治十水肿，上下左右，效不旋踵。

蜗牛味咸，口眼㖞斜，惊痫拘挛，脱肛咸治。

桑螵蛸咸，淋浊精泄，除疝腰疼，虚损莫缺。

田螺性冷，利大小便，消肿除热，醒酒立见。

象牙气平，杂物刺喉，能通小便，诸疮可瘳。

水蛭味咸，除积瘀坚，通经堕产，折伤可痊。

贝子味咸，解肌散结，利水消肿，目翳清洁。

蛤蜊肉冷，能止消渴，酒毒堪除，开胃顿豁。

海粉味咸，大治顽痰，妇人白带，咸能软坚。

石蟹味咸，点目肿翳，解蛊胀毒，催生落地。

海螵蛸咸，漏下赤白，癥瘕疝气，阴肿可得。

无名异甘，金疮折损，去瘀止痛，生肌有准。

青礞石寒，硝煅金色，坠痰消食，神妙莫测。

磁石味咸，专杀铁毒，若误吞针，系线即出。

花蕊石寒，善止诸血，金疮血流，产后血涌。

代赭石寒，下胎崩带，儿疳泻痢，惊痫呕噯。

黑铅味甘，止呕反胃，鬼疰瘿瘤，安神定志。

银屑味辛，谵语恍惚，定志养神，镇心明目。

金屑味辛，善安魂魄，癫狂惊痫，调和血脉。

狗脊味甘，酒蒸入剂，腰背膝痛，风寒湿痹。

骨碎补温，折伤骨节，风血积疼，最能破血。

茜草味苦，蛊毒吐血，经带崩漏，损伤虚热。

预知子贵，缀衣领中，遇毒声作，诛蛊杀虫。

王不留行，调经催产，除风痹痛，乳痈当啖。

狼毒味辛，破积癥瘕，恶疮鼠瘘，止心腹痛。

藜芦味辛，最能发吐，肠澼泻痢，杀虫消蛊。

蓖麻子辛，吸出滞物，涂顶肠收，涂足胎出。

荜茇味辛，温中下气，痃癖阴疝，霍乱泻痢。

百部味甘，骨蒸劳瘵，杀疳蛔虫，久嗽功大。

京墨味辛，吐衄下血，产后崩中，止血甚捷。

黄荆子苦，善治咳逆，骨节寒热，能下肺气。

女贞实苦，黑发乌须，强筋壮力，去风补虚。

瓜蒂苦寒，善能吐痰，消身肿胀，并治黄疸。

粟壳性涩，泄痢嗽怯，劫病如神，杀人如剑。

巴豆辛热，除胃寒积，破癥消痰，大能通利。

夜明砂粪，能下死胎，小儿无辜，瘰疬堪裁。

斑蝥有毒，破血通经，诸疮瘰疬，水道能行。

蚕沙性温，湿痹瘾疹，瘫风肠鸣，消渴可饮。

胡黄连苦，治劳骨蒸，小儿疳痢，盗汗虚惊。

使君甘温，消疳消浊，泻痢诸虫，总能除却。

赤石脂温，保固肠胃，溃疡生肌，涩精泻痢。

青黛咸寒，能平肝木，惊痫疳痢，兼除热毒。

阿胶甘温，止咳脓血，吐血胎崩，虚羸可啜。

白矾味酸，化痰解毒，治症多能，难以尽述。

五倍苦酸，疗齿疳䘌，痔痈疮脓，兼除风热。

玄明粉辛，能蠲宿垢，化积消痰，诸热可疗。

通草味甘，善治膀胱，消痈散肿，能医乳房。

枸杞甘温，添精补髓，明目祛风，阴兴阳起。

黄精味甘，能安脏腑，五劳七伤，此药大补。

何首乌甘，添精种子，黑发悦颜，强身延纪。

五味酸温，生津止渴，久嗽虚劳，肺肾枯竭。

山茱性温，涩精益髓，肾虚耳鸣，腰膝痛止。

石斛味甘，却惊定志，壮骨补虚，善驱冷痹。

破故纸温，腰膝酸痛，兴阳固精，盐酒炒用。

薯蓣甘温，理脾止泻，益肾补中，诸虚可治。

苁蓉味甘，峻补精血，若骤用之，更动便滑。

菟丝甘平，梦遗滑精，腰痛膝冷，添髓壮筋。

牛膝味苦，除湿痹痿，腰膝酸痛，小便淋沥。

巴戟辛甘，大补虚损，精滑梦遗，强筋固本。

仙茅味辛，腰足挛痹，虚损劳伤，阳道兴起。

牡蛎微寒，涩精止汗，带崩胁痛，老痰祛散。

楝子苦寒，膀胱疝气，中湿伤寒，利水之剂。

萆薢甘苦，风寒湿痹，腰背冷痛，添精益气。

寄生甘苦，腰痛顽麻，续筋坚骨，风湿尤佳。

续断味辛，接骨续筋，跌扑折损，且固遗精。

龙骨味甘，梦遗精泄，崩带肠痈，惊痫风热。

人之头发，补阴甚捷，吐衄血晕，风惊痫热。

天灵盖咸，传尸劳瘵，温疟血崩，投之立瘥。

雀卵气温，善扶阳痿，可致壮强，当能固闭。

鹿茸甘温，益气滋阴，泄精尿血，崩带堪任。

鹿角胶温，吐衄虚羸，跌扑伤损，崩带安胎。

腽肭脐热，补益元阳，驱邪辟毒，痃癖劳伤。

紫河车甘，疗诸虚损，劳瘵骨蒸，滋培根本。

枫香味辛，外科要药，瘰疮瘾疹，齿痛亦可。

檀香味辛，开胃进食，霍乱腹痛，中恶秽气。

安息香辛，辟邪驱恶，开窍通关，死胎能落。

苏合香甘，祛痰辟秽，蛊毒痫痓，梦魇能起。

熊胆味苦，热蒸黄疸，恶疮虫痔，五疳惊痫。

硇砂有毒，溃痈烂肉，除翳生肌，破癥消毒。

硼砂味辛，疗喉肿痛，膈上热痰，噙化立中。

朱砂味甘，镇心养神，祛邪解毒，定魄安魂。

硫黄性热，扫除疥疮，壮阳逐冷，寒邪敢当。

龙脑味辛，目痛头痹，狂躁妄语，真为良剂。

芦荟气寒，杀虫消疳，癫痫惊搐，服之立安。

天竺黄甘，急慢惊风，镇心解热，驱邪有功。

麝香辛温，善通关窍，伐鬼安惊，解毒甚妙。

乳香辛苦，疗诸恶疮，生肌止痛，心腹尤良。

没药温平，治疮止痛，跌打损伤，破血通用。

阿魏性温，除癥破结，止痛杀虫，传尸可灭。

水银性寒，治疥杀虫，断绝胎孕，催生立通。

轻粉性燥，外科要药，杨梅诸疮，杀虫可托。

灵砂性温，能通血脉，杀鬼辟邪，安魂定魄。

砒霜大毒，风痰可吐，截疟除哮，能消沉痼。

雄黄甘辛，辟邪解毒，更治蛇虺，喉风息肉。

珍珠气寒，镇惊除痫，开聋磨翳，止渴坠痰。

牛黄味苦，大治风痰，定魄安魂，惊痫灵丹。

琥珀味甘，安魂定魄，破瘀消癥，利水通涩。

血竭味咸，跌扑伤损，恶毒疮痈，破血有准。

石钟乳甘，气乃剽悍，益气固精，明目延寿。

阳起石甘，肾气之绝，阴痿不起，其效甚捷。

桑椹子甘，解金石燥，清除热渴，染须发皓。

蒲公英苦，溃坚消肿，结核能除，食毒堪用。

石韦味苦，通利膀胱，遗尿或淋，发背疮疡。

萹蓄味苦，疗瘑疽痔，小儿蛔虫，女人阴蚀。

赤箭味苦，原号定风，杀蛊蛊毒，除疝疗痫。

鸡内金寒，溺遗精泄，禁利漏崩，更除烦热。

鳗鲡鱼甘，劳瘵杀虫，痔漏疮疹，崩疾有功。

螃蟹味咸，散血解结，益气养筋，除胸烦热。

马肉味辛，堪强腰脊，自死老死，并弃勿食。

白鸽肉平，解诸药毒，能除疥疮，味胜猪肉。

兔肉味辛，补中益气，止渴健脾，孕妇勿食。

牛肉属土，补脾胃弱，乳养虚羸，善滋血涸。

猪肉味甘，量食补虚，动风痰物，多食虚肥。

羊肉味甘，专补虚羸，开胃补肾，不致阳痿。

雄鸡味甘，动风助火，补虚温中，血漏亦可。

鸭肉散寒，补虚劳怯，消水肿胀，退惊痫热。

鲤鱼味甘，消水肿满，下气安胎，其功不缓。

鲫鱼味甘，和中补虚，理胃进食，肠澼泻痢。

驴肉微寒，安心解烦，能发痼疾，以动风淫。

鳝鱼味甘，益智补中，能祛狐臭，善散湿风。

白鹅肉甘，大补脏腑，最发疮毒，痼疾勿与。

犬肉性温，益气壮阳，炙食作渴，阴虚禁尝。

鳖肉性冷，凉血补阴，癥瘕勿食，孕妇勿侵。

芡实味甘，能益精气，腰膝酸痛，皆主湿痹。

石莲子苦，疗噤口痢，白浊遗精，清心良剂。

藕味甘寒，解酒清热，消烦逐瘀，止吐衄血。

龙眼味甘，归脾益智，健忘怔忡，聪明广记。

莲须味甘，益肾乌须，涩精固髓，悦颜补虚。

柿子气寒，能润心肺，止渴化痰，涩肠止利。

石榴皮酸，能禁精漏，止痢涩肠，染须尤妙。

陈仓谷米，调和脾胃，解渴除烦，能止泻痢。

莱菔子辛，喘咳下气，倒壁冲墙，胀满消去。

芥菜味辛，除邪通鼻，能利九窍，多食通气。

浆水味酸，酷热当茶，除烦消食，泻利堪夸。

砂糖味甘，润肺和中，多食损齿，湿热生虫。

饴糖味甘，和脾润肺，止渴消痰，中满休食。

麻油性冷，善解诸毒，百病能除，功难悉述。

白果甘苦，喘嗽白浊，点茶压酒，不可多嚼。

胡桃肉甘，补肾黑发，多食生痰，动气之物。

梨味甘酸，解酒除渴，止嗽消痰，善驱烦热。

榧实味甘，主疗五痔，蛊毒三虫，不可多食。

竹茹止呕，能除寒热，胃热咳哕，不寐安歇。

竹叶味甘，退热安眠，化痰定喘，止渴消烦。

竹沥味甘，阴虚痰火，汗热烦渴，效如开锁。

莱菔根甘，下气消谷，痰癖咳嗽，兼解面毒。

灯草味甘，通利小便，癃闭成淋，湿肿为最。

艾叶温平，温经散寒，漏血安胎，心痛即愈。

绿豆气寒，能解百毒，止渴除烦，诸热可服。

川椒辛热，祛邪逐毒，明目杀虫，温而不猛。

胡椒味辛，心腹冷痛，下气温中，跌扑堪用。

石蜜甘平，入药炼熟，益气补中，润燥解毒。

马齿苋寒，青盲白翳，利便杀虫，癥痛咸治。

葱白辛温，发表出汗，伤寒头痛，肿痛皆散。

胡荽味辛，上止头痛，内消谷食，痘疹发生。

韭味辛温，祛除胃热，汁清血瘀，子医梦泄。

大蒜辛温，化肉消谷，解毒散痈，多用伤目。

食盐味咸，能吐中痰，心腹卒痛，过多损颜。

茶茗性苦，热渴能济，上清头目，下消食气。

酒通血脉，消愁遣兴，少饮壮神，过多损命。

醋消肿毒，积瘕可去，产后金疮，血晕皆治。

乌梅味酸，除烦解渴，霍疟泻利，止嗽劳热。

淡豆豉寒，能除懊侬，伤寒头痛，兼理瘴气。

莲子味甘，健脾理胃，止泻涩精，清心养气。

大枣味甘，调和百药，益气养脾，中满休嚼。

人乳味甘，补阴益阳，悦颜明目，羸劣仙方。

童便味凉，打扑瘀血，虚劳骨蒸，热嗽尤捷。

生姜性温，通畅神明，痰嗽呕吐，开胃极灵。

药共四百，精制不同，生熟新久，炮煿炙烘。

汤丸膏散，各起疲癃，合宜而用，乃是良工。

云林歌括，可以训蒙，略陈梗概，以候明公，

理加斫削，济世无穷。

汤头歌诀

清·汪昂　著

内容简介

本书为中医四小经典之一，为清代名医汪昂老年所作。全书选录中医经验成方 300 余首，编成七言歌诀，并从方剂主治、组成、配伍、剂量等方面予以简要注释。其内容简明扼要，音韵工整，便于初学者习诵，是一部流传较广的方剂学著作。书末附《续编汤头歌诀》，以补充《汤头歌诀》之不足。

整理说明

《汤头歌诀》是一本很好的医方著作，全书共一卷，刊于1694年。是清代名医汪昂老年时的心血之作，也是中医入门的必备阶梯，是中医四小经典之一。书中选录中医常用方剂300余方，分为补益、发表、攻里、涌吐等20类。以七言歌诀的形式加以归纳和概括，并于每方附有简要注释，便于初学习诵，是一部流传较广的方剂学著作。刊印后相应地出现了多种后人续补、增注或改编的作品。

汪昂，生于明代万历四十三年（1615年），卒于清康熙三十八年（1699年），字讱庵，晚年人尊"浒湾老人"，传世作品有《黄帝素问灵枢类纂约注》三卷，《医方集解》六卷，《本草备要》八卷，《汤头歌诀》一卷，《经络歌诀》一卷等。

汪昂老人在《汤头歌诀》的序言中说："以所主病证，括之歌中，间及古人用药制方之意，某病某汤，门分义悉，理法兼备，体用具全，千古心传，端在于此。实医门之正宗，活人之彀率也。然古方甚多，难以尽录，量取便用者，得歌二百首，正方附方共三百有奇。盖益易则易知，简则易从，以此提纲挈领。苟能触类旁通，可应无穷之变也。"看来汪昂在八十寿龄的心血之作正好是当今中医入门的上乘佳作。

方剂运用之妙，无非熟能生巧，将《汤头歌诀》中的方歌烂熟于心之后，方能于临证中灵活化裁，每于沉疴之中便可妙手回春。

《汤头歌诀》现存清刻本、石印本、铅印本50余种。本次整理以清光绪扫叶山房刻本为底本，以1922年上海锦章图书局石印本为主校本，在不失古风古貌、原汁原味的基础上，按照现代人的阅读习惯，以及现代传播学的需要，进行了详细点校及精细编排，具体如下：①原著为繁体竖排，今按照简体横排，凡异体字、通假字，一律按现代通行字径改。②原著层次不够清楚，本次整理厘清全书脉络，对全书按照现代出版的相关要求，进行了编排。③

原著《汤头歌诀》诸多刻本都保留作者自注，皆是随文注，因此法沿用千年，然如此使原文割裂支离破碎，不便阅读；后世诸多点校本，多采用页脚注，但编码对号，前后寻找头晕目眩；所以采取整理原作者自注，附于文后，为文后注，初学者阅读更为方便。④书末所附《续编汤头歌诀》，为近代医家严云搜罗历代方剂整理而成，其中不少方剂较为实用，恰好可以弥补《汤头歌诀》之不足，本次仅取其歌诀部分，其注解部分则未收录。⑤原著中有犀角、虎骨等国家禁捕动物的药用成分，尊重原著，不做修改，但用药处方时，应用其他药效与之类似的代替。

整理者

乙未仲秋于北京

序

　　古人治病，药有君臣，方有奇偶，剂有大小，此汤头所由来也。仲景为方书之祖，其《伤寒论》中，既曰太阳证、少阳证、太阴证、少阴证，而又曰麻黄证、桂枝证、柴胡证、承气证等，不以病名病，而以药名病，明乎因病施药，以药合证，而后用之，岂苟然而已哉！今人不辨证候，不用汤头，率意任情，治无成法，是犹制器而废准绳、行阵而弃行列，欲以已病却疾，不亦难乎？

　　盖古人制方，佐使君臣，配合恰当，从治正治，意义深长，如金科玉律，以为后人楷则，惟在善用者神而明之，变而通之，如淮阴被水之阵，诸将疑其不合兵法，而不知其正在兵法之中也。

　　旧本《汤头歌诀》，辞多鄙率，义弗赅明，难称善本，不揣愚瞽，重为编辑，并以所主病证括之歌中，间及古人用药制方之意，某病某汤，门分义悉，理法兼备，体用具全，千古心传，端在于此，实医门之正宗，活人穀率也。

　　然古方甚多，难以尽录，量取便用者，得歌二百首，正方附方共三百有奇，盖益易则易知，简则易从，以此提纲挈领，苟能触类旁通，可应无穷之变也，是在善读者加之意耳。

康熙甲戌夏月休宁八十老人汪昂题

目录

汤头歌诀

一、补益之剂（十首，附方七）

四君子汤（《局方》）助阳

> 四君子汤中和义，参术茯苓甘草比；
> 益以夏陈名六君，祛痰补气阳虚弼；
> 除却半夏名异功，或加香砂胃寒使。

人参、白术、茯苓各二钱，甘草一钱，气味中和，故名君子。加半夏、陈皮，名六君子汤。二陈除痰，四君补气，脾弱阳虚宜之。六君子汤减半夏，名异功散（钱氏）。加木香、砂仁行气温中，名香砂六君汤。

升阳益胃汤（东垣）升阳益胃

> 升阳益胃参术芪，黄连半夏草陈皮；
> 苓泻防风羌独活，柴胡白芍枣姜随。

黄芪二两，人参、半夏、炙甘草各一钱，羌活、独活、防风、白芍（炒）各五钱，陈皮四钱，白术、茯苓、泽泻、柴胡各三钱，黄连二钱，每服三钱，加姜、枣煎。六君子助阳补脾除痰，重用黄芪补气固胃，柴胡、羌活除湿升阳，泽泻、茯苓泄热降浊，加芍药和血敛阴，少佐黄连以退阴火。

按：东垣治疗首重脾胃，而益胃又以升阳为先，故每用补中上升下渗之药。此方补中有散，发中有收，脾胃诸方多从昉此也。

黄芪鳖甲散（罗谦甫）劳热

> 黄芪鳖甲地骨皮，艽菀参苓柴半知；
> 地黄芍药天冬桂，甘桔桑皮劳热宜。

治虚劳骨蒸，晡热咳嗽，食少盗汗。黄芪、鳖甲、天冬各五钱，地骨、秦艽、茯苓、柴胡各三钱，紫菀、半夏、知母、生地、白芍、桑皮、炙草各二钱半，人参、肉桂、桔梗各钱半，每服一两，加姜煎。鳖甲、天冬、知、芍补水养阴，参、芪、桂、苓、甘草固卫助阳，桑、桔泄肺热，菀、夏理痰嗽，艽、柴、地骨退热升阳，为表里气血交补之剂。

秦艽鳖甲散　风劳

> 秦艽鳖甲治风劳，地骨柴胡及青蒿；
>
> 当归知母乌梅合，止嗽除蒸敛汗高。

鳖甲、地骨皮、柴胡各一两，青蒿五钱，秦艽、当归、知母各五钱，乌梅五钱，治略同前，汗多倍黄芪。此方加青蒿、乌梅皆敛汗退蒸之义。

秦艽扶嬴汤（《直指》）肺劳

> 秦艽扶嬴鳖甲柴，地骨当归紫菀偕；
>
> 半夏人参兼炙草，肺劳蒸嗽合之谐。

治肺痿骨蒸，劳嗽声嗄，自汗体倦。柴胡二钱，秦艽、鳖甲、地骨、当归、人参各钱半，紫菀、半夏、甘草（炙）各一钱，加姜、枣煎。

按：黄芪鳖甲散，盖本此方除当归加余药，透肌解热，柴胡、秦艽、干葛为要剂，故骨蒸方中多用之。此方虽表里交治，而以柴胡为君。

紫菀汤（海藏）肺劳

> 紫菀汤中知贝母，参苓五味阿胶偶；
>
> 再加甘桔治肺伤，咳血吐痰劳热久。

治肺伤气极，劳热咳嗽，吐痰吐血，肺痿肺痈。紫菀、知母、象贝、阿胶各二钱，人参、茯苓、甘草、桔梗各五分，五味十二粒。一方加莲肉。以保肺止嗽为君，故用阿胶、五味；以清火化痰为臣，故用知母、贝母；佐以参、苓、甘草扶土以生金；使以桔梗上浮而利膈。

百合固金汤（赵蕺庵）肺伤咳血

> 百合固金二地黄，玄参贝母桔甘藏；
>
> 麦冬芍药当归配，喘咳痰血肺家伤。

生地二钱，熟地三钱，麦冬钱半，贝母、百合、当归、白芍、甘草各一钱，玄参、桔梗各八分。火旺则金伤，故以玄参、二地助肾滋水，麦冬、百合保肺安神，芍药、当、地平肝养血，甘、桔、贝母清金化痰，皆以甘草培本，不欲以苦寒伤生发之气也。

补肺阿胶散（钱氏）止嗽生津

> 补肺阿胶马兜铃，鼠粘甘草杏糯停；

肺虚火盛人当服，顺气生津嗽哽宁。

阿胶两半，马兜铃、焙鼠粘子（炒）、甘草（炙）、糯米各一两，杏仁七钱。牛蒡利膈滑痰，杏仁降气润嗽。

李时珍曰：马兜铃非取其补肺，取其清热降气，肺自安也。其中阿胶、糯米乃补肺之圣药。

小建中汤 （仲景） 建中散寒

> 小建中汤芍药多，桂姜甘草大枣和；
> 更加饴糖补中藏，虚劳腹冷服之瘥；
> 增入黄芪名亦尔，表虚身痛效无过；
> 又有建中十四味，阴斑劳损起沉疴；
> 十全大补加附子，麦夏苁蓉仔细哦。

桂枝加芍药汤，再加饴糖名建中。芍药六两，桂枝、生姜各三两，甘草一两，枣十二杖，饴糖一升。再加黄芪两半名黄芪建中汤。《金匮》若除饴糖，则名黄芪五物汤，不名建中矣。今人用建中者，绝不用饴糖，何哉？

亦有阴证发斑者，淡红隐隐散见肌表，此寒伏于下，逼其无根之火熏肺而然，若服寒药立死。

十全大补汤加附子、麦冬、半夏、肉苁蓉，名十四味，除茯苓、白术、麦冬、川芎、熟地、肉苁蓉，名八味大建中场。治同。

益气聪明汤 （东垣） 聪耳明目

> 益气聪明汤蔓荆，升葛参芪黄柏并；
> 更加芍药炙甘草，耳聋目障服之清。

参、芪各五钱，蔓荆子、葛根各三钱，黄柏、白芍各二钱，升麻钱半，炙草一钱，每服四钱。人之中气不足，清阳不升，则耳目不聪明。蔓荆、升、葛升其清气，参、芪、甘草补其中气，而以芍药平肝木，黄柏滋肾水也。

二、发表之剂（十四首，附方八）

麻黄汤 （仲景） 寒伤营无汗

> 麻黄汤中用桂枝，杏仁甘草四般施；
> 发热恶寒头项痛，伤寒服此汗淋漓。

麻黄（去节）三两，桂枝二两，杏仁七十枚（去皮尖），甘草（炙）一两。伤寒太阳表证无汗用此发之。麻黄善发汗，恐其力猛，故以桂枝监之，甘草和之，不令大发也。

按：麻、桂二汤虽治太阳证，而先正每云皆肺药，以伤寒必自皮入，而桂、麻又入肺经也。

桂枝汤（仲景）风伤卫有汗

　　　　桂枝汤治太阳风，芍药甘草姜枣同；

　　　　桂麻相合名各半，太阳如疟此为功。

桂枝、芍药、生姜各三钱，炙草三两，大枣十二枚。治太阳中风有汗，用此解肌，以和营卫。中犹伤也，仲景《伤寒论》通用。

桂枝、麻黄二汤相合，名桂枝麻黄各半汤，热多寒少如疟状者宜之。

大青龙汤（仲景）两解伤寒

　　　　大青龙汤桂麻黄，杏草石膏姜枣藏；

　　　　太阳无汗兼烦躁，风寒两解此为良。

麻黄六两，桂枝、炙草各三两，杏仁四十枚，石膏鸡子大，生姜三两，大枣十二枚。

烦为阳、为风，躁为阴、为寒，必太阳证兼烦躁者方可用之。以杏、草佐麻黄发表，以姜、枣佐桂枝解肌，石膏质重泻火，气轻亦达肌表，义取青龙者，龙兴而云升雨降，郁热顿除，烦躁乃解也。若少阴烦躁而误服此则逆。

麻黄汤治寒，桂枝汤治风，大青龙兼风寒而两解之。

陶节庵曰：此汤险峻，今人罕用。

小青龙汤（仲景）太阳行水发汗

　　　　小青龙汤治水气，喘咳呕哕渴利慰；

　　　　姜桂麻黄芍药甘，细辛半夏兼五味。

太阳表证未解，心下有水气者用之。或喘、或咳、或呕、或哕、或渴、或利、或短气、或小便闭，皆水气内积所致。

干姜、桂枝、麻黄、芍药（酒炒）、炙草、细辛各二两，半夏、五味子各半升。桂枝解表使水从汗泄，芍药敛肺以收喘咳，姜、夏、细辛润肾行水以止渴呕，亦表里分消之意。

葛根汤（仲景）太阳无汗恶风

　　　　葛根汤内麻黄裹，二味加入桂枝汤；

　　　　轻可去实因无汗，有汗加葛无麻黄。

桂枝、芍药、炙草各二两，姜三两，枣十二枚，此桂枝汤也，加葛根四两，麻黄三两。

中风表实，故汗不得出。《十剂》曰：轻可去实，葛根、麻黄之属是也。

去麻黄，名桂枝加葛根汤，仲景治太阳有汗恶风。

升麻葛根汤（钱乙）阳明升散

> 升麻葛根汤钱氏，再加芍药甘草是；
>
> 阳明发热与头疼，无汗恶寒均堪倚；
>
> 亦治时疫与阳斑，痘疹已出慎勿使。

升麻三钱，葛根、芍药各二钱，炙草一钱。轻可去实、辛能达表，故用升麻发散阳明表邪；阳邪盛则阴气虚，故加芍药敛阴和血；升麻、甘草升阳解毒，故亦治时疫。

治阳明发热、头疼、无汗、恶寒及目痛、鼻干、不得卧等症。

痘疹已出，不宜用，恐升散重虚其表也。

九味羌活汤（张元素）解表通剂

> 九味羌活用防风，细辛苍芷与川芎；
>
> 黄芩生地同甘草，三阳解表益姜葱；
>
> 阴虚气弱人禁用，加减临时在变通。

羌活、防风、苍术各钱半，白芷、川芎、黄芩、生地、甘草各一钱，细辛五分，加生姜、葱白煎。

洁古制此汤，以代麻黄、桂枝、青龙、各半等汤。用羌、防、细、苍、芎、芷各走一经，祛风散寒为诸路之应兵；加黄芩泄气分之热，生地泄血中之热，甘草以调和诸药。然黄芩、生地寒滞，未可概施，用时宜审。

十神汤（《局方》）时行瘟疫

> 十神汤里葛升麻，陈草芎苏白芷加；
>
> 麻黄赤芍兼香附，时行感冒效堪夸。

葛根、升麻、陈皮、甘草、川芎、紫苏、白芷、麻黄、赤芍、香附等份，加姜、葱煎。治风寒两感，头痛发热，无汗恶寒，咳嗽鼻塞。芎、麻、升、葛、苏、芷、香附辛香利气，发表散寒；加芍药者，敛阴气于发汗之中；加甘草者，和阳气于疏利之队也。

吴绶曰：此方用升麻、干葛能解阳明瘟疫时气，若太阳伤寒发热用之，则引邪入阳明传变发斑矣。慎之！

神术散 （《局方》） 散风寒湿

> 神术散用甘草苍，细辛藁本芎芷羌；
> 各走一经祛风湿，风寒泄泻总堪尝；
> 太无神术即平胃，加入菖蒲与藿香；
> 海藏神术苍防草，太阳无汗代麻黄；
> 若以白术易苍术，太阳有汗此汤良。

苍术二两，炙草、细辛、藁本、白芷、川芎、羌活各一两，每服四钱，生姜、葱白煎。

各走一经祛风湿：太阴苍术，少阴细辛，厥阴、少阳川芎，太阳羌活、藁本，阳明白芷，此方与九味羌活汤意同，加藁本，除黄芩、生地、防风，较羌活汤更稳。

太无（太无，丹溪之师）神术散，即平胃散加菖蒲、藿香。陈皮为君二钱，苍术、厚朴各一钱，炙草、菖蒲、藿香各钱半，治岚瘴，瘟疫时气。

海藏神术散，苍术、防风各二两，炙草一两，用代仲景麻黄汤，治太阳伤寒无汗。若此方以白术易苍术，名白术汤，用代桂枝汤，治太阳伤风有汗。二术主治略同，特有止汗发汗之异。

麻黄附子细辛汤 （仲景） 少阳表证

> 麻黄附子细辛汤，发表温经两法彰；
> 若非表里相兼治，少阴反热曷能康。

麻黄、细辛各二两，附子一枚（炮）。麻黄发太阳之汗，附子温少阴之经，细辛为肾经表药，联属其间。

少阴证脉沉属里，当无热，今反发热，为太阳表证未除。

人参败毒散 （《活人》） 暑湿热时行

> 人参败毒茯苓草，枳桔柴前羌独芎；
> 薄荷少许姜三片，时行感冒有奇功；
> 去参名为败毒散，加入消风治亦同。

毒，即湿热也。人参、茯苓、枳壳、桔梗、柴胡、前胡、羌活、独活、川芎各一两，甘草五钱，每服二两，加薄荷、生姜煎。羌活理太阳游风，独活理少阴伏风，兼能去湿除痛，川芎、柴胡和血升清，枳壳、前胡行痰降气，甘、桔、参、苓清肺强胃，辅正匡邪也。喻嘉言曰：暑、湿、热三气门中，推此方为第一，俗医减却人参，曾与他方有别耶？

合消风散（见风门），名消风败毒散。

再造散（节庵）阳虚不能作汗

> 再造散用参芪甘，桂附羌防芎芍参；
>
> 细辛加枣煨姜煎，阳虚无汗法当谙。

人参、黄芪、甘草、川芎、白芍（酒炒）、羌活、防风、桂枝、附子（炮）、细辛、煨姜、大枣煎。以参、芪、甘、姜、桂、附大补其阳虚，羌、防、芎、细散寒发表，加芍药者，于阳中敛阴，散中有收也。

陶节庵曰：发热头痛，恶寒无汗，服汗剂汗不出者为阳虚，不能作汗者名无阳证，庸医不识，不论时令，遂以升麻重剂动取其汗，误人死者多矣。又曰：人第知参、芪能止汗，而不知其能发汗，以在表药队中，则助表药而解散也。

麻黄人参芍药汤（东垣）内虚感寒

> 麻黄人参芍药汤，桂枝五味麦冬襄；
>
> 归芪甘草汗兼补，虚人外感服之康。

麻黄、芍药、黄芪、归身、甘草（炙）各一钱，人参、麦冬各三分，桂枝五分，五味五粒。东垣治一人内蕴虚热，外感大寒而吐血，法仲景麻黄汤加补剂制此方，一服而愈。

原解曰：麻黄散外寒，桂枝补表虚，黄芪实表益卫，人参益气固表，麦冬、五味保肺气，甘草补脾，芍药安太阳，当归和血养血。

神白散（《卫生家宝》）一切风寒

> 神白散用白芷甘，姜葱淡豉与相参；
>
> 一切风寒皆可服，妇人鸡犬忌窥探；
>
> 《肘后》单煎葱白豉，用代麻黄功不惭。

白芷一两，甘草五钱，淡豉五十粒，姜三片，葱白三寸。煎服取汁。煎要至诚，服乃有效。

《肘后》单煎葱一握，豉一升，名葱豉汤。伤寒初觉头痛身热，便宜服之，可代麻黄汤。

三、攻里之剂（七首　附方四）

大承气汤（仲景）胃腑三焦大热大实

> 大承气汤用芒硝，枳实大黄厚朴饶；

救阴泄热功偏擅，急下阳明有数条。

大黄四两（酒洗），芒硝三合，厚朴八两，枳实五枚。大黄治大实，芒硝治大燥大坚，二味治无形血药；厚朴治大满，枳实治痞，二味治有形气药。热毒传入阳明胃腑，痞满燥实全见，杂症三焦实热并须以此下之。胃为水谷之海，土为万物之母，四旁有病皆能传入胃，已入胃腑则不复传他经矣。

陶节庵曰：伤寒热邪传里，须看热气浅深用药，大承气最紧，小承气次之，调胃又次之，大柴胡又次之。盖恐硝性燥急，故不轻用。

小承气汤（仲景）胃腑实满

> 小承气汤朴实黄，谵狂痞硬上焦强；
>
> 益以羌活名三化，中气闭实可消详。

大黄四两，厚朴二两（姜炒），枳实三枚（麸炒）。

热在上焦则满，在中焦则硬，胃有燥粪则谵语。不用芒硝者，恐伤下焦真阴也。

用承气治二便，加羌活（名三化汤）治风，中风体实者可偶用，然涉虚者多不可轻投。

调胃承气汤（仲景）胃实缓攻

> 调胃承气硝黄草，甘缓微和将胃保；
>
> 不用朴实伤上焦，中焦燥实服之好。

大黄（酒浸）、芒硝各一两，甘草（炙）五钱。用甘草，甘以缓之，微和胃气，勿令大泄下。不用厚朴、枳实恐伤上焦氤氲之气也。

木香槟榔丸（张子和）一切实积

> 木香槟榔青陈皮，枳壳柏连棱莪随；
>
> 大黄黑丑兼香附，芒硝水丸量服之；
>
> 一切实积能推荡，泻痢实疟用咸宜。

木香、槟榔、青皮（醋炒）、陈皮（壳炒）、黄柏（酒炒）、黄连（吴茱萸汤炒）、三棱、莪术并醋煎各五钱，大黄（酒浸）一两，香附、牵牛各二两，芒硝水丸，量虚实服。木香、香附、青、陈、枳壳利气宽肠，黑牵牛、槟榔下气尤速，气行得则无痞满后重之患矣，连、柏燥湿清热，棱、莪行气破血，硝、黄去血中伏热，并为推坚峻品，湿热积滞去则二便调而三焦通泰矣。盖宿垢不净，清阳终不得升，亦通因通用之义也。

枳实导滞丸（东垣）湿热积滞

> 枳实导滞首大黄，芩连曲术茯苓勷；
>
> 泽泻蒸饼糊丸服，湿热积滞力能攘；
>
> 若还后重兼气滞，木香导滞加槟榔。

大黄一两，枳实（麸炒）、黄芩（酒炒）、黄连（酒炒）、神曲（炒）各五钱，白术（土炒）、茯苓各三钱，泽泻二钱，蒸饼糊丸，量虚实服之。黄、枳实荡热荡积，芩、连佐之以清热，苓、泽佐之以利湿，神曲佐之以消食，又恐苦寒力峻，故加白术补土固中。

温脾汤（《千金》）温药攻下

> 温脾参附与干姜，甘草当归硝大黄；
>
> 寒热并行治寒积，脐腹绞结痛非常。

人参、附子、甘草、芒硝各一两，大黄五两，当归、干姜各三两，煎服日三，本方除当归、芒硝，亦名温脾汤，治久痢赤白，脾胃冷实不消。硝、黄以荡其积，姜、附以祛其寒，参、草、当归以保其血气。

按：古人方中多有硝、黄、连、柏与姜、茱、桂、附寒热并用者，亦有参、术、硝、黄补泻并用者，亦有大黄、麻黄汗下兼行者，今人罕识其旨，姑录此方以见治疗之妙不一端也。

蜜煎导法（仲景）肠枯便秘

> 蜜煎导法通大便，或将胆汁灌肛中；
>
> 不欲苦寒伤胃腑，阳明无热勿轻攻。

仲景用蜜熬如饴，捻作挺子，掺皂角末，乘热纳谷道中，或掺盐。或将猪胆汁灌肛中；用猪胆汁醋和，以竹管插入肛中，将汁灌入，顷当大便，名猪胆汁导法。

胃腑无热而便秘者，为汗多津液不足，不宜用承气妄攻。此仲景心法，后人罕知，故录三方于攻下之末。

四、涌吐之剂（二首　附方六）

汗、吐、下、和乃治疗之四法。经曰：在上者涌之，其高者因而越之。故古人治病用吐法者最多。朱丹溪曰：吐中就有发散之义。张子和曰：诸汗法古方多有之，惟以吐发汗者世罕知之，今人医疗惟用汗下和，而吐法绝置不用，可见时师之阙略，特补涌吐一门，方药虽简，而不可废也。若丹溪四物用四君引吐，又治小便不通亦用吐法，是又在用者之圆神矣。

瓜蒂散（仲景）痰食实热

> 瓜蒂散中赤小豆，或入藜芦郁金凑；
>
> 此吐实热与风痰，虚者参芦一味匀；
>
> 若吐虚烦栀豉汤，剧痰乌附尖方透；
>
> 古人尚有烧盐方，一切积滞功能奏。

甜瓜蒂（炒黄）、赤豆，共为末，熟水或虀水调，量虚实服。

张子和去赤豆加藜芦、防风，一方去赤豆加郁金、韭汁，俱名三圣散，鹅翎探吐，并治风痰。

瓜蒂吐实热，藜芦吐风痰。

虚人痰壅不得服瓜蒂者，参芦代之或加竹沥。

栀子十四枚，豉四合，治伤寒后虚烦。

丹溪治许白云，用瓜蒂、栀子、苦参、藜芦，屡吐不透，后以浆水和乌附尖服，始得大吐。

烧盐熟汤调服，以指探吐，治霍乱、宿食冷痛症。《千金》曰：凡病宜吐，大胜用药。

稀涎散（严用和）吐中风痰

> 稀涎皂角白矾班，或益藜芦微吐间；
>
> 风中痰升人眩仆，当先服此通其关；
>
> 通关散用细辛皂，吹鼻得嚏保生还。

皂角四挺（去皮弦，炙），白矾一两，为末，每服五分。白矾酸苦涌泄，能软痰疾；皂角辛酸通窍，专制风木。此专门之兵也。初中风时宜用之。

风中痰升而眩仆者，先微吐稀涎，续进他药。

细辛、皂角，为末。卒中者用此吹鼻，有嚏者可治，无嚏者为其肺气已绝矣。

五、和解之剂（九首　附方五）

小柴胡汤（仲景）和解

> 小柴胡汤和解供，半夏人参甘草从；
>
> 更加黄芩并姜枣，少阳百病此为宗。

柴胡八两，半夏半升，人参、甘草、黄芩、生姜各三两，大枣十二枚。

治一切往来寒热，胸满肋痛，心烦喜呕，口苦耳聋，咳渴悸利，半表半里之证。属少阳经者，但见一症便是，不必悉具。胆腑清净，无出无入，经在半表半里，法宜和解。柴胡升阳达表，黄芩退热和阴，半夏祛痰散逆，参、草辅正补中，使邪不得复传入里也。

四逆散（仲景）阳邪热厥

> 四逆散里用柴胡，芍药枳实甘草须；
> 此是阳邪成厥逆，敛阴泄热平剂扶。

柴胡、芍药（炒）、枳实（麸炒）、甘草（炙），等份。治阳邪入里，四肢逆而不温。芍药敛阴，枳实泄热，甘草和逆，柴胡散邪，用平剂以和解之。

黄连汤（仲景）升降阴阳

> 黄连汤内用干姜，半夏人参甘草藏；
> 更用桂枝兼大枣，寒热平调呕痛忘。

黄连（炒）、干姜（炮）、甘草、桂枝各三两，人参二两，半夏半升，大枣十二枚。

治胸中有热而欲呕，胃中有寒而作痛，或丹田有热、胸中有寒者，仲景亦用此汤。

按：此汤与小柴胡汤同义，以桂枝易柴胡，以黄连易黄芩，以干姜易生姜，余药同，皆和解之义。但小柴胡汤属少阳药，此汤属太阳、阳明药也。

黄芩汤（仲景）太阳、少阳合病下利

> 黄芩汤用甘芍并，二阳合利枣加烹；
> 此方遂为治痢祖，后人加味或更名；
> 再加生姜与半夏，前症兼呕此能平；
> 单用芍药与甘草，散逆止痛能和营。

治太阳、少阳合病下利。黄芩三两，芍药、甘草各二两，枣十二枚。阳邪入里，故以黄芩彻其热，甘草、大枣和其太阴。

利，泄泻也；痢，滞下也。仲景本治伤寒下利，《机要》用此治痢，更名黄芩芍药汤。洁古治痢，加木香、槟榔、大黄、黄连、当归、官桂，名芍药汤。

再加生姜、半夏，名黄芩加生姜半夏汤（仲景）。

单用芍药、甘草（炙），等份，名芍药甘草汤（仲景）。

虞天民曰：白芍不惟治血虚，兼能行气。腹痛者，营气不和，逆于肉里，

以白芍行营气，以甘草和逆气，故治之也。

逍遥散（《局方》）解郁调经

逍遥散用当归芍，柴苓术草加姜薄；

散郁除蒸功最奇，调经八味丹栀着。

柴胡、当归（酒拌）、白芍（酒炒）、白术（土炒）、茯苓各一钱，甘草（炙）五分，加煨姜、薄荷煎。

肝虚则血病，归、芍养血平肝，木盛则土衰，术、草和中补土，柴胡升阳散热，茯苓利湿宁心，生姜暖胃祛痰，薄荷消风理血。《医贯》曰：方中柴胡、薄荷二味最妙，栀木喜风摇，寒即摧萎，温即发生，木郁则火郁，火郁则土郁，土郁则金郁，金郁则水郁，五行相因，自然之理也。余以一方治木郁，而诸郁皆解，逍遥散是也。

加丹皮、栀子，名八味逍遥散，治肝伤血少。

藿香正气散（《局方》）治一切不正之气

藿香正气大腹苏，甘桔陈苓术朴俱；

夏曲白芷加姜枣，感伤岚瘴并能驱。

藿香、大腹皮、紫苏、茯苓、白芷各三两，陈皮、白术（土炒）、厚朴（姜汁炒）、半夏曲、桔梗各二两，甘草一两，每服五钱，加姜、枣煎。藿香理气和中，辟恶止呕；苏、芷、桔梗散寒利膈，以散表邪；腹、朴消满；陈、夏除痰以疏里滞；苓、术、甘草益脾去湿，以辅正气，正气通畅，则邪逆自已矣。

六和汤（《局方》）调和六气

六和藿朴杏砂呈，半夏木瓜赤茯并；

术参扁豆同甘草，姜枣煎之六气平；

或益香薷或苏叶，伤寒伤暑用须明。

藿香、厚朴、杏仁、砂仁、半夏、木瓜、赤茯苓、白术、人参、扁豆、甘草，加姜、枣煎。能御风、寒、暑、湿、燥、火六气，故曰六和。藿香、杏仁理气化食，参、术、陈、夏补正匡脾，豆、瓜祛暑，赤茯行水，大抵以理气健脾为主，脾胃既强，则诸邪不能干矣。

伤寒加苏叶，伤暑加香薷。

清脾饮（严用和）温疟

清脾饮用青朴柴，苓夏甘苓白术偕；

更加草果姜煎服，热多阳疟此方佳。

青皮、厚朴（醋炒）、柴胡、黄芩、半夏（姜制）、甘草（炙）、茯苓、白术（土炒）、草果（煨），加姜煎。疟不止加酒炒常山一钱，乌梅二个，大渴加麦冬、知母。疟疾一名脾寒，盖因脾胃受伤者居多。此方乃加减小柴胡汤从温脾诸方而一变也，青、柴平肝平滞，朴、夏平胃祛痰，芩、苓清热利湿，术、草补脾调中，草果散太阴积寒、除痰截疟。

痛泻要方（刘草窗）痛泻

> 痛泻要方陈皮芍，防风白术煎丸酌；
>
> 补土泻木理肝脾，若作食伤医便错。

白术（土炒）三两，白芍（酒炒）四两，陈皮（炒）两半，防风一两，或煎或丸，久泻加升麻。陈皮理气补脾，防、芍泻木益土。

吴鹤皋：伤食腹痛，得泻便减，今泻而痛不减，哉责之土败木贼也。

六、表里之剂（八首　附方五）

大柴胡汤（仲景）发表攻里

> 大柴胡汤用大黄，枳实芩夏白芍将；
>
> 煎加姜枣表兼里，妙法内攻并外攘；
>
> 柴胡芒硝义亦尔，仍有桂枝大黄汤。

柴胡八两，大黄二两，枳实四枚，半夏半升，黄芩、芍药各三两，生姜二两，大枣十二枚。治阳邪入里，表证未除，里证又急者。柴胡解表，大黄、枳实攻里，黄芩清热，芍药敛阴，半夏和胃止呕，姜、枣调和营卫。按：本方、次方治少阳阳明，后方治太阳阳明，为不同。

小柴胡汤加芒硝六两，名柴胡加芒硝汤（仲景）。

仲景桂枝汤内加大黄一两，芍药三两。治太阳误下，转太阴大实痛者。

防风通圣散（河间）表里实热

> 防风通圣大黄硝，荆芥麻黄栀芍翘；
>
> 甘桔芎归膏滑石，薄荷芩术力偏饶；
>
> 表里交攻阳热盛，外科疡毒总能消。

大黄（酒蒸）、芒硝、防风、荆芥、麻黄、黑栀、白芍（炒）、连翘、川芎、当归、薄荷、白术各五钱，桔梗、黄芩、石膏各一两，甘草二两，滑石三两，加姜、葱煎。荆、防、麻黄、薄荷发汗而散热搜风，栀子、滑石、硝、黄利便而降火行水，芩、桔、石膏清肺泻胃，川芎、归、芍养血补肝，连翘散气聚血凝，甘、术能补中燥湿，故能汗不伤表，下不伤里也。

五积散（《局方》）解散表里

> 五积散治五般积，麻黄苍芷芍归芎；
> 枳桔桂姜甘茯朴，陈皮半夏加姜葱；
> 陈桂枳陈余略炒，熟料尤增温散功；
> 温中解表祛寒湿，散痞调经用各充。

五积，即寒积、食积、气积、血积、痰积也。

当归、川芎、白芍、茯苓、桔梗各八分，苍术、白芷、厚朴、陈皮各六分，枳壳七分，麻黄、半夏各四分，肉桂、干姜、甘草各三分。重表者用桂枝，桂、麻解表散寒，甘草和里止痛，苍、朴平胃，陈、夏消痰，芎、归养血，茯苓利水，姜、芷祛寒湿，枳、桔利膈肠，一方统治多病，唯善用者变而通之。

桂、枳、陈，三味生用，余药微炒，名熟味五积散。

陶节庵曰：凡阴证伤寒，脉浮沉无力者，均服之，亦可加附子。

葛根黄芩黄连汤（仲景）太阳阳明证，解表清里

> 葛根黄芩黄连汤，甘草四般治二阳；
> 解表清里兼和胃，喘汗自利保平康。

治太阳桂枝证，医误下之，邪入阳明，胁热下利、脉促、喘而汗出者。葛根八两，炙草、黄芩各二两，黄连三两。

成无己曰：邪在里，宜见阴脉，促为阳盛，知表未解也，病有汗出而喘者，为邪气外甚，今喘而汗出，里热气逆，与此方散表邪清里热。脉数而止，曰促。用葛根者，专主阳明之表。

参苏饮（元戎）内伤外感

> 参苏饮内用陈皮，枳壳前胡半夏宜；
> 干葛木香甘桔茯，内伤外感此方推；
> 参前若去芎柴入，饮号芎苏治不差；
> 香苏饮仅陈皮草，感伤内外亦堪施。

人参、紫苏、前胡、半夏（姜制）、干葛、茯苓各七钱半，陈皮、枳壳（麸炒）、桔梗、木香、甘草各二钱，每服二钱，加姜、枣煎。治外感内伤，发热头痛，呕逆咳嗽，痰眩风泻。外感重者，去枣加葱白、紫苏、葛、前胡

解表，参、苓、甘草补中，陈皮、木香行气破滞，半夏、枳、桔利膈祛痰。

去人参、前胡，加川芎、柴胡，名芎苏饮，不服参者宜之。

香苏饮（《局方》），即香附（炒）、紫苏各二钱，陈皮（去白）一钱，甘草七分，加姜、葱煎。

茵陈丸 （《外台》）汗吐下兼行

> 茵陈丸用大黄硝，龟甲常山巴豆邀；
>
> 杏仁栀豉蜜丸服，汗吐下兼三法超；
>
> 时气毒疠及疟痢，一丸两服量病调。

茵陈、芒硝、龟甲、炙栀子各二两，大黄五两，常山、杏仁（炒）各三两，巴豆一两（去心、皮，炒），豉五合，蜜丸梧子大，每服一丸。或吐、或汗、或利，不应，再服一丸，不应，以热汤投之。栀子、淡豉，栀子鼓汤也，合常山可以涌吐，合杏仁可以解肌；大黄、芒硝，承气汤也，可以荡热去实，合茵陈可以利湿退黄，加巴豆大热以去脏腑积寒，加龟甲滋阴以退血分寒热。此方备汗、吐、下三法，虽云劫剂，实是佳方。

大羌活汤 伤寒两感

> 大羌活汤即九味，己独知连白术暨；
>
> 散热培阴表里和，伤寒两感差堪慰。

即九味羌活汤，加防己、独活、黄连、白术、知母各一两，余药各三钱，每服五钱。

两感伤寒：一曰太阳与少阴俱病，二曰阳明与太阳俱病，三曰少阳与厥阴俱病。阴阳表里同时俱病，欲汗则有里证，欲下则有表证。经曰：其两感于寒者必死。仲景无治法；洁古为制此方，间有生者。羌、独、苍、防、细辛以散寒发热，芩、连、防己，知母、芎、地以清里培阴，白术、甘草以固中和表里。

三黄石膏汤解表清里

> 三黄石膏芩柏连，栀子麻黄豆豉全；
>
> 姜枣细茶煎热服，表里三焦热盛宣。

石膏两半，黄连、黄芩、黄柏各七钱，栀子三十个，麻黄、淡豉各二合，每服一两，姜三片，枣二枚，茶一撮，煎热服（寒因热用）。治表里三焦大热，谵狂，斑衄，身目俱黄。黄芩泻上焦，黄连泻中焦，黄柏泻下焦，栀子通泻三焦之火以清里；麻黄、淡豉散寒发汗而解表；石膏体重能解肺胃之火，气轻亦能解肌也。

七、消补之剂（七首　附方六）

平胃散（《局方》）除湿散满

> 平胃散是苍术朴，陈皮甘草四般药；
> 除湿散满驱瘴岚，调胃诸方从此扩；
> 或合二陈或五苓，硝黄麦曲均堪着；
> 若合小柴名柴平，煎加姜枣能除疟，
> 又不换金正气散，即是此方加夏藿。

苍术（泔浸）二钱，厚朴（姜汁炒）、陈皮（去白）、甘草（炙）各一钱，姜、枣煎。

苍术燥湿强脾，厚朴散满平胃，陈皮利气行痰，甘草和中补土，泄中有补也。

合二陈汤，名平陈汤，治痰。合五苓散，名胃苓汤，治泻。加麦芽、神曲消食，加大黄、芒硝消积。合小柴胡汤，名柴平汤，除疟。加半夏、霍香，名不换金正气散。

保和丸　饮食轻伤

> 保和神曲与山楂，苓夏陈翘菔子加；
> 曲糊为丸麦汤下，亦可方中用麦芽；
> 大安丸内加白术，消中兼补效堪夸。

山楂（去核）三两，神曲、茯苓、半夏各一两，陈皮、菔子（微炒）、连翘各五钱。山楂消肉食，麦芽消谷食，神曲消食解酒，菔子下气制曲，茯苓渗湿，连翘散结，陈、夏健脾化痰。此内伤而气未病者，故但以和平之品消而化之，不必攻补也。

健脾丸　补脾消食

> 健脾参术与陈皮，枳实山楂麦蘗随；
> 曲糊作丸米饮下，消补兼行胃弱宜；
> 枳术丸亦消兼补，荷叶烧饭上升奇。

人参、白术（土炒）各二两，陈皮，麦芽各一两，山楂两半，枳实（麸炒）三两。陈皮、枳实理气化积，山楂消肉食，曲、麦消谷食，人参、白术益气强脾。

枳术丸（洁古），白术（土炒）、枳实（麸炒），等份。荷叶包陈米饭煨干，为丸，引胃气及少阳甲胆之气上升。

参苓白术散　补脾

> 参苓白术扁豆陈，山药甘莲砂薏仁；
>
> 桔便上浮兼保肺；枣汤调服益脾神。

人参、茯苓、白术（土炒）、陈皮、山药、甘草（炙）各一斤，扁豆（炒）十二两，莲肉（炒）、砂仁、苡仁（炒）（数药利气强脾）、桔梗（载药上行，恐燥上僭）各半斤，共为末，每服二钱，枣汤或米饮调下。

枳实消痞丸（东垣）固脾消痞

> 枳实消痞四君全，麦芽夏曲朴姜连；
>
> 蒸饼糊丸消积满，清热破结补虚痊。

枳实（麸炒），黄连（姜汁炒）各五钱，人参、白术（炒）、麦芽（炒）、半夏曲、厚朴（姜汁炒）、茯苓各三钱，甘草（炙）、干姜各二钱。黄连、枳实治痞君药，麦、夏、姜、朴温胃散满，参、术、苓、草燥湿补脾，使气足脾运，痞乃化也。

鳖甲饮子（严氏）疟母

> 鳖甲饮子治疟母，甘草芪术芍芎偶；
>
> 草果槟榔厚朴增，乌梅姜枣同煎服。

鳖甲（醋炙）、黄芪、白术（土炒）、甘草、陈皮、川芎、白芍（酒炒）、草果（面煨）、槟榔、厚朴等份，姜三片，枣二枚，乌梅少许煎。治疟母，久疟不愈，中有积癖。鳖甲属阴，入肝，退热散结为君，甘草、芪、术助阳补气，川芎、白芍养血和阴，草果温胃，槟榔破积，厚朴散满，甘草和中，乌梅酸敛，姜、枣和营卫。

葛花解醒汤　解醒

> 葛花解醒香砂仁，二苓参术蔻青陈；
>
> 神曲干姜兼泽泻，温中利湿酒伤珍。

葛花、砂仁、豆蔻各一钱，木香一分，茯苓、人参、白术（炒）、青皮、陈皮各四分，神曲（炒）、干姜、猪苓、泽泻各五分，专治酒积及吐泻痞塞，砂、蔻、神曲皆能解酒，青皮、木香、干姜行气温中，葛花引湿热从肌肉出，苓、泻引湿热从小便出，益以参、术固其中气也。

八、理气之剂（十一首 附方八）

补中益气汤（东垣）补气升阳

> 补中益气芪术陈，升柴参草当归身；
> 虚劳内伤功独擅，亦治阳虚外感因；
> 木香苍术易归术，调中益气畅脾神。

黄芪（蜜炙）钱半，人参、甘草（炙）各一钱，白术（土炒）、陈皮（留白）、归身各五分，升麻、柴胡各三分，加姜、枣煎。表虚者，升麻用蜜水炒用。东垣曰：升、柴味薄性阳，能引脾胃清气行于阳道，以资春气之和；又引参、芪、甘草上行，充实腠理，使卫外为固。凡补脾胃之药，多以升阳补气名之者，此也。

虚人感冒不任发散者，此方可以代之，或加辛散药。

除当归、白术，加木香、苍术，名调中益气汤。前方加白芍、五味子，发中有收，亦名调中益气汤。俱李东垣方。

乌药顺气汤（严用和）中气

> 乌药顺气芎芷姜，橘红枳桔及麻黄；
> 僵蚕炙草姜煎服，中气厥逆此方详。

厥逆痰塞，口噤，脉伏，身温为中风，身冷为中气。中风多痰涎，中气无痰涎，以此为辨。许学士云：中气之证不可作中风治。喻嘉言曰：中风证多夹中气。

乌药、橘红各二钱，川芎、白芷、枳壳、桔梗、麻黄各一钱，僵蚕（去丝嘴，炒）、炮姜、炙草各五分，加姜、枣煎。麻、梗、芎、芷发汗散寒以顺表气，乌、姜、陈、枳行气祛痰以顺里气，加僵蚕清化消风、甘草协和诸药。古云：气顺则风散。风邪卒中当先治标也。

越鞠丸（丹溪）六郁

> 越鞠丸治六般郁，气血痰火湿食因；
> 芎苍香附兼栀曲，气畅郁舒痛闷伸；
> 又六郁汤苍芎附，甘苓橘半栀砂仁。

气、血、痰、火、湿、食，此六郁也。

吴鹤皋曰：香附开气郁，苍术燥湿郁，川芎调血都，栀子清火郁，神曲消食郁，各等份，曲糊为丸。又湿郁加茯苓、白芷，火郁加青黛，痰郁加星、夏、瓜蒌、海石，血郁加桃仁、红花，气郁加木香、槟榔，食郁加麦芽、山楂，夹寒加吴茱萸。

苍术、川芎、香附、甘草、茯苓、橘红、半夏、栀子、砂仁，此前方加味兼治痰郁，看六郁中之重者为君，余药听证加减用之。

苏子降气汤 (《局方》) 降气行痰

> 苏子降气橘半归，前胡桂朴草姜依；
> 下虚上盛痰嗽喘，亦有加参贵合机。

苏子、橘红、半夏、当归、前胡、厚朴（姜汁炒）各一钱，肉桂、炙甘草各五分，加姜煎。一方无桂，加沉香。苏子、前胡、橘红、半夏降气行痰，气行则痰行也。数药兼能发表，加当归和血，甘草缓中，下虚上盛，故又用官桂引火归原。如气虚者亦有加人参、五味者。

四七汤 (《三因》) 舒郁化痰

> 四七汤理七情气，半夏厚朴茯苓苏；
> 姜枣煎之舒郁结，痰涎呕痛尽能舒；
> 又有《局方》名四七，参桂夏草妙更殊。

七气，寒、热、喜、怒、忧、愁、恚也，亦名七气汤。

半夏（姜汁炒）五钱，厚朴（姜汁炒）三钱，茯苓四钱，紫苏二钱。郁虽由乎气，亦多夹湿夹痰，故以半夏、厚朴除痰散滞，茯苓、苏叶利湿宽中，湿去痰行，郁自除矣。

又有《局方》四七汤，人参、官桂、半夏各一钱，甘草五分，加姜煎。人参补气，官桂平肝，姜半夏祛痰，甘草和中，并不用利气之药，汤名四七者，以四味治人之七情也。

四磨汤 (严氏) 七情气逆

> 四磨亦治七情侵，人参乌药及槟沉；
> 浓磨煎服调逆气，实者枳壳易人参；
> 去参加入木香枳，五磨饮子白酒斟。

人参、乌药、槟榔、沉香，等份。气逆故以乌药、槟榔而顺之，加参者恐伤其气也。

白酒磨服治暴怒，猝死，名气厥。

代赭旋覆汤 (仲景) 痞硬噫气

> 代赭旋覆用人参，半夏甘姜大枣临；

重以镇逆咸软痞，痞硬噫气力能禁。

赭石一两，参二两，旋覆、甘草各三两，半夏半升，生姜五两，枣十二枚。旋覆之咸以软坚，赭石之重以镇逆，姜、夏之辛以散虚痞，参、甘、大枣之甘以补胃弱。

绀珠正气天香散　顺气调经

绀珠正气天香散，香附干姜苏叶陈；

乌药舒郁兼除痛，气行血行经自匀。

香附八钱，乌药二钱，陈皮、苏皮各一钱，干姜五分，每服五六钱。乌、陈入气分而理气，香、苏入血分而利气，干姜兼入气血，用辛温以顺气平肝，气行则血行，经自调而痛自止矣。

橘皮竹茹汤（仲景）胃虚呃逆

橘皮竹茹治呕呃，参甘半夏枇杷麦；

赤茯再加姜枣煎，方由《金匮》此加辟。

《金匮》方：橘皮、竹茹各二两，人参一两，甘草五分，生姜半斤，枣三十枚，名橘皮竹茹汤，治哕逆（即呃逆也）。后人加半夏、麦冬、赤茯苓、枇杷叶。呃逆由胃火上冲，肝胆之火助之，肺金之气不得下降也。竹茹、枇杷叶清肺和胃而降气，肺金清则肝木自平矣；二陈降痰逆，赤茯泻心火，生姜呕家圣药；久病虚羸，故以参、甘、大枣扶其胃气。

丁香柿蒂汤（严氏）哕喘

丁香柿蒂人参姜，呃逆因寒中气戕；

《济生》香蒂仅二味，或加竹橘用皆良。

丁香、柿蒂各二钱，人参一钱，生姜五片。

《济生》香蒂仅二味，亦名丁香柿蒂汤，加姜煎。古方单用柿蒂取其苦温降气，《济生》加丁香、生姜，取其开郁散痰，加参者扶其胃气也。

加丁香、橘红，名丁香柿蒂竹茹汤。治同。

定喘汤

定喘白果与麻黄，款冬半夏白皮汤；

苏杏黄芩兼甘草，肺寒膈热喘哮尝。

白果三十枚（炒黄），麻黄、半夏（姜制）、款冬各三钱，桑皮（蜜炙）、苏子各二钱，杏仁、黄芩各钱半，甘草一钱，加姜煎。麻黄、杏仁、桑皮、甘草散表寒而清肺气，款冬温润，白果收涩定喘而清金，黄芩清热，苏子降气，半夏燥痰，共成散寒疏壅之功。

九、理血之剂（十三首　附方七）

四物汤 （《局方》） 养血通剂

> 四物地芍与归芎，血家百病此方通；
>
> 八珍合入四君子，气血双疗功独崇；
>
> 再加黄芪与肉桂，十全大补补方雄；
>
> 十全除却芪地草，加粟煎之名胃风。

当归（酒洗），生地各三钱，白芍二钱，川芎钱半。当归辛苦甘温，入心脾主血为君；生地甘寒，入心肾滋血为臣；芍药酸寒，入肝脾敛阴为佐；川芎辛温，通行血中之气为使。是为四物汤。

此方加四君（参、术、苓、草），即八珍汤，气血双疗（四君补气，四物补血）。

八珍加黄芪助阳固卫，加肉桂引火归原，即十全大补汤（补方之首）。

十全除生地、黄芪、甘草，加粟米百粒煎之，名胃风汤。张元素治风客肠胃，飧泄完谷及瘕疝牙闭。

人参养荣汤 补气养血

> 人参养荣即十全，除却川芎五味联；
>
> 陈皮远志加姜枣，脾肺气血补方先。

即十全大补汤（见前四物汤下）除川芎，加五味、陈皮、远志。薛立斋曰：气血两虚，变生诸证，不问脉病，但服此汤，诸证悉退。

归脾汤 （《济生》） 引血归脾

> 归脾汤用术参芪，归草茯神远志随；
>
> 酸枣木香龙眼肉，煎加姜枣益心脾；
>
> 怔忡健忘俱可却，肠风崩漏总能医。

人参、白术（土炒）、茯神、枣仁、龙眼肉各二钱，黄芪（蜜炙）钱半，当归（酒洗）、远志各一钱，木香、甘草（炙）各八分。血不归脾则妄行，参、芪、甘、术之甘温以补脾，志、茯、枣仁、龙眼之甘温酸苦以补心，当归养血，木香调气，气壮则自能摄血矣。

当归四逆汤（仲景）益血复脉

<blockquote>
当归四逆桂枝芍，细辛甘草木通着；

再加大枣治阴厥，脉细阳虚由血弱；

内有久寒加姜茱，发表温中通脉络；

不用附子及干姜，助阳过剂阴反灼。
</blockquote>

当归、桂枝、芍药、细辛各二两，甘草（炙）、木通各二两，枣二十五枚。成氏曰：通脉者，必先入心补血，当归之苦以助心血；心苦缓，急食酸以收之，芍药之酸以收心气；肝苦急，急食甘以缓之，甘草、大枣、木通以缓阴血。

素有久寒者，加吴茱萸二升，生姜半斤（酒煎），名四逆加吴茱萸生姜汤（仲景）。

桂枝散表风，吴茱萸、姜、细辛温经，当归、木通通经复脉。

姜附四逆在于回阳，当归四逆在于益血复脉。故虽内有久寒，只加生姜、吴茱萸，不用干姜、附子，恐反灼其阴也。

养心汤 补血宁心

<blockquote>
养心汤用草芪参，二茯芎归柏子寻；

夏曲远志兼桂味，再加酸枣总宁心。
</blockquote>

黄芪（蜜炙）、茯苓、茯神、川芎、当归（酒洗）、半夏曲各一两，甘草（炙）一钱，人参、柏子仁（去油）、肉桂、五味子、远志、枣仁（炒）各二钱半，每服五钱。参、芪补心气，芎、归养心血，二茯、柏仁、远志泄心热而宁心神，五味、枣仁收心气之散越，半夏去扰心之痰涎，甘草培土以培心子，赤桂引药以达心经。

桃仁承气汤（仲景）膀胱蓄血

<blockquote>
桃仁承气五般奇，甘草硝黄并桂枝；

热结膀胱小腹胀，如狂蓄血最相宜。
</blockquote>

桃仁五十枚（去皮尖，研），大黄四两，芒硝、桂枝、甘草各二两。硝、黄、甘草，调胃承气也。热甚搏血，故加桃仁润燥缓肝；表证未除，故加桂枝调经解表。

小腹胀而小便自利，知为蓄血，下焦蓄血发热，故如狂。

犀角地黄汤 胃热吐衄

<blockquote>
犀角地黄芍药丹，血升胃热火邪干；
</blockquote>

斑黄阳毒皆堪治，或益柴芩总伐肝。

生地半两，白芍一两，丹皮、犀角二钱半，每服五钱。

犀角大寒，解胃热而清心火；芍药酸寒，和阴血而散肝火；丹皮苦寒，散血中之伏火；生地大寒，凉血而滋水，以其平诸药之僭逆也。

因怒致血者，加柴胡、黄芩。

咳血方　咳嗽痰血

咳血方中诃子收，瓜蒌海石山栀投；

青黛蜜丸口嚼化，咳嗽痰血服之瘥。

诃子（煨，取肉）、瓜蒌仁（去油）、海石（去砂）、栀子（炒黑）、青黛（水飞），等份，蜜丸。嗽甚加杏仁。青黛清泻肝火，栀子清肺凉心，瓜蒌润燥滑痰，海石软坚止嗽，诃子敛肺定喘。不用血药者，火退而血自止也。

秦艽白术丸（东垣）血痔便秘

东垣秦艽白术丸，归尾桃仁枳实攒；

地榆泽泻皂角子，糊丸血痔便艰难；

仍有苍术防风剂，润血疏风燥湿安。

大肠燥结，故便难。秦艽、白术、归尾（酒洗）、桃仁（研）、地榆一两，枳实（麸炒）、泽泻、皂角子（烧存性）各五钱，糊丸。归尾、桃仁以活血，秦艽、皂子以润燥，枳实泄胃热，泽泻泻湿邪，地榆以破血止血，白术以燥湿益气。

本方除白术、归尾、地榆，加苍术、防风、大黄、黄柏、槟榔，名秦艽苍术汤。除枳实、皂角、地榆，加防风、升麻、柴胡、陈皮、炙甘草、黄柏、大黄、红花，名秦艽除风汤。治并同。

槐花散　便血

槐花散用治肠风，侧柏黑荆枳壳充；

为末等份米饮下，宽肠凉血逐风功。

槐花、柏叶凉血，枳实宽肠，荆芥理血疏风。

小蓟饮子

小蓟饮子藕蒲黄，木通滑石生地裹；

归草栀子淡竹叶，血淋热结服之良。

小蓟、藕节散瘀血，生地凉血，蒲黄止血，木通泻心火达小肠，栀子散郁火出膀胱，竹叶清肺凉心，滑石泄热利窍，当归引血归经，甘草和中调气。

四生丸（《济生》）血热妄行

> 四生丸用三般叶，侧柏艾荷生地协；
> 等份生捣如泥煎，血热妄行止衄惬。

侧柏叶、艾叶、荷叶、生地黄。

侧柏、生地补阴凉血，荷叶散瘀血、留好血，艾叶生者性温，理气止血。

复元活血汤（《发明》）损伤积血

> 复元活血汤柴胡，花粉当归山甲俱；
> 桃仁红花大黄草，损伤瘀血酒煎祛。

柴胡五钱，花粉、当归、穿山甲（炮）、甘草、红花各三钱，桃仁五十枚（去皮尖，研），大黄一两，每服一两，酒煎。血积必于两胁，属肝胆经，故以柴胡引用为君，以当归活血脉，以甘草缓其急，以大黄、桃仁、红花、山甲、花粉破血润血。

十、祛风之剂（十二首　附方四）

小续命汤（《千金》）风证通剂

> 小续命汤桂附芎，麻黄参芍杏防风；
> 黄芩防己兼甘草，六经风中此方通。

通治六经中风，喎邪不遂，语言謇涩，及刚柔二痉，亦治厥阴风湿。防风一钱二分，桂枝、麻黄、人参、白芍（酒炒）、杏仁（炒，研）、川芎（酒洗）、黄芩（酒炒）、防己、甘草（炙）各八分，附子四分，姜、枣煎。麻黄、杏仁，麻黄汤也，治寒；桂枝、芍药，桂枝汤也，治风；参、草补气，芎、芍养血，防风治风淫，防己治湿淫，附子治寒淫，黄芩治热淫，故为治风套剂。

刘宗厚曰：此方无分经络，不辨寒热虚实，虽多亦奚以为。

昂按：此方今人罕用，然古今风方，多从此方损益为治。

大秦艽汤（《机要》）搜风活血降火

> 大秦艽汤羌活防，芎芷辛芩二地黄；
> 石膏归芍苓甘术，风邪散见可通尝。

治中风，风邪散见不拘一经者。秦艽、石膏各三两，羌活、独活、防风、川芎、白芷、黄芩（酒炒）、生地（酒洗）、熟地、当归（酒洗）、芍药（酒炒）、茯苓、甘草（炙）、白术（土炒）各一两，细辛五钱，每服一两。刘宗厚曰：秦艽汤、愈风汤，虽有补血之药，而行经散风之剂居其大半，将何以养血而益筋骨也？

昂按：治风有三法，解表攻里行中道也。初中必夹外感，故用风药解表散寒，而用血药气药调里活血降火也。

三生饮 （《局方》）卒中痰厥

三生饮用乌附星，三生皆用木香听；

加参对半扶元气，卒中痰迷服此灵；

星香散亦治卒中，体肥不渴邪在经。

生南星一两，生川乌、附子（去皮）各五钱，木香二钱。每服一两，加参一两。

乌、附燥热行经逐寒，南星辛烈除痰散风，重用人参以扶元气，少佐木香以行逆气。《医贯》曰：此行经散痰之剂，斩关擒王之将，宜急用之。凡中风口闭为心绝，手撒为脾绝，眼合为肝绝，遗尿为肾绝，鼻鼾为肺绝；吐沫直视，发直头摇，面赤如朱，汗缀如珠者，皆不治。若服此汤，间有生者。

中脏、中腑者重，中经者稍轻。胆星八钱，散痰；木香二钱，行气。为末服。易煎，加姜煎服，名星香散。

地黄饮子 （河间）瘖厥风痱

地黄饮子山茱斛，麦味菖蒲远志茯；

苁蓉桂附巴戟天，少入薄荷姜枣服；

瘖厥风痱能治之，火归水中水生木。

熟地、山茱萸、石斛、麦冬、五味、石菖蒲、远志、茯苓、肉苁蓉、官桂、附子（炮）、巴戟天等份，每服五钱，加薄荷少许煎。

口噤身疼为瘖厥，四肢不收，为风痱。

熟地用滋根本之阴，桂、附、苁蓉、巴戟以返真元之火，山茱、石斛平胃温肝，志、苓、菖蒲补心通肾，麦、味保肺以滋水源，水火既交，风火自息矣。

刘河间曰：中风非外中之风，良由将息失宜，心火暴甚，肾水虚衰，不能制之，故猝倒无知也。治宜和脏腑、通经络，便是治风。

《医贯》曰：痰涎上涌者，水不归原也；面赤烦渴者，火不归原也。惟桂、附能引火归原，火归水中则水能生木，木不生风而风自息矣。

独活汤（丹溪）瘛疭昏愦

独活汤中羌独防，芎归辛桂参夏菖；

茯神远志白薇草，瘛疭昏愦力能匡。

羌活、独活、防风、当归、川芎、细辛、桂心、人参、半夏、菖蒲、茯神、远志、白薇各五钱，甘草（炙）二钱半，每服一两，加姜、枣煎。肝属风而主筋，故瘛疭为肝邪。二活、防风治风，辛、桂温经，半夏除痰，芎、归和血，血活则风散也，肝移热于心则昏愦，人参补心气，菖蒲开心窍，茯神、远志安心，白薇退热止风，风静火息，血活神宁，瘛疭自已矣。

顺风匀气散　㖞僻偏枯

顺风匀气术乌沉，白芷天麻苏叶参；

木瓜甘草青皮合，㖞僻偏枯口舌喑。

口眼㖞斜，僻枯不遂，皆由宗气不能用于一身。白术二钱，乌药钱半，天麻、人参各五分，苏叶、白芷、木瓜、青皮、甘草（炙）、沉香（磨）各三分，加姜煎。天麻、苏、芷以疏风气，乌药、青、沉以行滞气，参、术、炙草以补正气，气匀则风顺矣，木瓜伸筋，能于土中泻木。

上中下通用痛风汤（丹溪）上中下痛风

黄柏苍术天南星，桂枝防己及威灵；

桃仁红花龙胆草，羌芷川芎神曲停；

痛风湿热与痰血，上中下通用之听。

黄柏（酒炒）、苍术（泔浸）、南星（姜制）各二两半，防风、桃仁（去皮尖）、胆草、白芷、川芎、神曲（炒）各一两，桂枝、威灵仙、红花、羌活各二钱半，曲糊丸，名上中下通用痛风方。丹溪：黄柏清热，苍术燥湿，龙胆（下行）泻火，防己（下行）利水，四者治湿与热；桃仁、红花活血去瘀，川芎（上下行）血中气药，南星散风燥痰，四者治血与痰；羌活（上行）去百节风，白芷（上行）去头面风，桂枝（横行）、威灵（上下行）去臂胫风，四者所以治风；加神曲者消中焦陈积之气也，证不兼者，加减为治。

独活寄生汤（《千金》）风寒湿痹

独活寄生艽防辛，芎归地芍桂苓均；

杜仲牛膝人参草，冷风顽痹屈能伸；

若去人参加芪续，汤名三痹古方珍。

独活、桑寄生、秦艽、防风、细辛、川芎（酒洗）、当归（酒洗）、白芍（酒炒）、熟地、桂心、茯苓、杜仲（姜汁炒断丝）、牛膝、人参、甘草等份，每服四钱。

去人参，加黄芪、续断，名三痹汤，治风寒湿三痹。

喻嘉言曰：此方用参、芪、四物一派补药，加艽、防胜风湿，桂心胜寒，细辛、独活通肾气，凡治三气袭虚成痹者，宜准诸此。

消风散　消风散热

　　　　消风散内羌防荆，芎朴参苓陈草并；
　　　　僵蚕蝉蜕藿香入，为末茶调或酒行；
　　　　头痛目昏项背急，顽麻瘾疹服之清。

人参、茯苓、防风、川芎、羌活，僵蚕（炒）、蝉蜕、藿香各二两，荆芥、厚朴（姜汁炒）、陈皮（去白）、甘草（炙）各五钱，每服三钱，茶调下，疮癣酒下。羌、防、芎、荆治头目项背之风，僵蚕、蝉脱散咽膈皮肤之风，藿香、厚朴去恶散满，参、苓、甘、桔辅正调中。

川芎茶调散（《局方》）头目风热

　　　　川芎茶调散荆防，辛芷薄荷甘草羌；
　　　　目昏鼻塞风攻上，正偏头痛悉平康；
　　　　方内如加僵蚕菊，菊花茶调用亦臧。

薄荷三钱，川芎、荆芥各四钱，防风钱半，细辛一钱，羌活、白芷、甘草（炙）各二钱，为末，每服三钱，茶调下。羌活治太阳头痛，白芷治阳明头痛，川芎治少阳、厥阴头痛，细辛治少阴头痛，防风为风药卒徒，薄荷、荆芥散风热而清头目，以风热上攻，宜于升散，巅顶之上，惟风药可到也，加甘草以缓中，加茶调以清降。

菊花清头目，僵蚕去风痰。

青空膏（东垣）风湿头风

　　　　青空芎草柴芩连，羌防升之入顶巅；
　　　　为末茶凋如膏服，正偏头痛一时蠲。

川芎五钱，甘草（炙）两半，柴胡七钱，黄芩（酒炒）、黄连（酒炒）、羌活、防风各一两，每服三钱。风热湿热上攻头脑则痛，头两旁属少阳，偏头痛属少阳相火。芩、连苦寒，以羌、防、川、柴升之，则能去湿热于高巅之上矣。

人参荆芥散（《妇宝》）妇人血风劳

> 人参荆芥散熟地，防风柴枳芎归比；
>
> 酸枣鳖羚桂术甘，血风劳作风虚治。

血脉空疏，乃感风邪，寒热盗汗，久渐成劳。人参、荆芥、熟地、柴胡、枳壳、枣仁（炒）、鳖甲（童便炙）、羚羊角、白术各五分，防风、甘草（炙）、当归、川芎、桂心各三分，加姜煎。防风、柴、羚以疏风平木，地黄、龟、鳖以退热滋阴，芎、归、桂枝以止痛调经，参、术、炙草、枣仁以敛汗补虚，除烦进食。

十一、祛寒之剂（十二首，附方二）

理中汤（仲景）寒客中焦

> 理中汤主理中乡，甘草人参术黑姜；
>
> 呕利腹痛阴寒盛，或加附子总扶阳。

仲景曰：理中者，理中焦。白术（土炒）二两，人参、干姜（炮）、甘草（炙）各一两。治太阴厥逆，自利不渴，脉沉无力。人参利气益脾为君，白术健脾燥湿为臣，甘草和中补土为佐，干姜温胃散寒为使。加附子，名附子理中汤。

真武汤（仲景）温阳利水

> 真武汤壮肾中阳，茯苓术芍附生姜；
>
> 少阴腹痛有水气，悸眩瞤惕保安康。

附子一枚（炮）、白术二两（炒）、茯苓、白芍（炒）、生姜各三两。

中有水气故必悸，头眩；汗多亡阳，故肉瞤（音纯，动貌）筋惕。苓、术补土利水以疗悸眩，姜、附回阳益火以逐虚寒，芍药敛阴和营以止腹痛。真武，北方水神，肾中火足，水乃归原。此方补肾之阳，壮火而利水，故名。

四逆汤（仲景）阴证厥逆

> 四逆汤中姜附草，三阴厥逆太阳沉；
>
> 或益姜葱参芍桔，通阳复脉力能任。

附子一枚（生用），干姜一两，甘草（炙）二两，冷服。专治三阴厥逆，太阳初证脉沉亦用之。

面赤，格阳于上也。加葱白通阳，腹痛加白芍和阴，咽痛加桔梗，呕吐利止，脉不出加人参补气复脉，呕吐加生姜以散逆气。

白通加人尿猪胆汁汤（仲景）阴盛格阳

> 白通加尿猪胆汁，干姜附子兼葱白；
> 热因寒用妙义深，阴盛格阳厥无脉。

尿：音鸟，去声，小便也。俗读平声，非。

附子一枚（炮），干姜一两，葱白四茎，此白通汤也。葱白以通阳气，姜、附以散阴寒，加人尿五合，猪胆汁一合。

阴寒内盛，格阳于外，故厥热无脉。纯与热药，则寒气格拒，不得达入，故于热剂中加尿汁，寒药以为引用，使得入阴而回阳也。

吴茱萸汤（仲景）吐利寒厥

> 吴茱萸汤人参枣，重用生姜温胃好；
> 阳明寒呕少阴利，厥阴头痛皆能保。

吴茱萸一升（炮），人参三两，生姜六两，枣十二枚。姜、茱、参、枣补土散寒，茱萸辛热能入厥阴，治肝气上逆而致呕利腹痛。太阳热呕忌用。

益元汤（《活人》）戴阳烦躁

> 益元艾附与干姜，麦味知连参草将；
> 姜枣葱煎入童便，内寒外热名戴阳。

附子（炮）、艾叶、干姜、麦冬、五味、知母、黄连、人参、甘草。艾叶辛热能回阳。此乃阴盛格阳之证。面赤身热，不烦而躁，但饮水不入口，为外热内寒。此汤姜、附加知、连与白通加人尿、猪胆汁同义，乃热因寒药为引用也。冷服。

按：内热曰烦，为有根之火；外热曰躁，为无根之火。故但躁不烦及先躁后烦者，皆不治。

回阳救急汤（节庵）三阴寒厥

> 回阳救急用六君，桂附干姜五味群；
> 加麝三厘或胆汁，三阴寒厥见奇勋。

回阳救急汤，节庵曰：即四逆汤。附子（炮）、干姜、肉桂、人参各五分，白术、茯苓各一钱，半夏、陈皮各七分，甘草三分，五味九粒，姜煎。

姜、桂、附子去其阴寒，六君温补助其阳气，五味、人参以生其脉，加麝香者以通其窍，加胆汁者热因寒用也。

四神丸　肾虚脾泻

> 四神故纸吴茱萸，肉蔻五味四般须；
>
> 大枣百枚姜八两，五更肾泻火衰扶。

破故纸四两（酒浸，炒），吴茱萸一两（盐水炒），肉豆蔻三两（面裹煨），五味子三两（姜炒），生姜同煎，枣烂即去姜，捣枣肉为丸，临卧盐汤下。若早服，不能敌一夜之阴寒也。

由肾命火衰不能生脾土，故五更将交阳分，阳虚不能键闭而泄泻，不可专责脾胃也。故纸辛温能补相火以通君火，火盛乃能生土，肉蔻暖胃固肠，吴茱燥脾去湿，五味补肾涩精，生姜温中，大枣补土，亦以防水也。

厚朴温中汤　虚寒胀满

> 厚朴温中陈草苓，干姜草蔻木香停；
>
> 煎服加姜治腹痛，虚寒胀满用皆灵。

厚朴、陈皮各一钱，甘草、茯苓、草豆蔻、木香各五分，干姜三分，加姜煎。干姜、草蔻辛热以散其寒，陈皮、木香辛温以调其气，厚朴辛温以散满，茯苓甘淡以利湿，甘草甘平以和中，寒散气行，痛胀自已矣。

导气汤　寒疝

> 寒疝痛用导气汤，川楝茴香与木香；
>
> 吴茱煎以长流水，散寒通气和小肠。

疝，亦名小肠气。川楝四钱，木香五钱，茴香二钱，吴茱一钱，温泡同煎。川楝苦寒，入肝舒筋，能导小肠、膀胱之热从小水下行，为治疝君药；茴香暖胃散寒；吴茱温肝燥湿；木香行三焦通气。

疝气方（丹溪）寒湿疝气

> 疝气方用荔枝核，栀子山楂枳壳益；
>
> 再入吴茱暖厥阴，长流水煎疝痛释。

荔枝双结状类睾（音皋，肾子也）丸，能入肝肾，辟寒散滞；栀子泻火利水；枳壳行气破癥；山楂散瘀磨积。

疝乃厥阴肝邪，非肾病，以肝脉络阴器也。等份或为末，空心服。

橘核丸（《济生》）癫疝

> 橘核丸中川楝桂，朴实延胡藻带昆；

桃仁二木酒糊合，癫疝痛顽盐酒吞。

橘核、川楝子、海藻、海带、昆布、桃仁各二两，桂心、厚朴、枳实、延胡索、木通、木香各五钱，酒糊为丸，盐汤或酒下。橘核、木香能入厥阴气分而行气，桃仁、延胡能入厥阴气分而活血，川楝、木通能导小肠、膀胱之湿，官桂能祛肝肾之寒，厚朴、枳实行结水而破宿血，昆布、藻、带寒行水而咸软坚。

十二、祛暑之剂（五首　附方十）

三物香薷饮（《局方》）散暑和脾

> 三物香薷豆朴先，若云热盛加黄连；
> 或加苓草名五物，利湿去暑木瓜宣；
> 再加参芪与陈术，兼治内伤十味全；
> 二香合入香苏饮，仍有藿薷香葛传。

香薷辛温香散，能入脾肺，发越阳明以散蒸热；厚朴除湿散满；扁豆清暑和脾。

加黄连，名黄连香薷饮（《活人》），治中暑热盛，口渴心烦。加茯苓、甘草，名五物香薷饮。加木瓜，名六味香薷饮，木瓜、茯苓治湿盛。六味加参、芪、陈皮、白术，名十味香薷饮。

五味香薷饮合香苏饮（香附、紫苏、陈皮、苍术），名二香散，治外感内伤，身寒腹胀。

三物香薷饮合藿香正气散，名藿薷汤，治伏暑吐泻。三物香薷饮加葛根，名香葛汤，治暑月伤风。

清暑益气汤（东垣）补肺生津，燥湿清热

> 清暑益气参草芪，当归麦味青陈皮；
> 曲柏葛根苍白术，升麻泽泻枣姜随。

人参、黄芪、甘草（炙）、当归（酒洗）、麦冬、五味、青皮（麸炒）、陈皮（留白）、神曲（炒）、黄柏（酒炒）、葛根、苍术、白术（土炒）、升麻、泽泻，加姜、枣煎。热伤气，参、芪补气敛汗；湿伤脾，二术燥湿强脾；火旺则金病而水衰，故用麦、味保肺生津；黄柏泻火滋水；青皮理气而破滞；当归养血而和阴；曲、草和中而消食；升、葛以升清；泽泻以降浊也。

缩脾饮　*温脾清暑*

> 缩脾饮用清暑气，砂仁草果乌梅暨；
>
> 甘草葛根扁豆加，吐泻烦渴温脾胃；
>
> 古人治暑多用温，暑为阴证此所谓；
>
> 大顺杏仁姜桂甘，散寒燥湿斯为贵。

砂仁、草果（煨）、乌梅、甘草（炙）各四两，扁豆（炒，研）、葛根各二两。暑必兼湿，而湿属脾土，故用砂仁、草果利气温脾，扁豆解暑渗湿，葛根升阳生津，甘草补土和中，乌梅清热止渴。

古人治暑多用温，如香薷散、大顺散之类。

洁古曰：中热为阳证，为有余；中暑为阴证，为不足。经曰："脉虚身热，得之伤暑。"

大顺散，先将甘草白沙炒，次入干姜、杏仁（炒），合肉桂为末，每服一钱。吴鹤皋曰：此非治暑，乃治暑月饮冷受伤之脾胃耳。

生脉散　*保肺复脉*

> 生脉麦味与人参，保肺清心治暑淫；
>
> 气少汗多兼口渴，病危脉绝急煎斟。

人参五分，麦冬八分，五味子九粒。人参大补肺气，麦冬甘寒润肺，五味酸收敛肺并能泻火生津。盖心主脉，肺朝百脉，补肺清心则气充而脉复。将死脉绝者服之，能令复生。夏月火旺烁金，尤宜服之。

六一散　*清暑利湿*

> 六一滑石同甘草，解肌行水兼清燥；
>
> 统治表里及三焦，热渴暑烦泻痢保；
>
> 益元碧玉与鸡苏，砂黛薄荷加之好。

滑石六两，甘草一两，灯心汤下，亦有用姜汤下者。滑石气轻解肌，质重泻火，滑能入窍，淡能行水，故能通治上下表里之湿热；甘草泻火和中，又以缓滑石之寒滑。

前方加辰砂，名益元散，取其清心；加青黛，名碧玉散，取其凉肝；加薄荷，名鸡苏散，取其散肺也。

十三、利湿之剂（十三首　附方八）

五苓散（仲景）行水总剂

> 五苓散治太阳腑，白术泽泻猪茯苓；
> 膀胱气化添官桂，利便消暑烦渴清；
> 除桂名为四苓散，无寒但渴服之灵；
> 猪苓汤除桂与术，加入阿胶滑石停；
> 此为和湿兼泄热，黄疸便闭渴呕宁。

太阳经热传入膀胱腑者用之。猪苓、茯苓、白术（炒）各十八铢，泽泻一两六铢，桂半两，每服三钱。二苓甘淡利水，泽泻甘咸泻水，能入肺肾而通膀胱，导水以泻火邪，加白术者，补土以制水，加官桂者，气化乃能出也。《经》曰：膀胱者，州都之官，津液藏焉，气化则能出矣。

湿胜则气不得施化，故渴，利其湿则渴自止。猪苓、茯苓、泽泻、阿胶、滑石各一两。滑石泻火解肌，最能行水。吴鹤皋曰：以诸药过燥，故加阿胶以存津液。

五苓治湿胜，猪苓兼热胜。

小半夏加茯苓汤（仲景）行水消痞

> 小半夏加茯苓汤，行水消痞有生姜；
> 加桂除夏治悸厥，茯苓甘草汤名彰。

半夏一升，茯苓三两，生姜半斤，除茯苓，名小半夏汤。加桂枝、甘草除半夏，名茯苓甘草汤。仲景治伤寒水气乘心，厥而心下悸者，先治其水后治其厥，火因水而下行则眩，悸止而痞满治矣。

肾着汤（仲景）湿伤腰肾

> 肾着汤内用干姜，茯苓甘草白术襄；
> 伤湿身痛与腰冷，亦名干姜苓术汤；
> 黄芪防己除姜茯，术甘姜枣共煎尝；
> 此治风水与诸湿，身重汗出服之良。

干姜（炮）、茯苓各四两，甘草（炙）、白术（炒）各二两。此数药行水补土，此湿邪在经而未入腑脏者。

黄芪、防己各一两，白术七钱半，甘草（炙）五钱，加姜、枣煎。防己大辛苦寒，通行十二经，开窍行水，黄芪生用达表，白术燥湿强脾并能止汗，加甘草者，益土所以制水，又缓防己之峻急性也。

舟车丸（河间）燥实阳水

　　　　舟车牵牛及大黄，遂戟芫花又木香；

　　　　青皮橘皮加轻粉，燥实阳水却相当。

口渴面赤气粗，便秘而肿胀者，为阳水。黑牵牛四两（炒），大黄二两（酒浸），甘遂（面裹煨）、芫花（醋炒）、大戟（面裹煨）、青皮（炒）、橘红各一两，木香五钱，轻粉一钱，水丸。牵牛、大黄、遂、戟、芫花行水厉药，木香、青、陈以行气，少加轻粉以透经络，然非实证不可轻投。

疏凿饮子　阳水

　　　　疏凿槟榔及商陆，苓皮大腹同椒目；

　　　　赤豆芫羌泻木通，煎益姜皮阳水服。

槟榔、商陆、茯苓皮、大腹皮、椒目、赤小豆、秦艽、羌活、泽泻、木通等份，加姜皮、枣煎。艽、羌散湿上升，通、泻泻湿下降，苓、腹、姜皮行水于皮肤，椒、豆、商、槟攻水于腹里，亦上下表里分消之意。

实脾饮（严氏）虚寒阴水

　　　　实脾苓术与木瓜，甘草木香大腹加；

　　　　草蔻附姜兼厚朴，虚寒阴水效堪夸。

便利不渴而肿胀者，为阴水。茯苓、白术（土炒）、木瓜、甘草、木香、大腹子、草豆蔻（煨）、附子（炮）、黑姜、厚朴（炒），加姜、枣煎。脾虚补以苓、术、甘草，脾寒温以蔻、附、黑姜，脾湿利以茯苓、大腹皮，脾滞导以厚朴、木香。又：土之不足由于木之有余，木瓜、木香皆能平肝泻木，使木不克土，而脾和则土能制水而脾实矣。

经曰：湿胜则地泥，实土正所以制水也。

五皮饮（澹寮）脾虚肤肿

　　　　五皮饮用五般皮，陈茯姜桑大腹奇；

　　　　或用五加易桑白，脾虚肤胀此方司。

陈皮、茯苓皮、姜皮、桑白皮、大腹皮。

脾不能为胃行其津液，故水肿，半身以上宜汗，半身以下宜利小便。此方于泻水之中仍寓调补之意。皆用皮者，水溢皮肤，以皮行皮也。

羌活胜湿汤（《局方》）湿气在表

　　　　羌活胜湿羌独芎，甘蔓藁本与防风；

湿气在表头腰重，发汗升阳有异功；

风能胜湿升能降，不与行水渗湿同；

若除独活苍蔓草，除湿升麻苍术充。

气升则水自降。湿气在表宜汗，又风能胜湿，故用风药上升，使湿从汗散。羌活、独活各一钱，川芎、甘草、炙藁本、防风各五分，蔓荆子三分。如有寒湿加附子、防己。

除独活、川芎、蔓荆、甘草，加升麻、苍术，名羌活除湿汤，治风湿身痛。

大橘皮汤　水肿泄泻

大橘皮汤治湿热，五苓六一二方缀；

陈皮木香槟榔增，能消水肿及泄泻。

用五苓散（赤茯苓一钱，猪苓、泽泻、白术、桂各五分）、六一散（滑石六钱，甘草一钱），加陈皮钱半，木香、槟榔各三分，每服五钱，加姜煎。小肠之水并入大肠，致小肠不利而大便泄泻。二散皆行水泄热之药，加槟榔峻下，陈皮、木香理气以利小便而实大便也。水肿亦湿热为病，故皆治之。

茵陈蒿汤（仲景）黄疸

茵陈蒿汤治疸黄，阴阳寒热细推详；

阳黄大黄栀子入，阴黄附子与干姜；

亦有不用茵陈者，仲景柏皮栀子汤。

瘀热在里，口渴便秘，身如橘色，脉沉实者，为阳黄。茵陈六两，大黄二两（酒浸），栀子十四枚。茵陈发汗利水，能泄太阴、阳明之湿热，栀子导湿热出小便，大黄导湿出大便。

以茵陈为主。如寒湿阴黄，色暗便溏者，除栀子、大黄，加干姜、附子以燥湿散寒。

黄柏二两，栀子五十枚，甘草一两，名柏皮栀子汤。

按：阳黄，胃有瘀热者宜下之，如发热者则势外出而不内入，不必汗下，惟用栀子、黄柏清热利湿以和解之。若小便利，色白无热者，仲景作虚劳治，用小建中汤。

八正散（《局方》）淋痛尿血

八正木通与车前，萹蓄大黄滑石研；

草梢瞿麦兼栀子，煎加灯草痛淋蠲。

一方有木香，治湿热下注，口渴咽干，淋痛尿血，小腹急满。

木通、灯草、瞿麦降心火入小肠，车前清肝火入膀胱，栀子泻三焦郁火，大黄、滑石泻火利水之捷药，萹蓄利便通淋，草梢入茎止痛。虽治下焦，而不专于治下，必三焦通利，水乃下行也。

萆薢分清汤 膏淋白浊

> 萆薢分清石菖蒲，草梢乌药益智俱；
>
> 或益茯苓盐煎服，通心固肾浊精驱；
>
> 缩泉益智同乌药，山药糊丸便数需。

萆薢、石菖蒲、甘草梢、乌药，甘草梢减半，余药等份。或加茯苓、盐少许。治遗精白浊。萆薢能泄厥阴、阳明湿热，去浊分清；乌药疏逆气而止便数；益智固脾胃而开郁结；石菖蒲开九窍而通心；甘草梢达肾茎而止痛。使湿热去而心肾通，则气化行而淋浊止矣。以此疏泄为禁止者也。缩泉丸，益智、乌药，等份，山药糊丸，盐汤下，治便数遗尿。

当归拈痛汤（东垣）湿气疮疡

> 当归拈痛羌防升，猪泽茵陈芩葛朋；
>
> 二术苦参知母草，疮疡湿热服皆应。

当归（酒洗）、羌活、防风、升麻、猪苓、泽泻、茵陈、黄芩（酒炒）、葛根、苍术、白术（土炒），苦参、知母（并酒炒）、甘草（炙）。羌活通关节，防风散留湿，苦参、黄芩、茵陈、知母以泄湿热，当归以和气血，升、葛助阳而升清，苓、泻泻湿降浊，参、甘、二术补正固中，使苦寒不伤胃，疏泄不伤气也。

刘宗厚曰：此东垣本治湿热脚气，后人用治诸疮甚验。

十四、润燥之剂（十三首　附方二）

炙甘草汤（仲景）虚劳肺痿

> 炙甘草汤参姜桂，麦冬生地大麻仁；
>
> 大枣阿胶加酒服，虚劳肺痿效如神。

甘草（炙）、人参、生姜、桂枝各三两，阿胶（蛤粉炒）二两，生地一斤，麦冬、麻仁（研）各半斤，枣十二枚，水酒各半煎。

仲景治伤寒脉结代，心动悸及肺痿唾多。《千金翼》用治虚劳。《宝鉴》用治呃逆。《外台》用治肺痿。参、草、麦冬益气复脉，阿胶、生地补血养阴，枣、麻润滑以缓脾肾，姜、桂辛温以散余邪。

滋燥养荣汤 血虚风燥

> 滋燥养荣两地黄，芩甘归芍及艽防；
>
> 爪枯肤燥兼风秘，火灼金伤血液亡。

当归（酒洗）二钱，生地、熟地、白芍（炒）、黄芩（酒炒）、秦艽各一钱，防风、甘草各五分。艽、防风药润剂。

活血润燥生津饮（丹溪）内燥血枯

> 活血润燥生津液，二冬熟地兼瓜蒌；
>
> 桃仁红花及归芍，利便通幽善泽枯。

熟地、当归、甘、芍各一钱，天冬、麦冬、瓜蒌各八分，桃仁（研）、红花各五分。

润肠丸（东垣）风秘血秘

> 润肠丸用归尾艽，桃仁麻仁及大黄；
>
> 或加艽防皂角子，风秘血秘善通肠。

归尾、羌活、大黄各五钱，桃仁、大麻仁各一两，蜜丸。归尾、桃仁润燥活血，羌活散火搜风，大黄破结通幽，麻仁滑肠利窍。

风湿加秦艽、防风、皂角子（烧存性，研）。皂角子得湿则滑，善通便秘（风燥、血燥致大便秘）；艽、防治风。

韭汁牛乳饮（丹溪）反胃噎膈

> 韭汁牛乳反胃滋，养荣散瘀润肠奇；
>
> 五汁安中姜梨藕，三般加入用随宜。

牛乳半斤，韭叶汁少许，滚汤顿服，名韭汁牛乳饮。牛乳六分，韭汁、姜汁、藕汁、梨汁各一分，和服，名五汁安中饮（张任候）。并治噎膈反胃。噎膈由火盛或血枯，或有瘀血寒痰阻滞胃口，故食入反出也。牛乳润燥养血，为君；韭汁、藕汁消瘀益胃；姜汁温胃散痰；梨汁消痰降火。审证用之，加陈酒亦佳，以酒乃米汁也。

通幽汤（东垣）噎塞便秘

> 通幽汤中二地俱，桃仁红花归草濡；
>
> 升麻升清以降浊，噎塞便秘此方需；
>
> 有加麻仁大黄者，当归润肠汤名殊。

清阳不升则浊阴不降，故大便不通。生地、熟地各五分，桃仁（研）、红花、当归身、甘草（炙）、升麻各一钱。麻仁、大黄、当归皆润燥通肠。

搜风顺气丸 风秘肠风

> 搜风顺气大黄蒸，郁李麻仁山药增；
> 防风车前及槟枳，菟丝牛膝山茱仍；
> 中风风秘及气秘，肠风下血总堪凭。

大黄（九蒸九晒）五两，大麻仁、郁李仁（去皮）、山药（酒蒸）、车前子、牛膝（酒蒸）、山茱肉各三两，菟丝子（酒浸）、防风、槟榔、枳壳（麸炒）各一两，蜜丸。防风润肾搜风，槟榔顺气破滞，大黄经蒸晒则性和缓，同二仁滑利润燥通幽，牛膝、车前下行利水，加山药、山茱、菟丝固本益阳，不使过于攻散也。

消渴方（丹溪）胃热消渴

> 消渴方中花粉连，藕汁地汁牛乳研；
> 或加姜蜜为膏服，泻火生津益血痊。

粉、连研末，诸汁调服。黄连泻心火，生地滋肾水，藕汁益胃，花粉生津，牛乳润燥益血。

白茯苓丸 肾消

> 白茯苓丸治肾消，花粉黄连草薢调；
> 二参熟地覆盆子，石斛蛇床脆脏要。

脆脏，音皮鸥，鸡肫皮也。

茯苓、花粉、黄连、草薢、人参、元参、熟地黄、覆盆子各一两，石斛、蛇床子各七钱半，鸡肫皮三十具微炒，蜜丸，磁石汤下。黄连降心火，石斛平胃热，熟地、元参生肾水，覆盆、蛇床固肾精，人参补气，花粉生津，茯苓交心肾，草薢利湿热。顿服治肾消。磁石色黑属水，假之入肾也。

猪肾荠苨汤（《千金》）解毒治肾消

> 猪肾荠苨参茯神，知芩甘草石膏因；
> 磁石天花同黑豆，强中消渴此方珍。

下消之证，茎长兴盛，不交精出，名强中，缘服邪术热药而毒盛也。

猪肾一具，大豆一升，荠苨、人参、石膏各三两，磁石（绵裹）、茯神、知母、黄芩、葛根、甘草、花粉各二两，先煎豆、肾，去渣，以药分三服。

知、芩、石膏以泻邪火，人参、甘草以固正气，葛根、花粉以生津，荠苨、黑豆最能解毒，磁石、猪肾引之入肾也。

地黄饮子 （《易简》）消渴烦躁

> 地黄饮子参芪草，二地二冬枇斛参；
>
> 泽泻枳实疏二腑，躁烦消渴血枯含。

人参、黄芪、甘草（炙）、天冬、麦冬、生地、枇杷叶（蜜炙）、石斛、泽泻、枳实（麸炒），每服二钱。参、芪、甘草以补其气，气能生水；二地、二冬以润其燥，润能益血；石斛平胃，枇杷降气，泽泻泻膀胱之火，枳实泻大肠之滞，使二腑清，则心肺二脏之气得以下降而渴自止。

酥蜜膏酒 （《千金》）气乏声嘶

> 酥蜜膏酒用饴糖，二汁百部及生姜；
>
> 杏枣补脾兼润肺，声嘶气惫酒温尝。

酥蜜、饴糖、枣肉、杏仁（细研）、百部汁、生姜汁共煎一饮，久如膏，酒温细细咽下，服之自效也。

清燥汤 （东垣）燥金受湿热之邪

> 清燥二术与黄芪，参苓连柏草陈皮；
>
> 猪泽升柴五味曲，麦冬归地痿方推。

治肺金受湿热之邪，痿躄喘促，口干便赤。黄芪钱半，苍术（炒）一钱，白术（炒）、陈皮、泽泻各五分，人参、茯苓、升麻各三分，当归（酒洗）、生地、麦冬、甘草（炙）、神曲（炒）、黄柏（酒炒）、猪苓各二分，柴胡、黄连（炒）各一分，五味九粒，煎。肺为辛金，主气；大肠为庚金，主津。燥金受湿热之邪，则寒水生化之源绝，而痿躄喘渴诸症作矣。参、芪、苓、术、陈、草补土以生金，麦、味保金而生水，连、柏、归、地泻火滋阴，猪、泽、升、柴升清降浊，则燥金肃清，水出高原，而诸病平矣。

此方不尽润药，因"清燥"二字，故附记于此。然东垣所云清燥者，盖指肺与大肠为燥金也。

十五、泻火之剂（二十七首　附方九）

黄连解毒汤 三焦实热

> 黄连解毒汤四味，黄柏黄芩栀子备；

    躁狂大热呕不眠，吐衄斑黄均可使；

    若云三黄石膏汤，再加麻黄及淡豉；

    此为伤寒温毒盛，三焦表里相兼治；

    栀子金花加大黄，润肠泻热真堪倚。

毒即大热也。黄连、黄柏、黄芩、栀子，等份。

栀子金花丸，黄芩、黄柏、黄连、栀子、大黄，水丸。

附子泻心汤（仲景）恶寒痞满

    附子泻心用三黄，寒加热药以维阳；

    痞乃热邪寒药治，恶寒加附始相当；

    大黄附子汤同意，温药下之妙异常。

芩、连各一两，大黄二两，附子一枚（炮）。恐三黄重损其阳，故加附子。

伤寒痞满从外之内，满在胸而不在胃，多属热邪，故宜苦泻。若杂病之痞从内之外，又宜辛散。

经曰：心下痞，按之软，关脉浮者，大黄黄连泻心汤；心下痞而复恶寒汗出者，附子泻心汤。

大黄附子汤，大黄、细辛各二两，附子一枚（炮）。《金匮》：阳中有阴，宜以温药下其寒，后人罕识其旨。

半夏泻心汤（仲景）胸下虚痞

    半夏泻心黄连芩，干姜甘草与人参；

    大枣和之治虚痞，法在降阳而和阴。

半夏半斤，黄连一两，干姜、黄芩、甘草（炙）、人参各三两，大枣十二枚。治伤寒下之早。胸满而不痛者为痞，身寒而呕，饮食不下，非柴胡证，凡用泻心者，多属误下。非传经热邪，否而不泰为痞。泻心者，必以苦，故用芩、连；散痞者，必以辛，故用姜、夏；欲交阴阳、通上下者，以和其中，故用参、甘、大枣。

白虎汤（仲景）肺胃实热

    白虎汤用石膏煨，知母甘草粳米陪；

    亦有加入人参者，躁烦热渴舌生胎。

石膏一斤，知母六两，甘草二两，粳米六合。加人参，名人参白虎汤。

白虎西方金神，此方清肺金而泻火，故名。然必实热方可用之，或有血虚身热，脾虚发热，及阴盛格阳，类白虎汤证投之，不可救也。

按：白虎证：脉洪大有力；类白虎证：脉大而虚，以此为辨。又当观小便，赤者为内热，白者为内寒也。

竹叶石膏汤（仲景）脾胃虚热

竹叶石膏汤人参，麦冬半夏与同林；

甘草生姜兼粳米，暑烦热渴脉虚寻。

竹叶二把，石膏一斤，人参三两，甘草（炙）三两，麦冬一升，半夏、粳米各半斤，加姜煎。治伤寒解后呕泻少气。竹叶、石膏之辛寒，以散余热；参、甘草、粳、麦之甘平，以补虚生津；姜、夏之辛温以豁痰止呕。

升阳散火汤（东垣）火郁

升阳散火葛升柴，羌独防风参芍侪；

生炙二草加姜枣，阳经火郁发之佳。

柴胡八钱，葛根、升麻、羌活、独活、人参、白芍各五钱，防风二钱半，甘草（炙）三钱，生甘草二钱，每服五钱，加姜、枣煎。火发多在肝胆之经，以木盛能生火，而二经俱夹相火。故以柴胡散肝为君，羌、防以发太阳之火，升、葛以发阳明之火，独活以发少阴之火，加参、甘者补土以泻火，加白芍者泻肝而益脾，且令散中有补，发中有收也。

凉膈散（《局方》）膈上实热

凉膈硝黄栀子翘，黄芩甘草薄荷饶；

竹叶蜜煎疗膈上，中焦燥实服之消。

连翘四两，大黄（酒浸）、芒硝、甘草各二两，栀子（炒黑），黄芩（酒炒）、薄荷各一两为末，每服三钱，加竹叶、生蜜煎。连翘、薄荷、竹叶（叶生竹上，故治上焦）以升散于上，栀、芩、硝、黄以推泻于下，使上升下行而膈自清矣，加甘草、生蜜者，病在膈，甘以缓之也。

潘思敬曰：仲景调胃承气汤，后人加味一变而为凉膈散，再变而为防风通圣散。

清心莲子饮（《局方》）胃火淋渴

清心莲子石莲参，地骨柴胡赤茯苓；

芪草麦冬车前子，躁烦消渴及崩淋。

石莲、人参、柴胡、赤茯苓、黄芪各三钱，黄芩（酒炒）、地骨皮、麦冬、车前子、甘草（炙）各二钱。参、芪、甘草补虚泻火，柴胡、地骨退热平肝，黄芩、麦冬清热上焦，赤茯、车前利湿下部，中以石莲交其心肾。

甘露饮（《局方》）胃中湿热

> 甘露两地与茵陈，芩枳枇杷石斛伦；
> 甘草二冬平胃热，桂苓犀角可加均。

生地、熟地、茵陈、黄芩、枳壳、枇杷叶、石斛、甘草、天冬、麦冬，等份煎。二地、二冬、甘草、石斛平胃肾之虚热，清而兼补；黄芩、茵陈折热而去湿；枳壳、枇杷抑气而降火。

加茯苓、肉桂，名桂苓甘露饮。《本事方》加犀角通治胃中湿热，口疮吐衄。

清胃散（东垣）胃火牙痛

> 清胃散用升麻连，当归生地牡丹全，
> 或益石膏平胃热，口疮吐衄及牙宣。

齿龈出血，黄连泻心火亦泻脾火，丹皮、生地平血热，当归引血归经，石膏泻阳明之火，升麻升阳明之清。

昂按：古人治血，多用升麻，然上升之药终不可轻施。

泻黄散　胃热口疮

> 泻黄甘草与防风，石膏栀子藿香充；
> 炒香蜜酒调和服，胃热口疮并见功。

防风四两，甘草二两，黑栀子一两，藿香七钱，石膏五钱。栀子、石膏泻肺胃之火，藿香辟恶调中，甘草补脾泄热，重用防风者，能发脾中伏火，又能与土中泻木也。

钱乙泻黄散　脾胃郁火

> 钱乙泻黄升防芷，芩夏石斛同甘枳；
> 亦治胃热及口疮，火郁发之斯为美。

升麻、防风、白芷各钱半，黄芩、枳壳、石斛各一钱，甘草七分。升、防、白芷以散胃火，芩、夏、枳壳以清热开郁，石斛、甘草以平胃调中。

泻白散（钱乙）肺火

> 泻白桑皮地骨皮，甘草粳米四般宜；
> 参茯知芩皆可入，肺炎喘嗽此方施。

桑白皮、地骨皮各一钱，甘草五分，粳米百粒，桑皮泻肺火，地骨透虚热，甘草补土生金，粳米和中清肺。李时珍曰：此泻肺诸方之准绳也。

人参、茯苓、知母、黄芩听加，名加减泻白散。

泻青丸（钱乙）肝火

> 泻青丸用龙胆栀，下行泻火大黄资；
> 羌防升上芎归润，火郁肝经用此宜。

龙胆草、黑栀子、大黄（酒蒸）、羌活、防风、川芎、当归（酒洗），等份，蜜丸，竹叶汤下。羌、防引火上升，栀、胆、大黄抑火下降，芎、归养肝血而润肝燥。

龙胆泻肝汤（《局方》）肝经湿火

> 龙胆泻肝栀芩柴，生地车前泽泻偕；
> 木通甘草当归合，肝经湿热力能排。

胆草（酒炒）、栀子（酒炒）、黄芩（酒炒）、生地（酒炒）、柴胡、车前子、泽泻、木通、当归、甘草（生用）。龙胆、柴胡泻肝胆之火；黄芩、栀子泻肺与三焦之热以佐之；泽泻泻肾经之湿；木通、车前泻小肠膀胱之湿以佐之；归、地养血补肝；甘草缓中益胃，不令苦寒过于泄下也。

当归龙荟丸（《宣明》）肝火

> 当归龙荟用四黄，龙胆芦荟木麝香；
> 黑栀青黛姜汤下，一切肝火尽能攘。

当归（酒洗）、胆草（酒洗）、栀子（炒黑）、黄连（酒炒）、黄柏（酒炒）、黄芩（酒炒）各一两，大黄（酒浸）、青黛（水飞）、芦荟各五钱，木香二钱，麝香五分，姜汤蜜丸下。肝木为生火之原，诸经之火因之而起。故以青黛、龙胆入本经而直折之，而以大黄、芩、连、柏、栀通平上下三焦之火也，芦荟大苦大寒，气燥入肝，恐诸药过于寒泻，故用当归养血补肝，用姜汤辛温为引，加木、麝者，取其行气通窍也，然非实热不可轻投。

左金丸（丹溪）肝火

> 左金茱连六一丸，肝经火郁吐吞酸；
> 再加芍药名戊己，热泻热痢服之安；
> 连附六一治胃痛，寒因热用理一般。

黄连六两（姜汁炒），吴茱萸一两（盐汤泡），亦名茱连丸。肝实则作痛或呕酸，心为肝子。故用黄连泻心清火，使火不克金，则金能制木而肝平矣；吴茱能入厥阴，行气解郁又能引热下行，故以为反佐。寒者，正治；热者，反治，使之相济以立功也。左金者，使肺右之，金得行于左，而平肝也。

再加芍药，名戊己丸。戊为胃土，己为脾土，加芍药伐肝安脾，使木不克土。

连附六一汤，治胃痛；黄连六两，附子一两。亦反佐也。

导赤散（钱乙）心小肠火

> 导赤生地与木通，草梢竹叶四般攻；
>
> 口糜淋痛小肠火，引热同归小便中。

生地、木通、草梢、竹叶，等份，煎。生地凉心血，竹叶清心气，木通泻心火入小肠，草梢达肾茎而止痛。

清骨散　骨蒸劳热

> 清骨散用银柴胡，胡连秦艽鳖甲符；
>
> 地骨青蒿知母草，骨蒸劳热保无虞。

银柴胡钱半，胡黄连、秦艽、鳖甲（童便炙）、地骨皮、青蒿、知母各一钱，甘草（炙）五分。地骨、胡连、知母以平内热，柴胡、青蒿、秦艽以散表邪，鳖甲引诸药入骨而补阴，甘草和诸药而泻火。

普济消毒饮（东垣）大头天行

> 普济消毒芩连鼠，玄参甘桔蓝根侣；
>
> 升柴马勃连翘陈，僵蚕薄荷为末咀；
>
> 或加人参及大黄，大头天行力能御。

黄芩（酒炒）、黄连（酒炒）各五钱，玄参、甘草（生用）、桔梗、柴胡、陈皮（去白）各二钱，鼠粘子、板蓝根、马勃、连翘、薄荷各一钱，僵蚕、升麻各七分，末服，或蜜丸噙化。

虚者加人参，便秘加大黄。

大头天行，亲戚不相访问，染者多不救。

原文曰：芩、连泻心肺之火为君；玄参、陈皮、甘草泻火补肺为臣；连翘、薄荷、鼠粘、蓝根、僵蚕、马勃散肿消毒定喘为佐；升麻、柴胡散阳明、少阳二经之阳，桔梗为舟楫，不令下行为载。

李东垣曰：此邪热客心肺之间，上攻头面为肿，以承气泻之，是为诛伐无过，遂处此方，全活甚众。

清震汤（河间）雷头风

> 清震汤治雷头风，升麻苍术两般充；
>
> 荷叶一枝升胃气，邪从上散不传中。

升麻、苍术二味，《局方》为升麻汤。

头面肿痛疙瘩名雷头风。一云头如雷鸣。

东垣曰：邪在三阳，不可过用寒药重剂诛伐无过处。清震汤升阳解毒，盖取震为雷之义。

桔梗汤（《济生》）肺痈咳吐脓血

> 桔梗汤中用防己，桑皮贝母瓜蒌子；
>
> 甘枳当归薏杏仁，黄芪百合姜煎此；
>
> 肺痈吐脓或咽干，便秘大黄可加使。

桔梗、防己、瓜蒌、贝母、当归、枳壳、薏苡仁、桑皮各五分，黄芪七分，杏仁、百合、甘草各三分，姜煎。

一方有人参，无枳壳。

黄芪补肺气，杏仁、薏仁、桑皮、百合补肺清火，瓜蒌、贝母润肺除疾，甘、桔开提气血、利膈散寒，防己散肿除风、泻湿清热，当归以和其血，枳壳以利其气。

清咽太平丸 肺火咯血

> 清咽太平薄荷芎，柿霜甘桔及防风；
>
> 犀角蜜丸治膈热，早间咯血颊常红。

两颊肺肝之部，早间寅卯木旺之时，木能生火来克肺金。

薄荷十两，川芎、柿霜、甘草、防风、犀角各二两，桔梗三两，蜜丸。川芎血中气药散瘀升清，防风血药之使，搜肝泻肺，薄荷理血散热、清咽除蒸，犀角凉心清肝，柿霜生津润肺，甘草缓炎上之火势，桔梗载诸药而上浮。

消斑青黛饮（陶节庵）胃热发斑

> 消斑青黛栀连犀，知母玄参生地齐；
>
> 石膏柴胡人参草，便实参去大黄跻；
>
> 姜枣煎加一匙醋，阳邪里实此方稽。

发斑虽由胃热，亦诸经之火有以助之。青黛、黄连清肝火，栀子清心肺之火，玄参、知母、生地清肾火，犀角、石膏清胃火，引以柴胡使达肌表，使以姜、枣以和营卫，热毒入里亦由胃虚；故以人参、甘草益胃，加醋者酸以收之也。大便实，去人参，加大黄。

辛夷散（严氏）热湿鼻瘜

辛夷散里藁防风，白芷升麻与木通；

芎细甘草茶调服，鼻生瘜肉此方攻。

肺经湿热上蒸于脑，入鼻而生瘜肉，犹湿地得热而生芝菌也。诸药等份，末服三钱。辛夷、升麻、白芷能引胃中清阳上行头脑，防风、藁本能入巅顶燥热祛风，细辛散热通窍，川芎散郁疏肝，木通、茶清泻火下行，甘草甘平，缓其辛散也。

苍耳散（陈无择）风热鼻渊

苍耳散中用薄荷，辛夷白芷四般和；

葱茶调服疏肝肺，清升浊降鼻渊瘥。

苍耳子（炒）二钱半，薄荷、辛夷各五钱，白芷一两，末服。凡头面之疾，皆由清阳不升、浊阴逆上所致，浊气上灼于脑，则鼻流浊涕为渊。数药升阳通窍，除湿散风，故治之也。

妙香散（王荆公）惊悸梦遗

妙香山药与参芪，甘桔二茯远志随；

少佐辰砂木香麝，惊悸郁结梦中遗。

山药二两（乳汁炒），人参、黄芪（蜜炙）、茯苓、茯神、远志（炒）各一两，桔梗、甘草各三钱，辰砂二钱，木香二钱半，麝香一钱，为末，每服二钱，酒下。山药固精，参、芪补气，远志、二茯清心宁神，桔梗、木香疏肝清肺，辰、麝镇心散郁辟邪，甘草补中，协和诸药，使精气神相依，邪火自退，不用固涩之药，为泄遗良剂。以其安神利气，故亦治惊悸郁结。

十六、除痰之剂（十首 附方五）

二陈汤（《局方》）一切痰饮

二陈汤用半夏陈，益以茯苓甘草臣；

利气调中兼去湿，一切痰饮此为珍；

导痰汤内加星枳，顽痰胶固力能驯；

若加竹茹与枳实，汤名温胆可宁神；

润下丸仅陈皮草，利气祛痰妙绝伦。

半夏（姜制）二钱，陈皮（去白）、茯苓各一钱，甘草五分，加姜煎。

陈皮利气，甘草和中，苓、夏除湿顺气，湿除气顺，痰饮自散。

加胆星以助半夏，加枳实以成冲墙倒壁之功。二陈汤加竹茹、枳实，名温胆汤，治胆虚不眠。

陈皮（去白，盐五钱），水浸洗，八两，甘草二两，蜜炙蒸饼糊丸（润下丸，丹溪），姜汤下。或将陈皮盐水煮晒，同甘草为末，名二贤散。不可多服，恐损元气。

涤痰汤（严氏）中风痰证

> 涤痰汤用半夏星，甘草橘红参茯苓；
> 竹茹菖蒲兼枳实，痰迷舌强服之醒。

治中风痰迷心窍，舌强不能言。半夏（姜制）、胆星各二钱半，橘红、枳实、茯苓各三钱，人参、菖蒲各一钱，竹茹七分，甘草五分，加姜煎，此即导痰汤。加人参扶正，菖蒲开窍，竹茹清金。

青州白丸子 风痰惊悸

> 青州白丸星夏并，白附川乌俱用生；
> 晒露糊丸姜薄引，风痰瘫痪小儿惊。

半夏（水浸，去衣）七两，南星、白附子各二两，川乌（去皮脐）五钱。四味俱生用为末，袋盛水摆出粉，再擂再摆，以尽为度，瓷盆盛贮，日晒夜露，春五夏三秋七冬十日，糯米糊丸，姜汤下，瘫痪酒下，惊风薄荷汤下。痰之生也，由于风寒湿。星、夏辛温，祛痰燥湿；乌、附辛热，散寒逐风；浸而曝之，杀其毒也。

清气化痰丸 顺气行痰

> 清气化痰星夏橘，杏仁枳实瓜蒌实；
> 苓苓姜汁为糊丸，气顺火消痰自失。

半夏（姜制）、胆星各两半，橘红、枳实（麸炒）、杏仁（去皮尖）、瓜蒌仁（去油）、黄芩（酒炒）、茯苓各一两，姜制糊丸，淡姜汤下。气能发火，火能生痰。陈、杏降逆气，枳实破滞气，芩、瓜平热气，星、夏燥湿气，茯苓行水气。水湿火热皆生痰之本也，故化痰必以清气为先。

常山饮（《局方》）痰疟

> 常山饮中知贝取，乌梅草果槟榔聚；

姜枣酒水煎露之，祛痰截疟功堪诩。

常山（烧酒炒）二钱，知母、贝母、草果（煨）、槟榔各一钱，乌梅二个。一方加穿山甲、甘草。疟未发时面东温服。知母治阳明独胜之热，草果治太阴独胜之寒，二经和则阴不致交争矣；常山吐痰行水，槟榔下气破积，贝母清火散痰，乌梅敛阴退热，须用在发散表邪及提出阳分之后为宜。

滚痰丸（王隐君）顽痰怪病

滚痰丸用青礞石，大黄黄芩沉木香；

百病多因痰作祟，顽痰怪证力能匡。

青礞石一两（用焰硝一两，同入瓦罐盐泥固济，煅至石色如金为度）、大黄（酒蒸）、黄芩（酒洗）各八两，沉香五钱，为末，水丸，姜汤下，量虚实服。礞石慓悍能攻陈积伏匿之痰，大黄荡实热以开下行之路，黄芩凉心肺以平上僭之火，沉香能升降诸气，以导诸药为使，然非实体不可轻投。

金沸草散（《活人》）咳嗽多痰

金沸草散前胡辛，半夏荆甘赤茯因；

煎加姜枣除痰嗽，肺感风寒头自擎；

局方不用细辛茯，加入麻黄赤芍均。

旋覆花、前胡、细辛各一钱，半夏五分，荆芥钱半，甘草（炙）三分，赤茯苓六分。风热上壅故生痰作嗽。荆芥发汗散风，前胡、旋覆清痰降气、半夏燥痰散逆，甘草发散缓中，细辛温经，茯苓利湿，用赤者入血分而泻丙丁（小肠为丙火，心为丁火）也。

《局方》金沸草散不用细辛、茯苓，加入麻黄、赤芍，但治同。

半夏天麻白术汤（东垣）痰厥头痛

半夏天麻白术汤，参芪橘柏及干姜；

苓泻麦芽苍术曲，太阴痰厥头痛良。

半夏、麦芽各钱半，白术、神曲（炒）各一钱，人参、黄芪、陈皮、苍术、茯苓、泽泻、天麻各五分，干姜三分，黄柏（酒洗）二分。痰厥非半夏不能除，风虚非天麻不能定，二术燥湿益气，黄芪泻火补中，陈皮调气升阳，苓、泻泄热导水，曲、麦化滞助脾，干姜以涤中寒，黄柏以泻在泉少火也。

顺气消食化痰丸（瑞竹堂）酒食生痰

顺气消食化痰丸，青皮星夏菔苏攒；

曲麦山楂葛杏附，蒸饼为糊姜汁抟。

半夏（姜制）、胆星各一斤，陈皮（去白）、青皮、苏子、沉香（水炒）、莱菔子、生姜、麦芽（炒）、神曲（炒）、山楂（炒）、葛根、杏仁（去皮尖，炒）、香附（醋炒）各一两，姜汁和，蒸饼为糊丸。痰因湿生，星、夏燥湿；痰因气升，苏子、杏仁降气；痰因气滞，青、陈、香附导滞；痰生丁酒食，曲、葛解酒，楂、麦消食。湿去食消，则痰不生，气顺则喘满自止矣。

截疟七宝饮（《易简》）祛痰截疟

截疟七宝常山果，槟榔朴草青陈伙；

水酒合煎露一宵，阳经实疟服之妥。

常山（酒炒）、草果（煨）、槟榔、厚朴、青皮、陈皮、甘草，等份，水酒各半煎，露之，发日早晨面东温服。常山吐痰，槟榔破积，陈皮利气，青皮伐肝，厚朴平胃，草果消膏粱之痰，加甘草入胃，佐常山以引吐也。

十七、收涩之剂（九首　附方二）

金锁固精丸　梦遗精滑

金锁固精芡莲须，龙骨蒺藜牡蛎需；

连粉糊丸盐酒下，涩精秘气滑遗无。

芡实（蒸）、莲须蕊、沙苑蒺藜各二两，龙骨（酥炙）、牡蛎（盐水煮一日夜，煅粉）各一两，莲子粉为糊丸，盐汤或酒下。芡实固精补脾，牡蛎涩精清热，莲子交通心肾，蒺藜补骨益精，龙骨、莲须固精收脱之品。

茯菟丹（《局方》）遗精消渴

茯菟丹疗精滑脱，菟苓五味石莲末；

酒煮山药为糊丸，亦治消中及消渴。

强中者，下消之人，茎长兴盛不交精出也。菟丝子十两（酒浸），五味子八两，白茯苓、石莲各三两，山药六两，酒煮为糊丸。漏精，盐汤下；赤浊，灯心汤下；白浊，茯苓汤下；消渴，米饮下。菟丝强阴益阳，五味涩精生水，石莲清心止浊，山药利湿固脾，茯苓甘淡渗湿，于补阴之中能泄肾邪也。

治浊固本丸　湿热精浊

治浊固本莲蕊须，砂仁连柏二苓俱；

益智半夏同甘草，清热利湿固兼驱。

莲须、黄连（炒）各二两，砂仁、黄柏、益智仁、半夏（姜制）、茯苓各一两，猪苓二两，甘草（炙）三钱。精浊多由湿热与痰，连、柏清热，二苓利湿，半夏除痰；湿热多由郁滞，砂、智利气兼能固肾益脾；甘草补土和中，莲须则涩以止脱也。

诃子散（东垣）寒泻脱肛

> 诃子散用治寒泻，炮姜粟壳橘红也；
>
> 河间木香诃草连，仍用术芍煎汤下；
>
> 二方药异治略同，亦主脱肛便血者。

诃子煨七分，炮姜六分，罂粟壳（去蒂，蜜炙）、橘红各五分，末服。粟壳固肾涩肠，诃子收脱住泻，炮姜逐冷补阳，陈皮升阳调气。

河间诃子散，诃子一两（半生半煨），木香五钱，黄连三钱，甘草二钱，为末煎，白术、白芍汤调服。久泻以此止之，不止加厚朴二钱。

桑螵蛸散（寇宗奭）便数健忘

> 桑螵蛸散治便数，参苓龙骨同龟壳；
>
> 菖蒲远志及当归，补肾宁心健忘觉。

桑螵蛸（盐水炒）、人参、茯苓（一用茯神）、龙骨（煅）、龟板（酥炙）、菖蒲（盐炒）、远志、当归，等份为末，临卧服二钱，人参汤下。治小便数而欠，补心虚安神。虚则便数，故以人参、螵蛸补之；热则便欠，故以龟板滋之，当归润之；菖蒲、茯苓、远志并能清心热而通心肾，使心脏清则小肠之腑宁也。

真人养脏汤（罗谦甫）虚寒脱肛久痢

> 真人养脏诃粟壳，肉蔻当归桂木香；
>
> 术芍参甘为涩剂，脱肛久痢早煎尝。

诃子（面裹煨）一两二钱，罂粟壳（去蒂，蜜炙）三两六钱，肉豆蔻（面裹煨）五钱，当归、白术（炒）、白芍（酒浸）、人参各六钱，木香二两四钱，桂枝八钱，生甘草一两八钱，每服四钱。脏寒甚加附子，一方无当归，一方有干姜。脱肛由于虚寒，参、术、甘草以补其虚，官桂、豆蔻以温其寒，木香调气，当归和血，芍药酸以收敛，诃子、粟壳涩以止脱。

当归六黄汤　自汗盗汗

> 当归六黄治汗出，芪柏芩连生熟地；

泻火固表复滋阴，加麻黄根功更异；

或云此药太苦寒，胃弱气虚在所忌。

醒而汗出曰自汗，寐而汗出曰盗汗。

当归、黄柏、黄连、黄芩、二地等份，黄芪加倍。

汗由阴虚，归、地以滋其阴；汗由火扰，黄芩、柏、连以泻其火；汗由表虚，倍用黄芪以固其表。

李时珍曰：麻黄根走表，能引诸药至卫分而固腠理。

柏子仁丸　阴虚盗汗

柏子仁丸人参术，麦麸牡蛎麻黄根；

再加半夏五味子，阴虚盗汗枣丸吞。

柏子仁（炒研去油）一两，人参、白术、牡蛎（煅）、麻黄根、半夏、五味各一两，麦麸五钱，枣肉丸，米饮下。心血虚则卧而汗出，柏仁养心宁神，牡蛎、麦麸凉心收脱，北五味敛汗，半夏燥湿，麻黄根专走肌表，引参、术以固卫气。

牡蛎散　阳虚自汗

阳虚自汗牡蛎散，黄芪浮麦麻黄根；

扑法芎藁糯米粉，或将龙骨牡蛎扪。

牡蛎（煅研），黄芪、麻黄根各一两，浮小麦百粒，煎。牡蛎、浮麦凉心止汗，黄芪、麻黄根走肌表而固卫。扑汗法：白术、藁本、川芎各二钱半，糯米粉两半，为末，袋盛，周身扑之。龙骨、牡蛎为末，合糯米粉等份，亦可扑汗。

十八、杀虫之剂（二首）

乌梅丸（仲景）蛔厥

乌梅丸用细辛桂，人参附子椒姜继；

黄连黄柏及当归，温脏安蛔寒厥剂。

乌梅三百个（醋浸蒸），细辛、桂枝、附子（炮）、人参、黄柏各六两，黄连一斤，干姜十两，川椒（去核）、当归各四两。治伤寒厥阴证，寒厥吐蛔。虫得酸则伏，故用乌梅；得苦则安，故用连、柏；蛔因寒而动，故用附子、椒、姜；当归补肝，人参补脾，细辛发肾邪，桂枝散表风。程郊倩曰：名曰安蛔，实是安胃。故仲景云：并主下痢。

化虫丸　肠胃诸虫

> 化虫鹤虱及使君，槟榔芜荑苦楝群；
>
> 白矾胡粉糊丸服，肠胃诸虫永绝氛。

鹤虱、槟榔、苦楝根（东引者）、胡粉（炒）各一两，使君子、芜荑各五钱，枯矾一钱半，面粉丸，亦可末服。数药皆杀虫之品，单服尚可治之，荟萃为丸，而虫焉有不死者乎。

十九、痈疡之剂（六首　附方二）

真人活命饮　一切痈疽

> 真人活命金银花，防芷归陈草节加；
>
> 贝母天花兼乳没，穿山角刺酒煎嘉；
>
> 一切痈疽能溃散，溃后忌服用毋差；
>
> 大黄便实可加使，铁器酸物勿沾牙。

金银花（金银花一名忍冬）二钱，当归（酒洗）、陈皮（去白）各钱半，防风七分，白芷、甘草节、贝母、天花粉、乳香各一钱，没药五分，二味另研，候药熟，下皂角刺五分，穿山甲三大片，锉蛤粉（炒），去粉，用好酒煎服，恣饮尽醉。忍冬、甘草散热解毒，痈疡圣药，花粉、贝母清痰降火，防风、白芷燥湿排脓，当归和血，陈皮行气，乳香托里护心，没药散瘀消肿，山甲、角刺透经络而溃坚，加酒以行药势也。一切痈疽已成者溃，未成者散。

金银花酒　痈疽初起

> 金银药酒加甘草，奇疡恶毒皆能保；
>
> 护膜须用蜡矾丸，二方均是疡科宝。

金银花五两（生者更佳），甘草一两，酒水煎，一日一夜服尽。黄蜡二两，白矾一两，溶化为丸酒服十丸，加至百丸则有力，使毒不攻心。一方加雄黄，名雄矾丸，蛇咬尤宜服之。

托里十补散　解里散表

> 托里十补参芪芎，归桂白芷及防风；
>
> 甘桔厚朴酒调服，痈疡脉弱赖之充。

托里十补散，即《局方》十宣散。人参、黄芪、当归各二钱，川芎、桂心、白芷、防风、甘草、桔梗、厚朴各一钱，热酒调服。参、芪补气，当归和血，甘草解毒，防风发表，厚朴散满，桂、芷、桔梗排脓，表里气血交治，共成内托之功。

托里温中汤（孙彦和）寒疡内陷

托里温中姜附羌，茴木丁沉共四香；

陈皮益智兼甘草，寒疡内陷呕泻良。

附子（炮）四钱，炮姜、羌活各三钱，木香钱半，茴香、丁香、沉香、益智仁、陈皮、甘草各二钱，加姜五片，煎。治疮疡变寒内陷。心痞、便溏、呕呃、昏聩、疡寒内陷。故用姜、附温中助阳，羌活通关节，炙草益脾元，益智、丁、沉以止呃进食，茴、木、陈皮以散满除痞。

此孙彦和治王伯禄臂疡，盛夏用此，亦舍时从证之变法也。

托里定痛汤 内托止痛

托里定痛四物兼，乳香没药桂心添；

再加蜜炒罂粟壳，溃疡虚痛去如拈。

罂粟壳收涩，能止诸痛，桂心、四物（当归、地黄、川芎、白芍）活血托里充肌，乳香能引毒气外出不致内攻，与没药并能消除痈肿止痛。

散肿溃坚汤（东垣）消坚散肿

散肿溃坚知柏连，花粉黄芩龙胆宣；

升柴翘葛兼甘桔，归芍棱莪昆布全。

黄芩八钱（半酒炒半生用），知母、黄柏（酒炒）、花粉、胆草（酒炒）、桔梗、昆布各五钱，柴胡四钱，升麻、连翘、甘草（炙）、三棱（酒炒）、莪术（酒洗，炒）各三钱，葛根、归尾（酒洗）、白芍（酒炒）各二钱，黄连二钱，每服五六钱，先浸后煎。连翘、升、葛解毒升阳，甘、桔、花粉排脓利膈，归、芍活血，昆布散痰，棱、莪破血行气，龙胆、知、柏、芩、连大泻诸经之火也。

二十、经产之剂（十二首　附方二十二）

妇人诸病与男子同，惟行经妊娠则不可例治，故立经产一门。

妊娠六合汤（海藏）妊娠伤寒

海藏妊娠六合汤，四物为君妙义长；

伤寒表虚地骨桂，表实细辛兼麻黄；

少阳柴胡黄芩入，阳明石膏知母藏；

小便不利加苓泻，不眠黄芩栀子良；

风湿防风与苍术，发斑蕴毒升翘将；

胎动血漏名胶艾，虚痞朴实颇相当；

脉沉寒厥益桂附，便秘蓄血桃仁黄；

安胎养血先为主，余因各症细参详；

后人此法治经水，过多过少别温凉；

温六合汤加芩术，色黑后期连附商；

热六合汤栀连益，寒六合汤加附姜；

气六合汤加陈朴，风六合汤加芃羌；

此皆经产通用剂，说与时师好审量。

表虚自汗，发热恶寒，头痛脉浮。四物（当归、地黄、川芎、白芍）四两，加桂枝、地骨皮各七钱，二药解肌实表，名表虚六合汤。头痛身热，无汗脉紧。四物四两，加细辛、麻黄各五钱，二药温经发汗，名表实六合汤。寒热胁痛，心烦善呕，口苦脉弦为少阳证。加柴胡解表，黄芩清里，名柴胡六合汤。大热烦渴，脉大而长为阳明证。加白虎汤清肺泻胃，名石膏六合汤。加茯苓、泽泻利水，名茯苓六合汤。汗下后不得眠，加黄芩、栀子养阴除烦，名栀子六合汤。兼风兼湿，肢节烦痛，心热脉浮。加防风搜风，苍术燥湿，名风湿六合汤。伤寒汗下后，动胎漏血，加阿胶、艾叶益血安胎，名胶艾四物汤。胸满痞胀，加厚朴、枳实（炒）散满消痞，名朴实六合汤。身冷、拘急腹痛、脉沉，亦有不得已而加附子、肉桂散寒回阳者，名附子六合汤。大便秘，小便赤，脉实数，或膀胱蓄血，亦有加桃仁、大黄润燥通幽者，名大黄六合汤。加黄芩、白术治经水过多。黄芩抑阳，白术补脾，脾能统血。加黄连清热，香附行气，名连附六合汤。加栀子、黄连治血海虚热。加炮姜、附子治血满虚寒。加陈皮、厚朴治气郁经阻。加秦艽、羌活治血虚风痉。

胶艾汤（《金匮》）胎动漏血

胶艾汤中四物先，阿胶艾叶甘草全；

妇人良方单胶艾，胎动血漏腹痛痉；

胶艾四物加香附，方名妇宝调经专。

阿胶、川芎、甘草各二两，艾叶、当归各三两，芍药、地黄各四两，酒水煎，纳阿胶烊化服。四物养血，阿胶补阴，艾叶补阳，甘草升胃，加酒行经。《妇人良方》单用胶、艾，亦名胶艾汤，治胎动、血漏、腹痛；胶艾四物加香附（用童便、盐水、酒、醋各浸三日，炒），方名妇宝丹，专用调经。

当归散（《金匮》）养血安胎

　　　　当归散益妇人妊，术芍芎归及子芩；
　　　　安胎养血宜常服，产后胎前功效深。

妇人怀妊宜常用之，临盆易产，且无众疾。

当归、川芎、芍药、黄芩各一斤，白术半斤，为末，酒调服。丹溪曰：黄芩、白术安胎之圣药。盖怀妊宜清热凉血，血不妄行则胎安，黄芩养阴退阳能除胃热；脾胃健则能化血养胎，白术补脾亦除胃热，自无半产胎动血漏之患也。

黑神散（《局方》）消瘀下胎

　　　　黑神散中熟地黄，归芍甘草桂炮姜；
　　　　蒲黄黑豆童便酒，消瘀下胎痛逆忘。

瘀血攻冲则作痛，胞胎不下，亦由血滞不行。

诸药各四两，黑豆（炒去皮），半斤酒，童便合煎。熟地、归、芍以濡血，蒲黄、黑豆滑以行血，黑姜、官桂热以动血，缓以甘草，散以童便，行以酒力也。

清魂散（严氏）产中昏晕

　　　　清魂散用泽兰叶，人参甘草川芎协；
　　　　荆芥理血兼祛风，产中昏晕神魂贴。

泽兰、人参、甘草（炙）各三分，川芎五分，荆芥一钱，酒调下。川芎、泽兰和血，人参、甘草补气，外感风邪，荆芥能疏血中之风。

肝藏魂，故曰清魂。

羚羊角散（《本事方》）子痫

　　　　羚羊角散杏薏仁，防独芎归又茯神；
　　　　酸枣木香和甘草，子痫风中可回春。

羚羊角屑一钱，杏仁、薏仁、防风、独活、川芎、当归、茯神、枣仁（炒）各五分，木香、甘草各二分半，加姜煎。治妊娠中风，涎潮僵仆，口噤搐掣，名子痫。羚羊平肝火，防、独散风邪，枣、茯以宁神，芎、归以和血，杏仁、木香以利气，薏仁、甘草以调脾。

当归生姜羊肉汤（《金匮》）蓐劳

> 当归生姜羊肉汤，产中腹痛蓐劳匡；
>
> 亦有加入参芪者，千金四物甘桂姜。

当归三两，生姜五两，羊肉一斤。产后发热，自汗身痛，名蓐劳。腹痛，瘀血未去，新血尚未生也。气能生血，羊肉辛热，用气血之属以补气血，当归引入血分，生姜引入气分，以生新血，加参、芪者，气血交补也。千金羊肉汤，芎、归、芍、地、甘草、干姜、肉桂，加羊肉煎。

达生散（丹溪）经产

> 达生紫苏大腹皮，参术甘陈归芍随；
>
> 再加葱叶黄杨脑，孕妇临盆先服之；
>
> 若将川芎易白术，紫苏饮子子悬宜。

达生散（达：小羊也，取其易生），大腹皮三钱，紫苏、人参、白术（土炒）、陈皮、当归（酒洗）、白芍（酒洗）各一钱，甘草（炙）三钱，青葱五叶，黄杨脑七个，煎。归、芍以益其血，参、术以补其气，陈、腹、苏、葱以疏其壅，不虚不滞，产自无难矣。

胎气不和，上冲心腹，名子悬，紫苏饮子（严氏）治之。

参术饮　妊娠转胞

> 妊娠转胞参术饮，芎芍当归熟地黄；
>
> 炙草陈皮兼半夏，气升胎举自如常。

丹溪：转胞者，气血不足，或痰饮阻塞，胎为胞逼，压在一边，故脐下急痛，而小便或数或闭也。此即人参汤除茯苓加陈皮、半夏以除痰，加姜煎。

牡丹皮散（《妇人良方》）血瘕

> 牡丹皮散延胡索，归尾桂心赤芍药；
>
> 牛膝棱莪酒水煎，气行瘀散血瘕削。

瘀血凝聚则成瘕。丹皮、延胡索、归尾、桂心各三分，赤芍、牛膝、莪术各六分，三棱四分，酒水各半煎。桂心、丹皮、赤芍、牛膝行其血，三棱、莪术、归尾、延胡兼行血中气滞，气中血滞，则结者散矣。

固经丸（《妇人良方》）经多崩漏

> 固经丸用龟板君，黄柏樗皮香附群；
>
> 黄芩芍药酒丸服，漏下崩中色黑殷。

治经多不止，色紫黑者属热。

龟板（炙）四两，黄柏（酒炒），芍药（酒炒）各二两，樗皮（炒）、香附（童便浸，炒）各两半，黄芩（酒炒）二两，酒丸。阴虚不能制胞经之火，故经多，龟板、芍药滋阴壮水，黄芩清上焦，黄柏泻下焦，香附辛以散郁，樗皮涩以收脱。

柏子仁丸（《良方》）血少经闭

> 柏子仁丸熟地黄，牛膝续断泽兰芳；
> 卷柏加之通血脉，经枯血少肾肝匡。

柏子仁（去油）、牛膝（酒浸）、卷柏各五钱，熟地一两，续断、泽兰各二两，蜜丸米饮下。经曰：心气不得下降则月事不来，柏子仁安神养心，熟地、续断、牛膝补肝益肾，泽兰、卷柏活血通经。

二十一、便用杂方

望梅丸（讱庵）生津止渴

> 望梅丸用盐梅肉，苏叶薄荷与柿霜；
> 茶末麦冬糖共捣，旅行赍服胜琼浆。

盐梅肉四两，麦冬（去心）、薄荷叶（去梗）、柿霜、细茶各一两，紫苏叶（去梗）五钱，为极细末，白霜糖四两，共捣为丸，鸡子大。旅行带之，每含一丸生津止渴。加参一两尤好。

骨灰固齿牙散　固齿

> 骨灰固齿猪羊骨，腊月腌成煅研之；
> 骨能补骨咸补肾，坚牙健啖老尤奇。

用腊月腌猪、羊骨，火煅细研，每晨擦牙，不可间断，至老而其效益彰，头上齿骨亦佳。

软脚散　远行健足

> 软脚散中芎芷防，细辛四味研如霜；
> 轻撒鞋中行远道，足无箴疱汗皆香。

防风、白芷各五钱，川芎、细辛各二钱半，为末。行远路者撒少许于鞋内，步履轻便，不生箴疱，足汗皆香。

稀痘神方（米以功）小儿稀痘方

> 稀痘神丹三种豆，粉草细末竹筒装；

腊月厕中浸洗净，风干配入梅花良；

丝瓜藤丝煎汤服，一年一次三年光；

又方蜜调忍冬末，不住服之效亦强；

更有元参菟丝子，蜜丸如弹空心尝；

白酒调化日二次，或加犀麦生地黄；

此皆验过稀痘法，为力简易免仓皇。

用赤小豆、黑豆、绿豆、粉草各一两，细末入竹筒中，削皮留节，凿孔入药，杉木塞紧，溶蜡封固，浸腊月厕中一月，取出洗浸风干，每药一两，配腊月梅花片三钱，以雪中花片落地者，不着人手，以针刺取更妙。如急出用，入纸套中略烘即干，儿大者服一钱，小者五分。以霜后丝瓜藤上小藤丝煎汤空腹服，忌荤腥十二日，解出黑粪为验，每年服一次，二次可稀，三次永不出矣。

又方，蜜调忍冬末（顾骧宇），金银花为末，糖调，不住服之。

更有元参菟丝子（娄江王相公），蜜丸如弹空心尝。

白酒调化日二次，菟丝子半斤（酒浸二宿，煮干去皮），元参四两，共为细末，蜜丸，弹子大，白汤调下，每日二次。

又方，加生地、麦冬四钱，犀角二两。

附：续编汤头歌诀

一、补益之剂

独参汤（《伤寒大全》）专补元气

> 独参功擅得嘉名，血脱脉微可返生；
> 一味人参浓取汁，应知专任力方宏。

龟鹿二仙胶（王肯堂）大补精髓

> 龟鹿二仙最守真，补人三宝气精神；
> 人参枸杞和龟鹿，益寿延年实可珍。

保元汤（李东垣）温补气虚

> 保元补益总偏温，桂草参芪四味存；
> 男妇虚劳幼科痘，持纲三气妙难言。

还少丹（杨倓）温肾补脾

> 还少温调脾肾寒，茱淮苓地杜牛餐；
> 苁蓉楮实茴巴枸，远志菖蒲味枣丸。

金匮肾气丸（张仲景）治肾祖方

> 金匮肾气治肾虚，熟地淮药及山萸；
> 丹皮苓泽加附桂，引火归原热下趋。
> 济生加入车牛膝，二便通调肿胀除；
> 钱氏六味去附桂，专治阴虚火有余；
> 六味再加五味麦，八仙都气治相殊；
> 更有知柏与杞菊，归芍参麦各分途。

右归饮（张景岳）温补肾命

> 右归饮治命门衰，附桂山萸杜仲施；

地草淮山枸杞子，便溏阳痿服之宜。

左归饮主真阴弱，附桂当除易麦龟。

当归补血汤（李东垣）血虚身热

当归补血有奇功，归少芪多力最雄；

更有芪防同白术，别名止汗玉屏风。

七宝美髯丹（邵应节）补益肝肾

七宝美髯何首乌，菟丝牛膝茯苓俱；

骨脂枸杞当归合，专益肾肝精血虚。

补心丹（《道藏》）宁心益智

补心丹用柏枣仁，二冬生地与归身；

三参桔梗朱砂味，远志茯苓共养神；

或以菖蒲更五味，劳心思虑过耗真。

虎潜丸（朱丹溪）脚痿

虎潜脚痿是神方，虎胫膝陈地锁阳；

龟板姜归知柏芍，再加羊肉捣丸尝。

河车大造丸（吴球）大补真元

河车大造膝苁蓉，二地天冬杜柏从；

五味锁阳归杞子，真元虚弱此方宗。

斑龙丸（《医统》）补益元阳

斑龙丸用鹿胶霜，苓柏菟脂熟地黄；

等份为丸酒化服，玉龙关下补元阳。

二、发表之剂

银翘散（《温病条辨》）温邪初起

银翘散主上焦医，竹叶荆牛薄荷豉；

甘桔芦根凉解法，风温初感此方宜；

咳加杏贝渴花粉，热甚栀芩次第施。

桑菊饮（《温病条辨》）风温咳嗽

桑菊饮中桔梗翘，杏仁甘草薄荷饶；

芦根为引轻清剂，热盛阳明入母膏。

防风解毒汤（缪仲淳）风温痧疹

防风解毒荆薄荷，大力石膏竹叶和；

甘桔连翘知术枳，风温痧疹肺经多。

竹叶柳蒡汤（缪仲淳）小儿痧疹

竹味柳蒡干葛知，蝉衣荆芥薄荷司；

石膏粳米参甘麦，初起风痧此可施。

华盖散（《局方》）风寒致哮

华盖麻黄杏橘红，桑皮苓草紫苏供；

三拗只用麻甘杏，表散风寒力最雄。

三、攻里之剂

芍药汤（《素问病机气宜保命集》）痢下赤白

芍药芩连与锦纹，桂甘槟木及归身；

别名导气除甘桂，枳壳加之效若神。

香连丸（杨士瀛）赤白痢

香连治痢习为常，初起宜通勿遽尝；

别有白头翁可恃，秦皮连柏苦寒方。

更衣丸（《局方》）津枯便秘

更衣利便治津干，芦荟朱砂滴酒丸；

脾约别行麻杏芍，大黄枳朴蜜和团。

四、和解之剂

何人饮（《景岳全书》）虚疟

何人饮治久虚疟，参首归陈姜枣约；

追疟青陈柴半归，首乌甘草正未弱；

若名休疟脾元虚，参术归乌甘草酌；

四兽果梅入六君，补中兼收须量度；

更截实疟木赋煎，青朴夏槟苍术着。

奔豚汤（《金匮要略》）腹痛气上冲

> 奔豚汤治肾中邪，气上冲胸腹痛佳；
> 芩芍芎归甘草半，生姜干葛李根加。

达原饮（《瘟疫论》）瘟疫初起

> 达原厚朴与常山，草果槟榔共涤痰；
> 更用黄芩知母入，菖蒲青草不容删。

蒿芩清胆汤（《重订通俗伤寒论》）清胆利湿，化痰和胃

> 俞氏蒿芩清胆汤，陈皮半夏竹茹襄。
> 赤苓枳壳兼碧玉，湿热轻宣此法良。

五、理气之剂

苏合香丸（《局方》）脏腑中恶，小儿客忤

> 苏合香丸麝息香，木丁熏陆气同芳；
> 犀冰白术沉香附，衣用朱砂中恶尝。

瓜蒌薤白白酒汤（《金匮要略》）胸痹

> 瓜蒌薤白治胸痹，益以白酒温肺气；
> 加夏加朴枳桂枝，治法稍殊名亦异。

丹参饮（《时方歌括》）心胃诸痛

> 丹参饮里用檀砂，心胃诸痛效验赊；
> 百合汤中乌药佐，专除郁气不须夸；
> 圣惠更有金铃子，酒下延胡均可嘉。

六、理血之剂

黄土汤（张仲景）便后血

> 黄土汤将远血医，胶芩地术附甘随；
> 更知赤豆当归散，近血服之效亦奇。

黑地黄丸（刘河间）便血久痔

> 黑地黄丸用地黄，还同苍术味干姜；
> 多时便血脾虚陷，燥湿滋阴两擅长。

癫狗咬毒汤（《象山县验方》）泻疯狗毒

> 癫狗咬毒无妙方，毒传迅速有难当；
>
> 桃仁地鳖大黄共，蜜酒浓煎连滓尝。

血府逐瘀汤（《医林改错》）胸中瘀血

> 血府逐瘀归地桃，红花枳壳膝芎饶；
>
> 柴胡赤芍甘桔梗，血化下行不作劳。

少腹逐瘀汤（《医林改错》）少腹瘀血

> 少腹逐瘀芎炮姜，元胡灵脂芍茴香；
>
> 蒲黄肉桂当没药，调经止痛是良方。

补阳还五汤（《医林改错》）半身不遂，口眼㖞斜

> 补阳还五赤芍芎，归尾通经佐地龙；
>
> 四两黄芪为主药，血中瘀滞用桃红。

七、祛风之剂

资寿解语汤（《医门法律》）中风脾缓，舌强不语

> 资寿解语汤用羌，专需竹沥佐生姜；
>
> 防风桂附羚羊角，酸枣麻甘十味详。

小活络丹（《圣济总录》）中风不仁

> 小活络丹用二乌，地龙乳没胆星俱；
>
> 中风手足皆麻木，痰湿流连一服驱；
>
> 大活络丹多味益，恶风大症此方需。

羚角钩藤汤（《通俗伤寒论》）凉肝息风，增液舒筋

> 俞氏羚羊钩藤汤，桑叶菊花鲜地黄；
>
> 芍草茯苓川贝茹，凉肝增液定风方。

镇肝息风汤（《医学衷中参西录》）镇肝息风

> 张氏镇肝息风汤，龙牡龟牛制亢阳；
>
> 代赭天冬元芍草，茵陈川楝麦芽襄；
>
> 痰多加用胆星好，尺脉虚浮萸地匡；
>
> 加入石膏清里热，便溏龟赭易脂良。

八、祛寒之剂

参附汤（《妇人良方》）肾阳虚汗

> 参附汤疗汗自流，肾阳脱汗此方求；
> 卫阳不固须芪附，郁遏脾阳术附投。

天台乌药散（《医学发明》）寒疝结痛

> 天台乌药木茴香，川楝槟榔巴豆姜；
> 再用青皮为细末，一钱酒下痛疝尝。

黑锡丹（《局方》）镇纳肾虚阳浮

> 黑锡丹能镇肾寒，硫黄入锡结成团；
> 胡芦故纸茴沉木，桂附金铃肉蔻丸。

半硫丸（《局方》）虚冷便秘

> 半硫半夏与硫黄，虚冷下元便秘尝；
> 金液丹中硫一味，沉寒厥逆亦兴阳。

浆水散（刘河间）霍乱阳虚

> 浆水散中用地浆，干姜附桂与良姜；
> 再加甘草同半夏，吐泻身凉立转阳。

来复丹（《局方》）上盛下虚，里寒外热

> 来复丹用玄精石，硝石硫黄橘红着；
> 青皮灵脂复元阳，上盛下虚可镇宅。

九、利湿之剂

五淋散（《局方》）五淋

> 五淋散用草栀仁，归芍茯苓亦共珍；
> 气化原由阴以育，调行水道妙通神。

三仁汤（《温病条辨》）湿温

> 三仁杏蔻薏苡仁，朴夏白通滑竹伦；
> 水用甘澜扬百遍，湿温初起法堪遵。

甘露消毒丹（叶天士）湿温时疫

> 甘露消毒蔻藿香，茵陈滑石木通菖；

　　　　　　芩翘贝母射干薄，暑疫湿温为末尝。

鸡鸣散（《证治准绳》）脚气

　　　　　　鸡鸣散是绝奇方，苏叶茱萸桔梗姜；

　　　　　　瓜橘槟榔煎冷服，脚气浮肿效果良。

中满分消汤（《兰室秘藏》）中满寒胀

　　　　　　中满分消汤朴乌，归萸麻夏荜升胡；

　　　　　　香姜草果参芪泽，连柏苓青益智需；

　　　　　　丸用芩连砂朴实，夏陈知泽草姜俱；

　　　　　　二苓参术姜黄合，丸热汤寒治各殊。

二妙丸（《丹溪心法》）湿热骨酸

　　　　　　二妙丸中苍柏煎，若云三妙膝须添；

　　　　　　痿痹足疾堪多服，湿热全除病自痊。

十、润燥之剂

沙参麦冬汤（《温病条辨》）秋燥伤肺

　　　　　　沙参麦冬汤豆桑，玉竹甘花共合方；

　　　　　　秋燥耗伤肺胃液，苔光干咳此堪尝。

清燥救肺汤（《医门法律》）滋燥清火

　　　　　　清燥救肺参草杷，石膏胶杏麦芝麻；

　　　　　　经霜收下干桑叶，解郁滋干效可夸。

琼玉膏（朱丹溪）干咳

　　　　　　琼玉膏中生地黄，参苓白蜜炼膏尝；

　　　　　　肺枯干咳虚劳症，金水相滋效倍彰。

黄连阿胶汤（张仲景）热伤少阴

　　　　　　黄连阿胶鸡子黄，芍药黄芩合自良；

　　　　　　更有驻车归醋用，连胶姜炭痢阴伤。

滋肾通关丸（《兰室秘藏》）癃闭

　　　　　　滋肾通关桂柏知，溺癃不渴下焦医；

　　　　　　大补阴丸除肉桂，地龟猪髓合之宜。

增液汤（《温病条辨》）温热便秘

> 增液汤中参地冬，鲜乌或入润肠通；
>
> 黄龙汤用大承气，甘桔参归妙不同。

济川煎（《景岳全书》）肾虚便秘

> 济川归膝肉苁蓉，泽泻升麻枳壳从；
>
> 肾虚津亏肠中燥，寓通于补法堪宗。

十一、泻火之剂

紫雪丹（《局方》）烦热发狂

> 紫雪犀羚朱朴硝，硝磁寒水滑和膏；
>
> 丁沉木麝升玄草，更用赤金法亦超。

至宝丹（《局方》）神昏谵语

> 至宝朱砂麝息香，雄黄犀角与牛黄；
>
> 金银二箔兼龙脑，琥珀还同玳瑁良。

万氏牛黄丸（万全）邪入心包，神识昏迷

> 万氏牛黄丸最精，芩连栀子郁砂并；
>
> 或加雄角珠冰麝，退热清心力更宏。

玉女煎（张景岳）养液清胃

> 玉女煎中地膝兼，石膏知母麦冬全；
>
> 阴虚胃火牙疼效，去膝地生温热痊。

清瘟败毒饮（《疫疹一得》）时行瘟疫

> 清瘟败毒地连芩，丹石栀甘竹叶寻；
>
> 犀角玄翘知芍桔，瘟邪泻毒亦滋阴。

化斑汤（《温病条辨》）温邪发斑

> 化斑汤用石膏元，粳米甘犀知母存；
>
> 或入银丹大青地，温邪斑毒治神昏。

神犀丹（《温热经纬》）谵语发斑

> 神犀丹内用犀芩，玄参菖蒲生地群；
>
> 豉粉银翘蓝紫草，温邪暑疫有奇勋。

青蒿鳖甲汤（《温病条辨》）养阴透热

青蒿鳖甲知地丹，阴分伏热此方攀；

夜热早凉无汗者，从里达表服之安。

十二、除痰之剂

三子养亲汤（《韩氏医通》）痰火咳嗽

三子养亲痰火方，芥苏莱菔共煎汤；

外台别有茯苓饮，参术陈姜枳实尝。

指迷茯苓丸（《丹溪心法》）停痰伏饮

指迷茯苓丸最精，风化芒硝枳半并；

臂痛难移脾气阻，停痰伏饮有嘉名。

紫金锭（《片玉心书》）祛痰辟秽

紫金锭用麝朱雄，慈戟千金五倍同；

太乙玉枢名又别，祛痰逐秽及惊风。

小陷胸汤（张仲景）治小结胸

小陷胸汤连夏蒌，宽胸开结涤痰周；

邪深大陷胸汤治，甘遂硝黄一泻柔；

大陷胸丸加杏苈，项强柔痉病能休。

十枣汤（张仲景）攻泻伏饮

十枣汤中遂戟花，强人伏饮效堪夸；

控涎丹用遂戟芥，葶苈大枣亦可嘉。

千金苇茎汤（《千金要方》）肺痈

千金苇茎生薏仁，瓜瓣桃仁四味邻；

吐咳肺痈痰秽浊，凉营清气自生津。

苓桂术甘汤（张仲景）痰饮和剂

苓桂术甘痰饮尝，和之温药四般良；

雪羹定痛化痰热，海蜇荸荠共合方。

金水六君煎（《景岳全书》）肾水成痰

金水六君用二陈，再加熟地与归身；

别称神术丸苍术，大枣芝麻停饮珍。

止嗽散（《医学心悟》）祛痰止嗽

止嗽散中用白前，陈皮桔梗草荆添；
紫菀百部同蒸用，感冒咳嗽此方先。

十三、收涩之剂

桃花汤（张仲景）虚寒少阴利

桃花汤用石脂宜，粳米干姜共用之；
为涩虚寒少阴利，热邪滞下切难施。

威喜丸（《局方》）阳虚带浊

威喜丸治血海寒，梦遗带浊服之安；
茯苓煮晒和黄蜡，每日空心嚼一丸。

济生乌梅丸（《济生方》）便血

济生乌梅与僵蚕，共末为丸好醋参；
便血淋漓颇难治，醋吞惟有此方堪。

封髓丹（《奇效良方》）梦遗失精

失精梦遗封髓丹，砂仁黄柏草和丸；
大封大固春常在，巧夺先天服自安。

十四、杀虫之剂

集效丸（《三因方》）杀虫

集效姜附与槟黄，芜荑诃鹤木香当；
雄槟丸内白矾入，虫啮攻疼均可尝。

十五、痈疡之剂

醒消丸（《外科全生集》）阳痈

醒消乳没麝雄黄，专为大痈红肿尝；
每服三钱陈酒化，醉眠取汗是良方。

小金丹（《外科全生集》）阴疽痰核

小金专主治阴疽，鳖麝乌龙灵乳储；

墨炭胶香归没药，阴疮流注乳痈除。

梅花点舌丹（《外科全生集》）疔疮发背

梅花点舌用三香，冰片硼珠朱二黄；
没药熊葶蟾血竭，一丸酒化此方良。

保安万灵丹（《外科正宗》）阴疽、鹤膝风

万灵归术与三乌，辛草荆防芎活俱；
天斛雄麻全蝎共，阴疽鹤膝湿痹须。

蟾酥丸（《外科正宗》）疔疮发背，乳痈

蟾酥丸用麝蜗牛，乳没朱雄轻粉俦；
铜绿二矾寒水石，疔疮发背乳痈瘳。

一粒珠（《良方集腋》）痈疽发背

一粒珠中犀甲冰，珍朱雄麝合之能；
痈疽发背无名毒，酒化一丸力自胜。

六神丸（《雷允上诵芬堂方》）烂喉痧

六神丸治烂喉痧，每服十丸效可夸；
珠粉腰黄冰片麝，牛黄还与蟾酥加。

阳和汤（《外科全生集》）一切阴疽

阳和汤法解寒凝，外症虚寒色属阴；
熟地鹿胶姜炭桂，麻黄白芥草相承。

十六、经产之剂

交加散（《妇人良方》）调和气血

交加散用姜地捣，二汁交拌各自炒；
姜不辛散地不寒，产后伏热此为宝。

天仙藤散（《妇人良方》）子气

天仙藤散治子气，香附陈甘乌药继；
再入木瓜苏叶姜，足浮喘闷此方贵。

白术散（《全生指迷方》）子肿

白术散中用四皮，姜陈苓腹五般奇；

妊娠水湿肢浮胀，子肿病名此可医。

竹叶汤（《证治准绳》）子烦

竹叶汤能治子烦，人参芩麦茯苓存；

有痰竹沥宜加入，胆怯闷烦自断根。

紫菀汤（《妇人良方》）子嗽

紫菀汤方治子嗽，天冬甘桔杏桑会；

更加蜂蜜竹茹煎，孕妇咳逆此为最。

失笑散（《局方》）血瘀痛

失笑蒲黄及五灵，晕平痛止积无停；

山楂二两便糖入，独圣功同更守经。

如圣散（《证治准绳》）止涩崩漏

如圣乌梅棕炭姜，三般皆煅漏崩良；

升阳举经姜栀芍，加入补中益气尝。

生化汤（《傅青主女科》）产后瘀血

生化汤宜产后尝，归芎桃草炮姜良；

倘因乳少猪蹄用，通草同煎亦妙方。

保产无忧方（《傅青主女科》）安胎保产催生

保产无忧芎芍归，荆羌芪朴菟丝侬；

枳甘贝母姜蕲艾，功效称奇莫浪讥。

泰山磐石饮（《景岳全书》）安胎保产

泰山磐石八珍全，去茯加芪芩断联；

再益砂仁及糯米，妇人胎动可安痊。

抵当丸（张仲景）蓄血

抵当丸用桃仁黄，水蛭虻虫共合方；

蓄血胞宫少腹痛，破坚非此莫相当。

安胎饮子（《古方选注》）预防小产

安胎饮子建莲先，青苎还同糯米煎；

神造汤中须蟹爪，阿胶生草保安全。

固冲汤（《医学衷中参西录》）血崩

> 固冲汤中芪术龙，牡蛎海蛸五倍同；
> 茜草山萸棕炭芍，益气止血治血崩。

十七、幼科

回春丹（《验方》）清热安神，化痰开窍

> 回春丹用附雄黄，冰麝羌防蛇蝎襄；
> 朱贝竺黄天胆共，犀黄蚕草钩藤良。

抱龙丸（《卫生宝鉴》）化痰镇惊

> 抱龙星麝竺雄黄，加入辰砂痰热尝；
> 琥珀抱龙星草枳，苓淮参竺箔朱香；
> 牛黄抱龙星辰蝎，苓竺腰黄珀麝僵；
> 明眼三方凭选择，急惊风发保平康。

肥儿丸（《医宗金鉴》）脾疳

> 肥儿丸用术参甘，麦曲荟苓楂二连；
> 更合使君研细末，为丸儿服自安然；
> 验方别用内金朴，苓术青陈豆麦联；
> 槟曲蟾虫连楂合，砂仁加入积消痊。

八珍糕 补虚健脾

> 八珍糕与小儿宜，参术苓陈豆薏依；
> 淮药芡莲糯粳米，健脾益胃又何疑。

保赤丹（《古今医方集成》）痰涎壅滞

> 保赤丹中巴豆霜，朱砂神曲胆星尝；
> 小儿急慢惊风发，每服三丸自不妨。